Marine Natural Products
with High Anticancer Activity

高抗癌活性
海洋天然产物

周家驹 编著

化学工业出版社

·北京·

内 容 简 介

本书基于大量的海洋天然产物结构信息与药理活性数据，遴选出具有抗癌高活性的化合物 450 个，按照天然产物结构特征分类，每个化合物给出了结构信息、中英文名称、生物来源、药理活性及原始文献，同时概括阐述海洋天然产物分子结构、生物来源和药理活性三者之间的相互关系。对于从事天然产物研究、药物设计与合成、药理学研究的读者，有望在寻找新药先导候选物和全合成模板两方面有所帮助。

图书在版编目（CIP）数据

高抗癌活性海洋天然产物 / 周家驹编著. —北京：
化学工业出版社，2022.9（2023.5 重印）
ISBN 978-7-122-41658-2

Ⅰ.①高… Ⅱ.①周… Ⅲ.①抗癌药-海洋药物
Ⅳ.①R282.77

中国版本图书馆 CIP 数据核字（2022）第 100350 号

责任编辑：李晓红　　　　　　　　　　装帧设计：刘丽华
责任校对：宋　玮

出版发行：化学工业出版社（北京市东城区青年湖南街 13 号　邮政编码 100011）
印　　装：北京机工印刷厂有限公司
710mm×1000mm　1/16　印张 16¾　字数 256 千字　2023 年 5 月北京第 1 版第 2 次印刷

购书咨询：010-64518888　　　　　　售后服务：010-64518899
网　　址：http://www.cip.com.cn
凡购买本书，如有缺损质量问题，本社销售中心负责调换。

定　　价：98.00 元　　　　　　　　　　　　　　　版权所有　违者必究

序

本书讨论的"天然产物"是一个化学概念，系指从自然界生物中分离并明确鉴定了结构的各种有机小分子，它是相对于"合成产物"而言的。天然产物有陆生和海生两大来源。对陆生天然产物，人们已经研究了几百年，并获得了有重大科学意义的科学成果，包括药理学成果。而对海生天然产物，科学界的关注和研究只是在近三四十年才刚刚开始。

在陆地生物中，药理学主要研究对象是植物。而在海洋生物中则包括各种无脊椎动物（珊瑚、海绵、软体动物、棘皮动物）、海洋藻类植物及海洋微生物，生物多样性非常突出。

本书遴选的 450 个抗癌化合物源于由编者及中国科学院过程工程研究所分子设计组成员 2021 年完成的"海洋天然产物数据库"，该库含化合物 19720 种，其中 8349 种有药理实验数据。

简言之，这是一册篇幅较小、内容精练、有重要参考价值的小型工具性参考书。其核心内容是阐述海洋天然产物分子结构、生物来源和药理活性三者之间的相互关系。对研发新药的药理学专业读者，期望对他（她）们在寻找新药先导候选物以及全合成模板两方面都有帮助。而对其他专业和广大社会读者，则是提供了系统、翔实的海洋天然产物科学知识。换言之，这册小书具有方便实用的小型手册工具书和良好可读性的中级科普读物两种属性。

我们编写本书，意在以抗癌药理活性为示范专题，总结、整理全世界科学家通过长期大量艰苦工作积累起来，但分布零散的珍贵知识、实验结果和研究经验，提供可靠、系统、表达规范的药理学信息，建立创制抗癌海洋药物的研究平台。

是为自序！

周家驹　谨识
二零二二年四月　北京白石桥寓所

导言

为判定某化合物是否符合作者认定的高活性抗癌标准，经反复实验总结，决定采用的抗癌高活性一级判据是 $IC_{50} \leqslant 1\mu g/mL$ 或 $IC_{50} \leqslant 3\mu mol/L$，请读者注意，这比有的文献中使用的判据 $ED_{50} \leqslant 4\mu g/mL$ 严格很多。当候选物数量很大时，采用更严格的二级判据，即 $IC_{50} \leqslant 0.2\mu g/mL$ 或 $IC_{50} \leqslant 0.6\mu mol/L$。

写作格式上，每一个化合物都采取规范化的下列格式：顺序给出分子结构图，分子式，唯一代码、英文名称、中文名称、源生物拉丁学名、癌细胞靶标及定量活性数据，最后是参考文献。多重癌细胞靶标以活性高低为序，大于 10 种时只给出平均结果。例如：

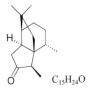 $C_{15}H_{24}O$ 分子结构图 及 分子式

5 Suberosanone   侧扁软柳珊瑚烷酮   化合物代码 及 名称

Isis hippuris   源海洋生物学名

HT29, ED_{50} 0.000005μg/mL   抗癌活性数据1

P388, ED_{50} = 0.000005μg/mL   抗癌活性数据2

A549, ED_{50} = 0.036μg/mL   抗癌活性数据3

Sheu, J. H. et al. 2000.   参考文献

---

450 个化合物中，85% 都是近 20 年新发现的。编者给出了建议的中文名称，同时采取了中英名称同时出现的"捆绑表达法"。在正文后面的化合物中文名称索引中，编者命名的新化合物都标有星号，为简洁起见，在正文中就不标识了。

对非抗癌附加活性信息的处理原则是：在正文中给出概括性描述，但不进入书后索引。

最后要特别说明，这本小书主要是提供难得的高质量抗癌活性数据，对活性高低的规律只是进行了初步的简单分析，而事实上新药创制的研究还要涉及其他许多方面。

目录

第 **1** 章

萜类化合物

据统计（Ireland et al. 1988），萜类天然产物在各类海洋生物中都占不小的比例，在海洋藻类植物中占 68%，在海绵类海洋动物中占 44%，在珊瑚等刺胞动物中占 88%，在海鞘等背囊类动物中也占 11%。因此，在海洋天然产物中，萜类是不可忽视的一大类别。

1887 年 Wallach 提出：萜类碳架是由异戊二烯单位以头-尾或非头-尾顺序相连而成，都是异戊二烯的聚合体或其衍生物，是为"经验异戊二烯法则"。虽然该法则已被证明不是普遍规律而被弃用，但是用来对萜类进行方便的分类仍然有其实用性。

1.1 单萜

单萜分子较小，一般难以和蛋白质受体作用腔匹配，因此高活性抗癌化合物数量少。在我们的搜索范围内，只找到了化合物 **1** 海头红烯酮

和化合物 **2** 异海头红烯酮，都属于无环卤代二甲辛烷型单萜类化合物。它们是从澳大利亚朗斯代尔角的海头红属红藻 *Plocamium angustum* 中分离得到的。这两个化合物得到的混合样本具有高的抗癌活性，对小鼠淋巴细胞白血病 P_{388} 癌细胞的定量活性指标，符合作者规定的"更高"活性标准 $IC_{50} \leq 0.2\mu g/mL$。

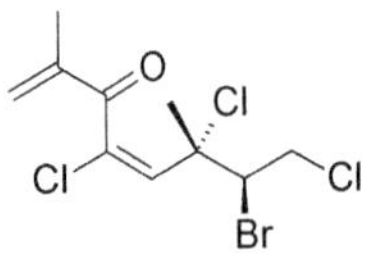

$C_{10}H_{12}BrCl_3O$

$C_{10}H_{12}BrCl_3O$

1 Plocamenone 海头红烯酮

Plocamium angustum

P_{388}, $IC_{50} < 0.0975\mu g/mL$

Timmers, M. A. et al. 2012.

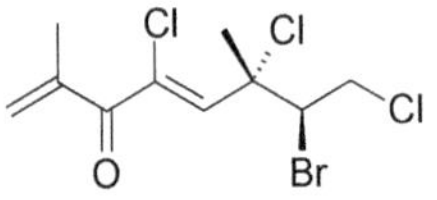

2 Isoplocamenone 异海头红烯酮

Plocamium angustum

P_{388}, $IC_{50} < 0.0975\mu g/mL$

Timmers, M. A. et al. 2012.

1.2 倍半萜

海洋天然产物数据库共有倍半萜化合物 1262 个，其中有药理活性试验数据的 300 个，我们从中选出 17 个高活性抗癌化合物，占活性倍半萜总数的 5.6%。选出的 3 组倍半萜分别属于况得烷倍半萜、单端孢菌烷型倍半萜和补身烷型倍半萜，下面分别陈述。

1.2.1 况得烷倍半萜

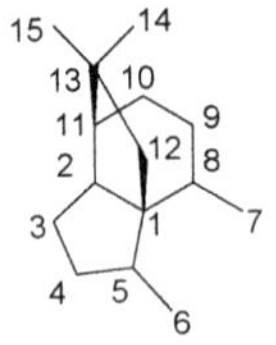

$C_{15}H_{26}$

况得烷（Quardane）的分子骨架（图中编号系统被广泛接受）

1978 年，Ranieri 等人从海洋导出的真菌土色曲霉菌 *Aspergillus*

terreus 中分离出了化合物 **3** 况得酮。1996 年，Bokesch 等人测定了况得酮对美国国家癌症研究所（NCI）60 种人癌细胞有不同的低细胞毒性。Bokesch 等人还从一种名为侧扁软柳珊瑚的角珊瑚 *Subergorgia suberosa* 中分离提取了化合物 **4** 侧扁软柳珊瑚烯酮，并且测定了侧扁软柳珊瑚烯酮对 NCI 60 种人癌细胞的抗癌活性，发现其对卵巢癌、肾癌和黑色素瘤特别敏感。

2000 年，Sheu 等人从粗枝竹节柳珊瑚 *Isis hippuris* 中分离并测定了 5 个况得烷倍半萜化合物，分别是：**5** 侧扁软柳珊瑚烷酮、**6** 侧扁软柳珊瑚烯醇 A、**7** 侧扁软柳珊瑚烯醇 A 乙酸盐、**8** 侧扁软柳珊瑚烯醇 B 和 **9** 侧扁软柳珊瑚烯醇 B 乙酸盐。在原始论文中是用 ED_{50} 来定量表达活性的，因此这里我们用 $ED_{50} \leqslant 0.2\mu g/mL$ 作为高活性判据。由数据可见，抗癌活性 ED_{50} 分别高达 $0.000005\mu g/mL$、$0.000005\mu g/mL$、$0.00036\mu g/mL$、$0.0000021\mu g/mL$ 和 $0.005\mu g/mL$，同时还有对不同癌细胞活性分布的数据。

这 7 个化合物都有一个三环（两个五元环，一个六元环）共用同一个碳-碳单键的结构，这个三环共用碳-碳单键的结构应该是它们具有抗癌高活性的关键结构因素。化合物活性有高有低。化合物 **3** 况得酮由于又生成了一个 6 元内酯环而活性明显降低。其余 6 个化合物虽然在结构图中下方五元环 4 位和 5 位上的两个取代基有所变化，但对多重靶标癌细胞，仍然保持了很高的抗癌活性谱。

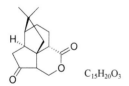

$C_{15}H_{20}O_3$ $C_{15}H_{22}O$

3　Quadrone　况得酮
Aspergillus terreus
细胞毒（NCI 60种人癌细胞，不同的低细胞毒性）
Ranieri, R. L. et al. 1978.
Bokesch, H. R. et al. 1996.

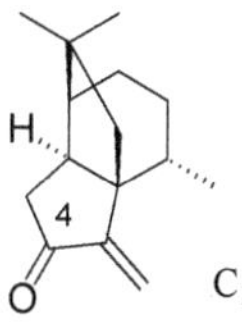

4　Suberosenone　侧扁软柳珊瑚烯酮
Subergorgia suberosa.
细胞毒（NCI 60种人癌细胞，对卵巢、肾和黑色素瘤株特别敏感）
Bokesch, H. R. et al. 1996.
Lee, H. Y. et al. 2000.

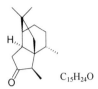

$C_{15}H_{24}O$

5 Suberosanone 侧扁软柳珊瑚烷酮

Isis hippuris

HT29, ED_{50} 0.000005μg/mL

P_{388}, ED_{50} = 0.000005μg/mL

A549, ED_{50} = 0.036μg/mL

Sheu, J. H. et al. 2000.

$C_{15}H_{24}O$

6 Suberosenol A 侧扁软柳珊瑚烯醇 A

Isis hippuris

HT29, ED_{50} 0.000005μg/mL

P_{388}, ED_{50} = 0.000005μg/mL

A549, ED_{50} = 0.0051μg/mL

Sheu, J. H. et al. 2000.

$C_{17}H_{26}O_2$

7 Suberosenol A acetate 侧扁软柳珊瑚烯醇 A 乙酸酯

Isis hippuris

HT29, ED_{50} = 0.00036μg/mL

P_{388}, ED_{50} = 0.0076μg/mL

A549, ED_{50} = 0.08μg/mL

Sheu, J. H. et al. 2000.

$C_{15}H_{24}O$

8 Suberosenol B 侧扁软柳珊瑚烯醇 B

Isis hippuris

HT29, ED_{50} = 0.0000021μg/mL

P_{388}, ED_{50} = 0.0000034μg/mL

A549, ED_{50} = 0.0002μg/mL

Sheu, J. H. et al. 2000.

$C_{17}H_{26}O_2$

9 Suberosenol B acetate 侧扁软柳珊瑚烯醇 B 乙酸酯

Isis hippuris

HT29, ED_{50} = 0.005μg/mL

P_{388}, ED_{50} = 0.074μg/mL

A549, ED_{50} = 0.36μg/mL

Sheu, J. H. et al. 2000.

1.2.2　单端孢菌烷倍半萜

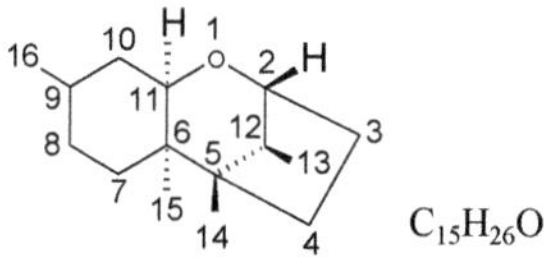

$C_{15}H_{26}O$

单端孢菌烷（Trichothecene）分子骨架（图中编号系统被广泛接受）

单端孢菌烷是由各种半知菌（imperfect fungi）类的真菌产生的，大部分单端孢菌烷含有一个 12,13-环氧基团，它们最重要的生物活性可能就是抑制细胞生长。

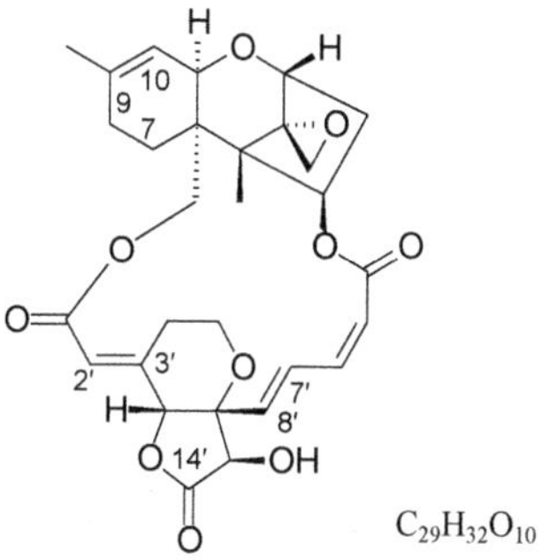

$C_{29}H_{32}O_{10}$

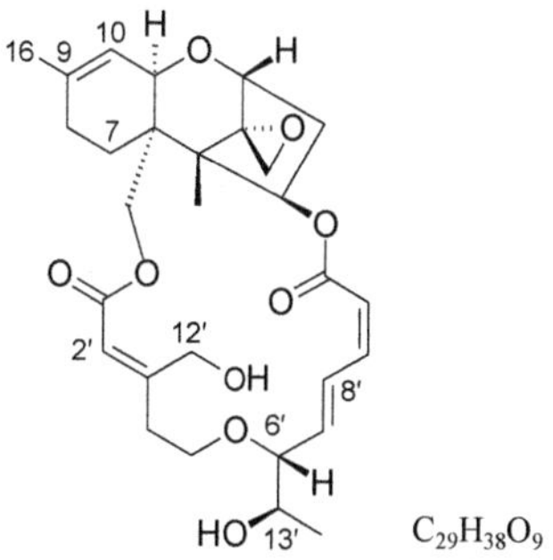

11　12′-Hydroxyroridin E
12′-羟基露湿漆斑菌定 E

Myrothecium roridum

L_{1210}, IC_{50} = 0.19μmol/L

Xu, J. Z. et al. 2006.

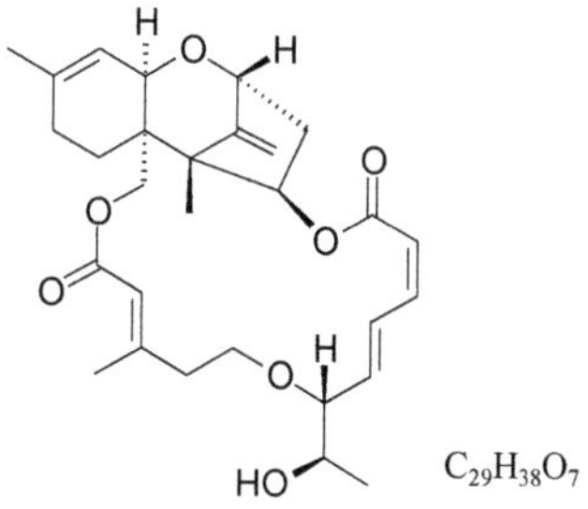

10　2′,3′-Deoxyroritoxin D
2′,3′-去氧露湿漆斑菌毒素 D

Myrothecium roridum

L_{1210}, IC_{50} = 0.45μmol/L

Xu, J. Z. et al. 2006.

$C_{29}H_{38}O_7$

12　12,13-Deoxyroridin E
12,13-去氧露湿漆斑菌定 E

Myrothecium roridum

HL60, IC_{50} = 0.025μg/mL

L_{1210}, IC_{50}= 0.015μg/mL

Namikoshi, M. et al. 2001.

$C_{29}H_{38}O_9$

第二组值得注意的高活抗癌化合物是 3 个单端孢菌烷型倍半萜，包括来自大洋洲帕劳木头样本的海洋导出的真菌露湿漆斑菌 *Myrothecium roridum* 的化合物 **10**、化合物 **11** 和化合物 **12**。它们的结构要比上面的况得烷倍半萜复杂，对 L_{1210} 癌细胞的抗癌活性 IC_{50} 值分别为 0.45μmol/L、0.19μmol/L 和 0.015μg/mL，虽然仍然属于高活性范围，但是比上述况得烷倍半萜的活性要低得多。由此看来，分子骨架复杂化并不是一个提高活性的积极因素。

1.2.3　补身烷型倍半萜

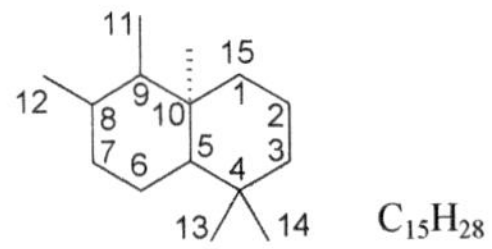

补身烷（Drimane）的分子骨架（图中编号系统被广泛接受）

补身烷倍半萜在陆地上来源于真菌和高等植物，在海洋中来源于真菌和海绵动物。

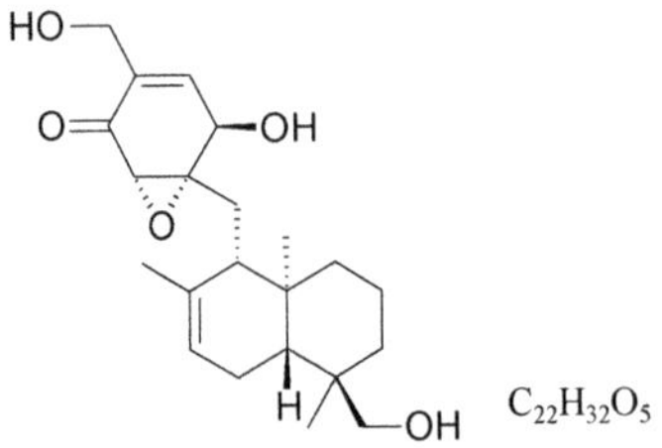

13 Epoxyphomalin A　环氧聚马林甲

Paraconiothyrium cf. *sporulosum*

Phoma sp.

Ectyoplasia ferox

36种癌细胞平均值，IC_{50} =
0.114μg/mL

Mohamed, I. E. et al. 2009, 2010.

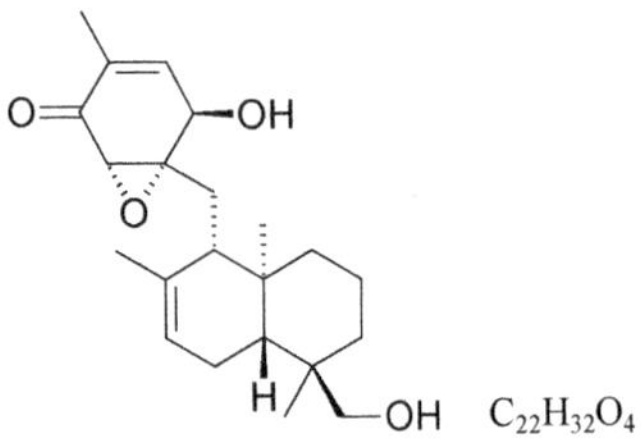

14 Epoxyphomalin B　环氧聚马林乙

Paraconiothyrium cf. *sporulosum*

Phoma sp.

Ectyoplasia ferox

36种癌细胞平均值，IC_{50} =
1.249μg/mL

Mohamed, I. E. et al. 2009, 2010.

这 2 个倍半萜都有 36 种不同癌细胞靶标抗癌数据，值得关注。

化合物 **13** 和化合物 **14** 来自加勒比海多米尼加 Raspailiinae 亚科海绵 *Ectyoplasia ferox* 中的海洋真菌 *Paraconiothyrium* cf. *sporulosum*，以及茎点霉属真菌 *Phoma* sp.。化合物 **13** 环氧聚马林甲是极具潜力的先导候选物，对 12 类 36 种人肿瘤细胞显示有值得注意的细胞毒活性，36 种癌细胞的平均值 IC_{50} = 0.114μg/mL。化合物 **14** 环氧聚马林乙对 36 种癌细胞的平均值 IC_{50} = 1.249μg/mL，不算是有很高活性的化合物，在此列出是为了方便比较它们的构效关系，从结构上看，化合物 **13** 比 **14** 仅仅增加了一个羟基，其活性就提高了 10 倍！

Mohamed 等用 COMPARE 软件进行作用模式的分析，结果表明，这两个化合物具有独特的选择性细胞毒性模式（Mohamed, I. E. 2009）。进一步的研究（Mohamed, I. E. 2010）表明其具体作用模式是抑制蛋白酶体，抑制纯化的 20S-蛋白酶体的类糜蛋白酶、类胱天蛋白酶和类胰蛋白酶活性。

1.2.4　其他倍半萜

$C_{14}H_{22}O$

15　(2*E*,4*E*)-2,6,10-Trimethyl-undeca-2,4,9-trienal (2*E*,4*E*)-2,6,10-三甲基十一烷-2,4,9-三烯醛

P_{388}, IC_{50} = 0.5μg/mL
Plexaurella grisea
Rueda, A. et al. 2001.

$C_{15}H_{22}O_2$

16　8-Hydroxydendrolasin 8-羟基黑蚁素（8-羟基榨素）

P_{388}, IC_{50} = 1μg/mL

Ritterella rete
Lenis, L. A. et al. 1998.

$C_{16}H_{20}O_4$

17　Parahigginic acid　似希金海绵酸

P_{388}, IC_{50} = 1.0μg/mL
Parahigginsia sp.
Chen, C. Y. et al. 1999; Shen, Y. C. et al. 1999.

$C_{15}H_{20}O_2$

$C_{14}H_{22}O_4$

<u>18</u>　Americanolide D　美国假翼龙柳珊瑚内酯 D

Pseudopterogorgia americana
KM12, IC_{50} = 0.1μg/mL
HeLa, ED_{50} = 30μg/mL
CHO-K1, ED_{50} = 100μg/mL
Rodriguez, A. D. et al. 1997.

<u>19</u>　Isishippuric acid B　粗枝竹节柳珊瑚酸 B

Isis hippuris
P_{388}, ED_{50} < 0.1μg/mL
A549, ED_{50} < 0.1μg/mL
HT29, ED_{50} < 0.1μg/mL
Sheu, J. H. et al. 2004.

　　化合物 <u>15</u>～<u>19</u> 这 5 个倍半萜当中也都经实验发现了高活性抗癌性质，在某些情况下也有可能作为抗癌新药研发中的先导候选物。

　　它们是简单金合欢烷倍半萜化合物。化合物 <u>15</u> 的海洋生物源是加勒比海丛柳珊瑚科 Plexauridae 柳珊瑚 *Plexaurella grisea*；化合物 <u>16</u> 的海洋生物源是雷海鞘属海鞘 *Ritterella rete*；没药烷倍半萜化合物 <u>17</u> 的海洋生物源是产自中国台湾水域的似希金海绵属海绵 *Parahigginsia* sp.；12,8-愈创木内酯倍半萜化合物 <u>18</u> 的海洋生物源是波多黎哥柳珊瑚科柳珊瑚 *Pseudopterogorgia americana*；劈裂的况得烷倍半萜化合物 <u>19</u> 的海洋生物源是粗枝竹节柳珊瑚 *Isis hippuris*。

　　上面的数据块中给出了这 5 个倍半萜的抗癌细胞毒活性分布，由数据可见化合物 <u>18</u> 和 <u>19</u>，特别是 <u>19</u> 应该更加受到关注。

　　这个化合物 <u>19</u> 粗枝竹节柳珊瑚酸 B 读者可能在结构上感觉眼熟，其实它就是我们前面找到的高活性倍半萜况得烷的骨架，不过是一个五元环被打开分裂成为两个羧基而已！由此实例可见，像况得烷倍半萜这类体系，它固有的骨架的确是带来高活性的结构因素，哪怕部分环开裂都不影响其抗癌性质的稳定性。这类的事实给我们采用经验性的二维构效关系方法进行粗略的构效关系分析增强了信心。因为在绝大多数情况下，人们是在并不知道癌细胞内部特定受体蛋白质大分子对接腔的具体三维分子结构的情形下研发新药的，这时，粗略的二维构效关系分析就有其实用性的价值。

　　而谈到受体蛋白质大分子的三维分子结构，目前国际国内都已经有一批蛋白质的三维结构被确认，但数量还不够多。完全弄清楚一个未知蛋白质的三维结构的任何一项工作，目前还都是科学界的一件大事。

天然产物倍半萜化合物还有相当数量，在我们研发的海洋天然产物数据库中就有 1252 个倍半萜，其中 960 多个尚未进行过抗癌药理实验，还有近 300 个低活性抗癌倍半萜，经过上述分析之后，它们被考虑作为抗癌新药的先导候选物概率就很小了，不必担心有重要的遗漏。

1.2.5　抗癌倍半萜先导物的结构类型

综合上述 17 个高活倍半萜化合物的结构和活性信息，我们总结出下列候选先导物的结构类型。这里给出了最有希望发现抗癌新药的 3 种倍半萜的基本结构骨架。

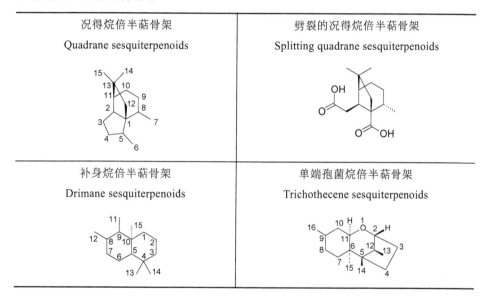

况得烷倍半萜骨架 Quadrane sesquiterpenoids	劈裂的况得烷倍半萜骨架 Splitting quadrane sesquiterpenoids
补身烷倍半萜骨架 Drimane sesquiterpenoids	单端孢菌烷倍半萜骨架 Trichothecene sesquiterpenoids

1.3　二萜

1.3.1　西柏烷型二萜

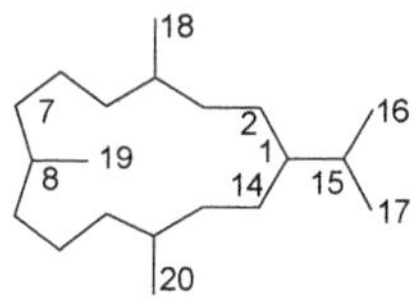

$C_{20}H_{40}$

西柏烷（Cembrane）的分子骨架（图中的编号系统是被普遍接受的）

西柏烷是在陆地高等植物、昆虫以及海洋生物中存在的一组数量庞大的二萜，该分子是14元大环，1位有异丙基，4、8、12位有甲基。它有一对称平面，按惯例由 C-1、C-8 轴定义，在顶部画 C-7，C-7 被选择带有双键。许多多环二萜可以被认为是由西柏烷骨架环化形成的。在解释已发表的构象涉及凹入角中心时，必须特别小心。

虽然西柏烷天然产物可能源自陆地上的高等植物和昆虫，也可能源自海洋生物，但目前发现的具有高抗癌活性者则都是来自海洋，而非陆地。

$C_{20}H_{32}$

20　Cembrene A　西柏烯 A

Sinularia flexibilis

L_{1210}, $ED_{50} = 0.22\mu g/mL$

P_{388}, $ED_{50} = 0.31\mu g/mL$

KB, $ED_{50} = 2.8\mu g/mL$

Munro, M. H. G. et al. 1987.

$C_{22}H_{32}O_5$

21　Crassin acetate　短指软珊瑚新乙酸酯

Pseudoplexaura porosa

pseudoplexaura spp.

L_{1210}, $ED_{50} = 0.2\mu g/mL$

KB, $ED_{50} = 2.0\mu g/mL$

P_{388}, *in vivo*, $50\mu g/kg$, $T/C = 130$

Munro, M. H. G. et al. 1987.

$C_{26}H_{34}O_9$

22　Crassolide　粗厚豆荚软珊瑚内酯

Lobophytum michaelae

Lobophytum crassum

Smenospongia sp.

P_{388}, $ED_{50} = 0.08\mu g/mL$

HT29, $ED_{50} = 0.26\mu g/mL$

A549, $ED_{50} = 0.39\mu g/mL$

KB, $ED_{50} = 0.85\mu g/mL$

Tursch, B. et al. 1978; Graillet, C. et al. 1991; Wang, S. K. et al. 1992.

$C_{20}H_{30}O_3$

23 (1*S*,3*S*,4*R*,7*E*,11*E*)-(+)-14-Deoxycrassin (1*S*,3*S*,4*R*,7*E*,11*E*)-(+)-14-去氧豆荚软珊瑚新

Pseudoplexaura porosa
A498, IC_{50} = 0.2μg/mL
SK5-MEL, IC_{50} = 0.5μg/mL
HCT116, IC_{50} = 2μg/mL
Rodriguez, A. D. et al. 1993a.

$C_{20}H_{28}O_4$

24 12-*epi*-Eupalmerone 12-*epi*-矶沙蚕莫林酮

Sarcophyton crassocaule
Eunicea pinta
TK10, IC_{50} = 0.13μg/mL
NCI-H322M, IC_{50} = 0.9μg/mL
Shi, Y. P. et al. 2002; Xu, X. H. et al. 2003a, 2003b.

$C_{20}H_{28}O_6$

25 Flexilarin D 短指软珊瑚素 D

Sinularia flexibilis
Hep2, IC_{50} = 0.07μg/mL
HeLa, IC_{50} = 0.41μg/mL
Doay, IC_{50} = 1.24μg/mL
MCF7, IC_{50} = 1.24μg/mL
Lin, Y. S. et al. 2009.

$C_{22}H_{30}O_4$

26 Lobocrassolide 粗厚豆荚软珊瑚内酯

Lobophytum crissum
P_{388}, ED_{50} = 0.012μg/mL
HT29, ED_{50} = 2.70μg/mL
A549, ED_{50} = 2.99μg/mL
KB, ED_{50} = 2.91μg/mL
Duh, C. Y. et al. 2000.

$C_{20}H_{32}O_2$

27 Pseudoplexaurol 丛柳珊瑚科柳珊瑚醇

Pseudoplexaura porosa
Lobophytum crissum
CCRF-CEM, IC_{50} = 0.15μg/mL
HCT116, IC_{50} = 10μg/mL
MCF7, IC_{50} = 20μg/mL
Rodriguez, A. D. et al. 1993a, 1993b; Kao, C. Y. et al. 2011.

$C_{21}H_{36}O_6$

28 Sinuflexibilin 短指软珊瑚灵

Sinularia flexibilis

HT29, ED_{50} = 0.22μg/mL

P_{388}, ED_{50} = 0.27μg/mL

A549, ED_{50} = 0.72μg/mL

KB, ED_{50} = 1.73μg/mL

Duh, C. Y. et al. 1998.

KB, ED_{50} = 0.46μg/mL

A549, ED_{50} = 0.68μg/mL

Duh, C. Y. et al. 1998.

$C_{20}H_{32}O_5$

29　Sinuflexolide　灵活短指软珊瑚内酯

Sinularia flexibilis

P_{388}, ED_{50} = 0.16μg/mL

HT29, ED_{50} = 0.39μg/mL

$C_{20}H_{28}O_6$

30　Uprolide H　乌普尔内酯 H

Eunicea pinta

Molt4, IC_{50} = 0.01μg/mL

SR, IC_{50} = 0.07μg/mL

Shi, Y. P. et al. 2002.

这里我们从海洋库中筛选出了 11 种有高抗癌活性的西柏烷二萜，绝大部分源自各种软珊瑚和柳珊瑚，有两个化合物 **24** 12-*epi*-矾沙蚕莫林酮和 **30** 乌普尔内酯 H 源自环节动物门的矾沙蚕科 *Eunicea pinta*，只有一个化合物 **22** 粗厚豆荚软珊瑚内酯来自两种软珊瑚和一种海绵 *Smenospongia* sp.。

11 个西柏烷型二萜的抗癌活性分布详见上述数据块，这些海洋源西柏烷二萜的抗癌活性之高令人振奋：T 淋巴白血病 Molt4 细胞，IC_{50} = 0.01μg/mL；白血病 SR 细胞，IC_{50} = 0.07μg/mL；肝癌 Hep2 细胞，IC_{50} = 0.07μg/mL；肾癌 TK10 细胞，IC_{50} = 0.13μg/mL；T 急性淋巴白血病 CCRF-CEM 细胞，IC_{50} = 0.15μg/mL；小鼠淋巴白血病 P_{388} 细胞，ED_{50} = 0.012μg/mL、0.08μg/mL、0.16μg/mL；肾癌细胞 A498，IC_{50} = 0.2μg/mL；小鼠淋巴白血病 L_{1210} 细胞，ED_{50} = 0.2μg/mL。这样高抗癌活性的天然产物二萜只有从珊瑚、矾沙蚕、海绵等海洋生物中才能得到。

编者先后研发了"中药天然产物数据库"（以下简称中药库）和"海洋天然产物数据库"（以下简称海洋库），因此已经有条件在总体的规模上对源自陆地的天然产物和源自海洋的天然产物进行比较、观察和研究，从而得出有统计意义的结论。这里就是一个合适的例子。

在中药库中，虽然含有多达 23033 种陆地天然产物，但其中有抗癌活性的全部萜类化合物只有 536 个，而且绝大部分活性很低；至于西柏烷二萜，仅有屈指可数的 4 个高活性化合物（IC_{50} 为 0.6μg/mL）。

而在海洋库中含 19720 种海洋天然产物，其中，有抗癌活性的萜类化合物 2192 个，是陆地上的 4 倍，仅西柏烷二萜就有 674 个，有活性的 243 个，占 36%，其中上述 11 个有很高活性。无论数量和活性级别，海洋资源都大大高于陆地上的资源。

可以认为：从萜类化合物中寻找新的抗癌药物先导物时，再从陆地植物资源出发意义不大，而从海洋天然产物出发则大有希望。编者预计，这一结论不仅限于萜类，很可能有更普遍的意义。我们将在本书的其他部分继续这种有价值的研究和讨论。

1.3.2　3,8-环西柏烷二萜

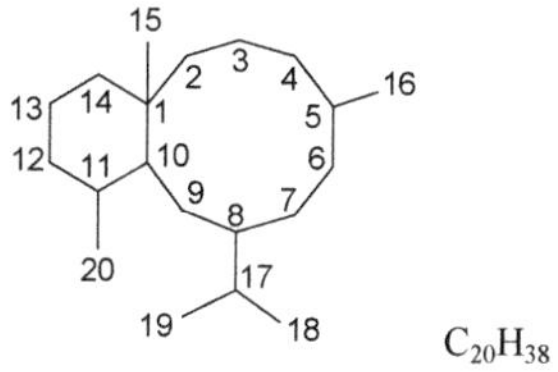

3,8-环西柏烷（Briarane）的分子骨架（图中的编号系统是被普遍接受的）

3,8-环西柏烷二萜是一类海洋特有的二萜。在我们的海洋库中有 544 个。

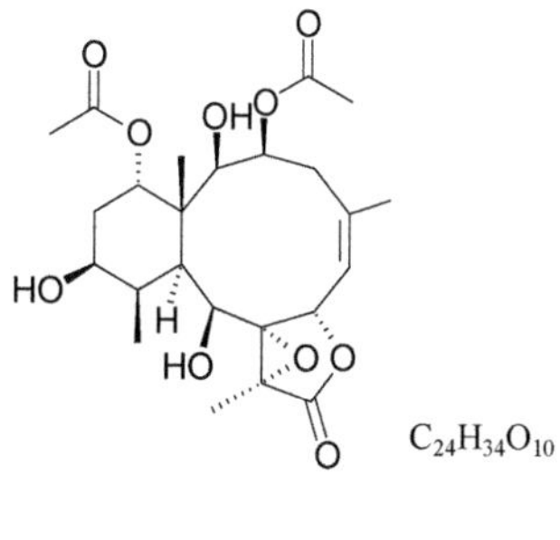

31　Excavatolide M　凹入环西柏柳珊瑚内酯 M

Briareum excavatum

P_{388}, ED_{50} = 0.001μg/mL

A549, ED_{50} = 0.1μg/mL

KB, ED_{50} = 1.0μg/mL

HT29, ED_{50} = 2.2μg/mL

Sung, P. J. et al. 1999.

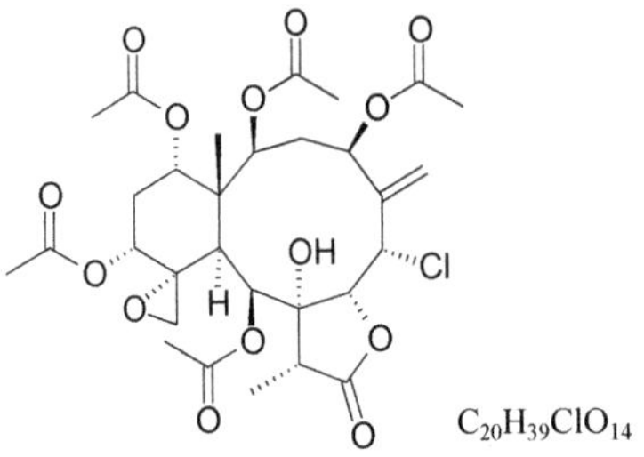

$C_{20}H_{39}ClO_{14}$

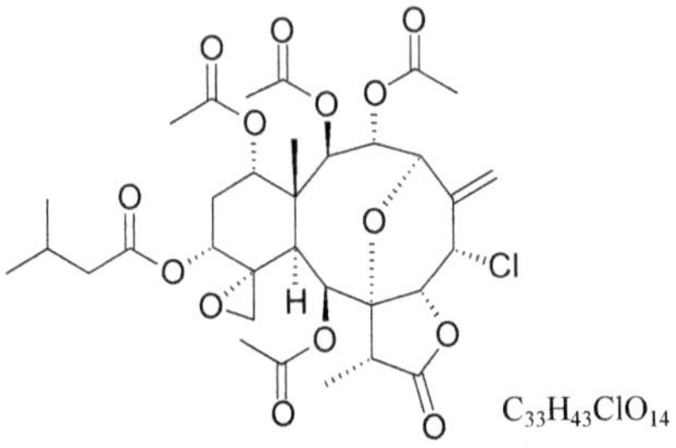

$C_{33}H_{43}ClO_{14}$

32 Gemmacolide V 蕾灯芯柳珊瑚内酯 V

Dichotella gemmacea

A549, IC$_{50}$ < 1.5μmol/L

MG63, IC$_{50}$ = 21μmol/L

Li, C. et al. 2012.

33 Gemmacolide Y 蕾灯芯柳珊瑚内酯 Y

Dichotella gemmacea

A549, IC$_{50}$ < 0.3μmol/L

MG63, IC$_{50}$ < 0.3μmol/L

Li, C. et al. 2012.

这里遴选了 3 个高活性环西柏烷型二萜。化合物 <u>31</u> 凹入环西柏柳珊瑚内酯 M 来自中国台湾水域凹入环西柏柳珊瑚 *Briareum excavatum*，另外 2 个化合物 <u>32</u> 蕾灯芯柳珊瑚内酯 V 和 <u>33</u> 蕾灯芯柳珊瑚内酯 Y 来自广西北部湾水域的灯芯柳珊瑚 *Dichotella gemmacea*。其抗癌活性分布见上图数据块。

这 3 个化合物有共同的 6/10/5 并三环系（"6/10/5"表示"6 并 10 并 5"，下同）的分子骨架，骨架上有 10 个不同的位置都可以有取代基团，因此这一系列化合物有许多同系物，不同的取代基数量、位置和性质最终决定了它们抗癌活性的高低，这里选入本书的是其中活性最高者。因为取代位置太多，不容易一眼看出结构和药效之间的经验规律。

和前面的例子相似，我们做了中药库和海洋库的对比研究：检索了中药库中的信息，得知在中药库中只含有 2 个环西柏烷型二萜，对 KB 等癌细胞的 IC$_{50}$ 值为 3.4～7.8μg/mL，活性中等偏低。在海洋库中则有高活性环西柏烷二萜 177 个，占环西柏烷二萜总数 544 的 32.5%，大约是中药库中的近 90 倍。活性最高的是这里的 <u>31</u> 号凹入环西柏柳珊瑚内酯 M 和 <u>33</u> 号蕾灯芯柳珊瑚内酯 Y，其中，<u>31</u> 对 P$_{388}$ 细胞，ED$_{50}$ = 0.001μg/mL，对 A549 细胞，ED$_{50}$ = 0.1μg/mL；<u>32</u> 对 A549 细胞和 MG63 细胞，IC$_{50}$ <

0.3μmol/L。同样说明了在寻找新药先导物的候选物时，海洋资源比陆地资源更加丰富。

1.3.3　朵蕾烷二萜

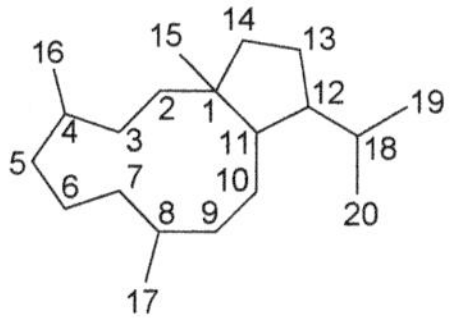

$C_{20}H_{38}$

朵蕾烷（Dolabellane）的分子骨架

朵蕾烷二萜源于海洋生物和苔类植物。该分子是 5 并 11 元环的双环化合物，1,4,8 位有甲基，12 位有异丙基。文献中有几个编号系统被应用，图示的系统是其中之一。

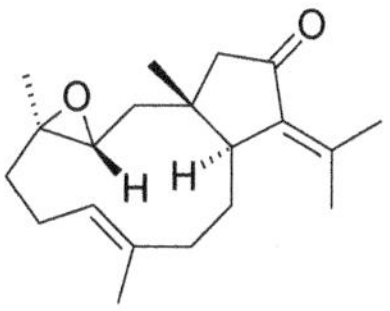

$C_{20}H_{30}O_2$

34　Claenone　羽珊瑚酮

Clavularia sp.

WMF, GI_{50} = 0.242μmol/L

RB, GI_{50} = 0.306μmol/L

Mori, K. et al. 1988; Miyaoka, H. et al. 1998.

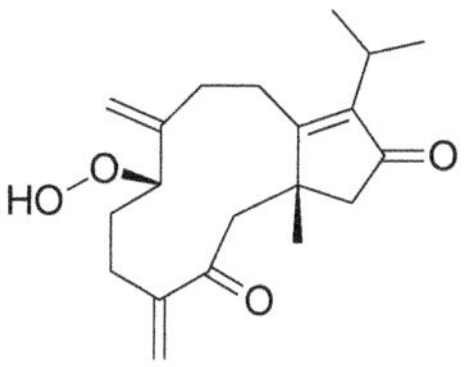

$C_{20}H_{28}O_4$

35　7-Hydroperoxydolabella-4(16),8(17), 11(12)-triene-3,13-dione　7-过氧羟基朵蕾-4(16),8(17),11(12)-三烯-3,13-二酮

Clavularia inflata

P_{388}, ED_{50} = 0.052μg/mL

HT29, ED_{50} = 0.31μg/mL

A549, ED_{50} = 0.57μg/mL

Duh, C.Y. et al. 2001.

朵蕾烷二萜在海洋库中有 95 个。从日本冲绳和中国台湾水域匍匐珊瑚目（又名根枝珊瑚目）*Clavularia* 属羽珊瑚中，提取得到两个高活性朵蕾烷二萜，化合物 **34** 羽珊瑚酮和 **35** 7-过氧羟基朵蕾-4(16),8(17),11(12)-三烯-3,13-二酮。

由上图数据块可见，这两个朵蕾烷二萜的抗癌活性都相当高。

除具有抗癌活性之外，化合物 **34** 羽珊瑚酮还能抑制受精海胆卵的细胞分裂。

1.3.4 轮生烷二萜

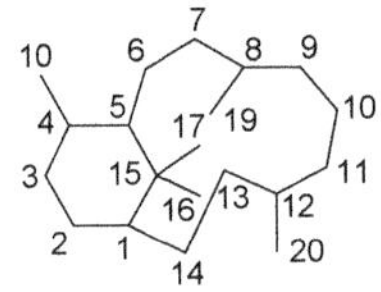

$C_{20}H_{38}$

轮生烷（Verticillane）的分子骨架

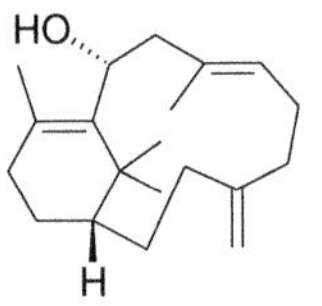

$C_{20}H_{32}O$

36 **Cespitularin C**
伞软珊瑚素 C

Cespitularia hypotentaculata

P_{388}, ED_{50} = 0.01μg/mL

A549, ED_{50} = 0.12μg/mL

HT29, ED_{50} = 8.86μg/mL

Duh, C. Y. et al. 2002a.

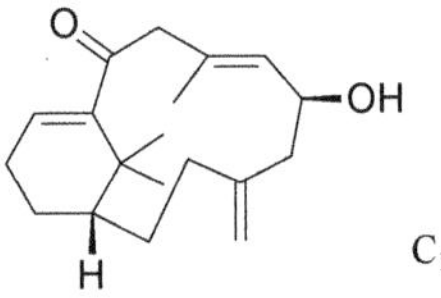

$C_{19}H_{28}O_2$

37 **Cespitularin E**
伞软珊瑚素 E

Cespitularia hypotentaculata

A549, ED_{50} = 0.034μg/mL

P_{388}, ED_{50} = 4.66μg/mL

HT29, ED_{50} = 17.1μg/mL

Duh, C. Y. et al. 2002a.

海洋库中有轮生烷二萜 55 个，其中，Duh 等从中国台湾水域伞软珊瑚科 Xeniidae 软珊瑚 *Cespitularia hypotentaculata* 提取得到化合物 **36** 伞软珊瑚素 C 和 **37** 伞软珊瑚素 E，其抗癌活性分别高达 ED_{50} = 0.010μg/mL 和 ED_{50} = 0.034μg/mL。

1.3.5　异花软珊瑚烷二萜

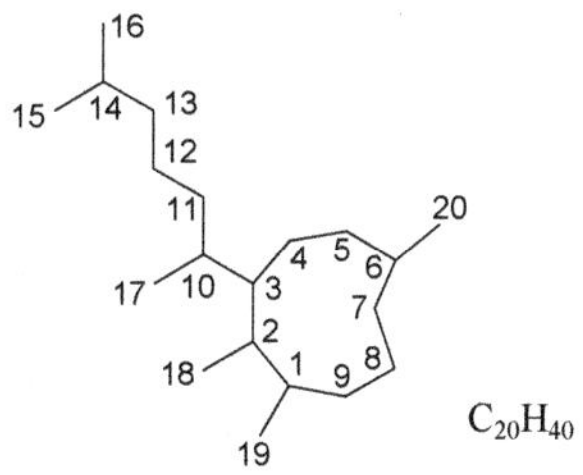

异花软珊瑚烷（Xenicane）的分子骨架

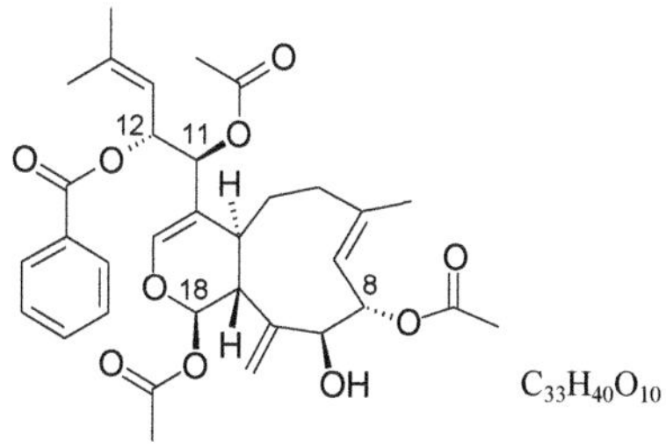

38　Antheliatin　南非软珊瑚亭

Anthelia glauca

HT29, $IC_{50} = 0.1\mu g/mL$

Rudi, A. et al. 1995.

39　Blumiolide C　台湾异花软珊瑚内酯 C

Xenia blumi

P_{388}, $ED_{50} = 0.2\mu g/mL$

HT29, $ED_{50} = 0.5\mu g/mL$

El-Gamal, A. A. H. et al. 2005.

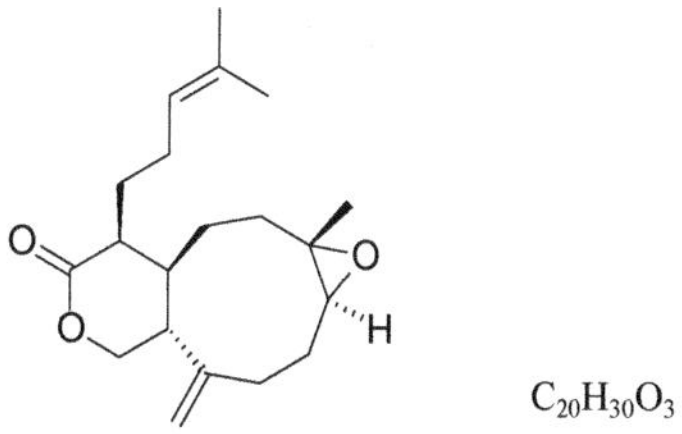

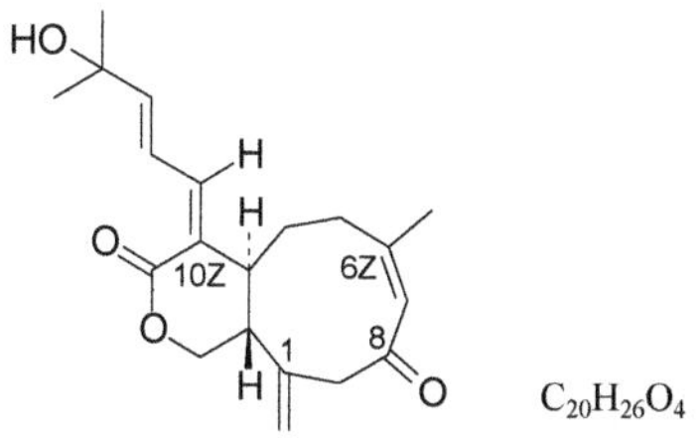

40　Acalycixeniolide F　全裸柳珊瑚异花软珊瑚内酯 F

Acalycigorgia inermis

K562, $LC_{50} = 0.2\mu g/mL$

Rho, J. R. et al. 2000.

　　海洋库中有异花软珊瑚烷二萜 39 个。其中 3 个异花软珊瑚烷二萜化合物 **38**～**40** 抗癌活性在 $IC_{50} = 0.1$～$0.2\mu g/mL$ 或 $ED_{50} = 0.2$～$0.5\mu g/mL$ 之间，总体而言活性比前述 3 类稍低，但仍然具有相当高的抗癌活性。化

合物 **38** 来自南非软珊瑚 *Anthelia glauca*，化合物 **39** 来自中国台湾异花软珊瑚 *Xenia blumi*，化合物 **40** 来自地中海棕藻舌状厚缘藻 *Dilophus ligulatus*。

1.3.6　其他二萜

A431, IC$_{50}$ = 0.41μmol/L

Dunlop, R. W. et al. 1979; Govindam, S. V. S. et al. 2012.

C$_{20}$H$_{32}$O

41　Eunicol　矶沙蚕醇

Lobophytum pauciflorum, Eunicea fusca

A431, IC$_{50}$ = 0.35μmol/L

Saleh, M. B. et al. 2010; Govindam, S. V. S. et al. 2012.

C$_{20}$H$_{32}$O$_2$

C$_{20}$H$_{30}$ClNO$_4$

43　Haterumaimide F　利索克林海鞘二酰亚胺 F

Lissoclinum sp.

P$_{388}$, IC$_{50}$ = 0.0055μg/mL

Uddin, M. J. et al. 2001.

42　Lobatriene　菱斑三烯

Lobophytum pauciflorum
Lobophytum sp.

化合物 **41** 是异戊二烯大根香叶烷类的二萜矶沙蚕醇，它来自软珊瑚和矶沙蚕；化合物 **42** 是菱斑烷二萜，它来自软珊瑚；化合物 **43** 是半日花烷型二萜，来自日本冲绳骸骨海鞘属海鞘。它们的结构特点大同小异，都可以看成是由 6/6 并环结构变化而来。活性在 IC$_{50}$ = 0.0055μg/mL 或 IC$_{50}$ = 0.35～0.41μmol/L 之间，以化合物 **43** 利索克林海鞘二酰亚胺 F 为最高。

1.4　二倍半萜

$C_{24}H_{38}O_3$

44　Rhopaloic acid A　柔帕娄海绵酸 A

Rhopaloeides sp.

K562, Molt4, L$_{1210}$, 所有 IC$_{50}$ = 0.1μg/mL

Ohta, S. et al. 1996; Takagi, R. et al. 1998.

$C_{24}H_{40}O_4$

45　Sigmosceptrellin B　斯格默色浦垂林 B

Diacarnus erythraenus

Diacarnus cf. *spinopoculum*

Sigmosceptrella laevis, Prianos sp.

IGROV1, GI$_{50}$ = 0.12μmol/L

HL60, GI$_{50}$ = 0.14μmol/L

786-0, GI$_{50}$ = 0.61μmol/L

KM12, GI$_{50}$ = 0.94μmol/L

Molt4, GI$_{50}$ = 0.98μmol/L

A549/ATCC, GI$_{50}$ = 1.45μmol/L

BT-549, GI$_{50}$ = 1.81μmol/L

Albericci, M, et al. 1982; Sperry, S. et al. 1998; El Sayed, K. A. et al. 2001.

$C_{24}H_{40}O_4$

46　Sigmosceptrellin C　斯格默色浦垂林 C

Diacarnus cf. *spinopoculum*

Sigmosceptrella laevis

IGROV1, GI$_{50}$ = 0.10μmol/L

HL60(KB), GI$_{50}$ = 0.14μmol/L

LOX-IMVI, GI$_{50}$ = 0.16μmol/L

786-0, GI$_{50}$ = 0.50μmol/L

Molt4, GI$_{50}$ = 0.84μmol/L

A549/ATCC, GI$_{50}$ = 0.94μmol/L

KM12, GI$_{50}$ = 0.95μmol/L

BT-549, GI$_{50}$ = 0.96μmol/L

Albericci, M. et al. 1979; Albericci, M. et al. 1982; Sperry, S. et al. 1998.

$C_{25}H_{36}O_3$

<u>47</u> Ophiobolin K 蛇孢菌素 K

Emericella variecolor GF10

P_{388}/ADR, IC_{50} = 0.16μmol/L

ACHN, IC_{50} = 0.27μmol/L

HCT116, IC_{50} = 0.33μmol/L

T47D, IC_{50} = 0.35μmol/L

P_{388}, IC_{50} = 0.51μmol/L

NCI-H460, IC_{50} = 0.57μmol/L

MDA-MB-231, IC_{50} = 0.6μmol/L

P_{388}/ADR, IC_{50} = 0.16μmol/L

ACHN, IC_{50} = 0.27μmol/L

HCT116, IC_{50} = 0.33μmol/L

T47D, IC_{50} = 0.35μmol/L

P_{388}, IC_{50} = 0.51μmol/L

NCI-H460, IC_{50} = 0.57μmol/L

MDA-MB-231, IC_{50} = 0.6μmol/L

Wei, H. et al. 2004

$C_{31}H_{46}O_7$

<u>48</u> 12-Acetyl-12-*epi*-heteronemin 12-乙酰基-12-*epi*-直立异线海绵素

Hippospongia sp.

Hyrtios erecta

K562, IC_{50} = 0.05μmol/L

T47D, IC_{50} = 0.3μmol/L

DLD-1, IC_{50} = 2.4μmol/L

HCT116, IC_{50} = 2.7μmol/L

Crews, P. et al. 1986a; Chang, Y. C. et al. 2012.

$C_{29}H_{44}O_6$

<u>49</u> Heteronemin 直立异线海绵素

Hippospongia sp.

Heteronema erecta

Leiosella idia

Hyrtios erecta

Cacospongia scalaris

Hyattella intestinalis

Spongia idia

DLD-1, IC_{50} = 0.001μmol/L

HCT116, IC_{50} = 0.001μmol/L

T47D, IC_{50} = 0.001μmol/L

K562, IC_{50} = 0.001μmol/L

Khalid, A. E. S. et al. 2000.

Chang, Y. C. et al. 2012.

$C_{25}H_{38}O_4$

<u>50</u> Salmahyrtisol C 萨尔玛海替斯醇 C

Hyrtios erecta

P_{388}, IC_{50} = 14.5ng/mL

MKN1, IC_{50} = 57.7ng/mL　　　　　MKN74, IC_{50} = 36.8ng/mL

MKN7, IC_{50} = 56.0ng/mL　　　　　Tsuchiya, N. et al. 1998.

　　高活性二倍半萜化合物 **44**～**50** 绝大多数源自各种海绵，少数源自软体动物海牛和真菌。不同作者从南海海绵 *Hyrtios erecta* 中共分离出 2 个高活性化合物——斯卡拉然烷二倍半萜 **48** 和 **50**，从马海绵属海绵 *Hippospongia* sp. 分离出 2 个高活化合物 **48** 和 **49**，从 Podospongiidae 科海绵 *Diacarnus* cf. *spinopoculum* 和 *Sigmosceptrella laevis* 中分离出 2 个双环二倍半萜高活化合物 **45** 和 **46**。

　　高活性化合物 **49** 直立异线海绵素源自多种海绵，包括马海绵属 *Hippospongia* sp. 直立异线海绵 *Heteronema erecta*、Spongiidae 科海绵 *Leiosella idia*、南海海绵 *Hyrtios erecta*、阶梯硬丝海绵 *Cacospongia scalaris*、无皮格形海绵 *Hyattella intestinalis* 和角骨海绵属 *Spongia idia*。此外，高活化合物 **47** 蛇孢菌素 K 是从海洋沉积物的提取物海洋真菌杂色裸壳孢 *Emericella variecolor* GF10 分离得到的。

　　这 7 个二倍半萜的抗癌活性也都达到了 $IC_{50} \leqslant 1\mu g/mL$ 或 $GI_{50} \leqslant 0.3\mu mol/L$ 的标准，其中特别值得关注的是 **47** 蛇孢菌素 K、**48** 12-乙酰基-12-*epi*-直立异线海绵素和 **49** 直立异线海绵素，尤其是 **49**。这些化合物不仅活性极高，而且都有多重的癌细胞靶标。

　　对化合物 **50** 萨尔玛海替斯醇 C 做过体内抗肿瘤实验，其对 P_{388} 白血病小鼠延长生命（ILS，increase in lifespan）的影响如下：

剂量/（mg/kg）	ILS
0.5	24.4%
1.0	32.6%
2.0	31.4%
4.0	51.2%
8.0	74.4%

　　除抗癌活性外，这些二倍半萜还有其他一些值得注意的非抗癌活性：化合物 **49** 是眼镜蛇毒 PLA_2 抑制剂；化合物 **48** 和 **49** 有抗炎活性；化合物 **44** 能抑制海星幼虫原肠胚形成；化合物 **45** 抗疟疾和弓形体；**46** 有鱼毒；**49** 抗结核并对盐水丰年虾和鲍鱼幼体有毒。

1.5 三萜

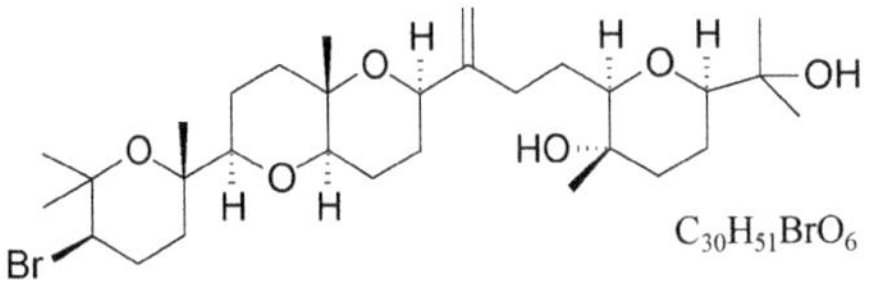

$C_{30}H_{51}BrO_6$

51 Isodehydrothyrsiferol 异去氢瑟斯佛醇

Laurencia viridis sp. nov

P$_{388}$, IC$_{50}$ = 0.01μg/mL

A549, HT29, MEL28, IC$_{50}$ = 2.5μg/mL

Norte, M. et al. 1996.

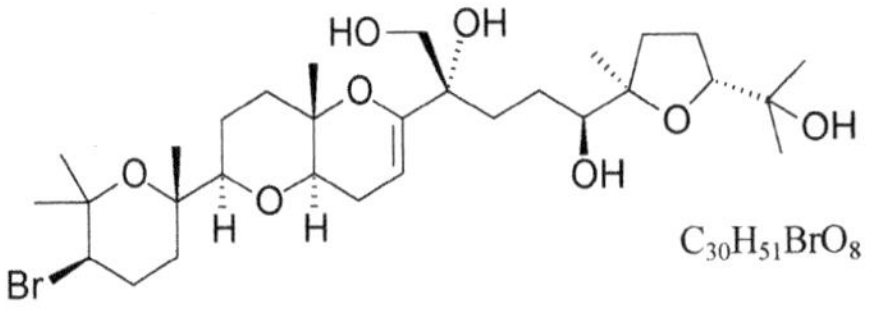

$C_{30}H_{51}BrO_8$

52 Thyrsenol B 瑟森醇 B

Laurencia viridis

P$_{388}$, IC$_{50}$ = 0.01μg/mL

A549, IC$_{50}$ > 1.0μg/mL

HT29, IC$_{50}$ > 1.0μg/mL

MEL28, IC$_{50}$ >1.0μg/mL

Norte, M. et al. 1997.

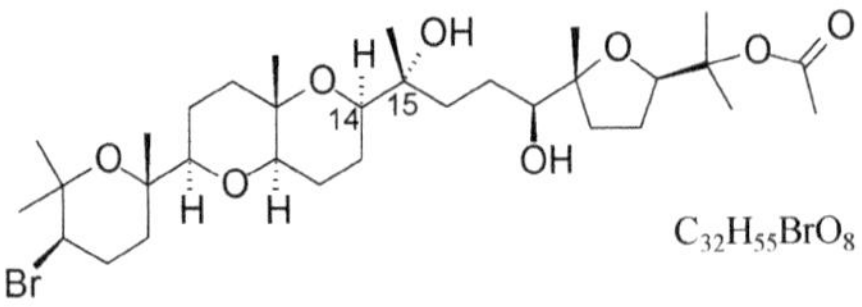

$C_{32}H_{55}BrO_8$

53 Thyrsiferol 23-acetate 瑟斯佛醇 23-乙酸盐

Laurencia obtusa

P$_{388}$, ED$_{50}$ = 0.3ng/cm^3

Suzuki, T. et al. 1985.

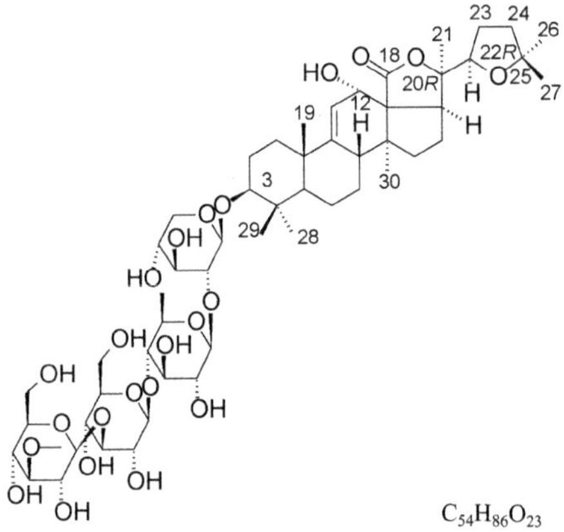

$C_{54}H_{86}O_{23}$

54 Holothurinoside C 海参糖苷 C

Holothuria forskolii

A549, IC$_{50}$ = 0.16μg/mL

P$_{388}$, IC$_{50}$ = 0.34μg/mL

HeLa, IC$_{50}$ = 0.47μg/mL

B16, IC$_{50}$ = 0.93μg/mL

Rodriguez, J. et al. 1991.

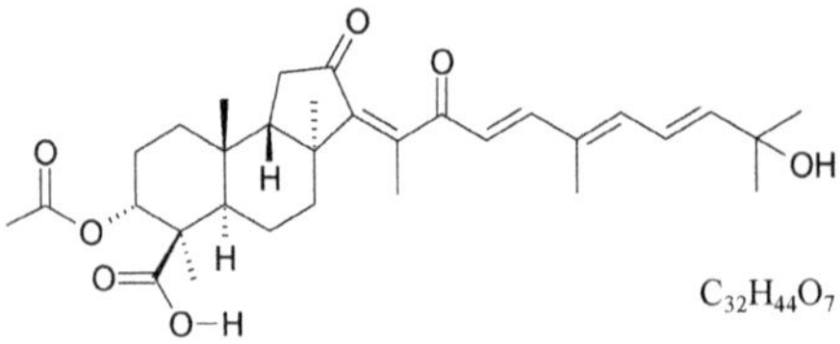

$C_{32}H_{44}O_7$

55 Globostellatic acid A 球杆星芒海绵酸 A

Stelletta globostellata

P$_{388}$, IC$_{50}$ = 0.1μg/mL

Ryu, G. et al. 1996.

C$_{33}$H$_{48}$O$_7$

56 Globostellatic acid B 球杆星芒海绵酸 B

Stelletta globostellata

P$_{388}$, IC$_{50}$ = 0.1μg/mL

Ryu, G. et al. 1996.

C$_{31}$H$_{46}$O$_6$

57 Globostellatic acid D 球杆星芒海绵酸 D

Stelletta globostellata

P$_{388}$, IC$_{50}$ = 0.1μg/mL

Ryu, G. et al. 1996.

C$_{32}$H$_{48}$O$_5$

58 29-Hydroxystelliferin A 29-羟基星斑碧玉海绵精 A

与13*E*-29-羟基星斑碧玉海绵精A混合物：

MALME-3M, IC$_{50}$ = 0.11μg/mL

Molt4, IC$_{50}$ = 1.62μg/mL

Japsis sp.

Meragelman, K. M. et al. 2001.

C$_{30}$H$_{38}$O$_4$

59 Stellettin A 球星芒海绵亭 A

Stelletta globostellata, Stelletta tenuis,

Stelletta sp. Rhabdastrella globostellata,

Geodia japonica

P$_{388}$, GI$_{50}$ = 0.012μg/mL

BXPC3, GI$_{50}$ = 0.078μg/mL

MCF7, GI$_{50}$ = 0.752μg/mL

McCabe, T. et al. 1982; Su, J. Y. et al. 1994; Pettit, G. R. et al. 2008.

C$_{32}$H$_{42}$O$_5$

60 Stellettin D 球星芒海绵亭 D

Rhabdastrella globostellata

Stelletta sp.

HL60, IC$_{50}$ = 0.01μmol/L

HeLa, IC_{50} = 7.5μmol/L

McCormick, J. L. et al. 1996; Li, et al. 2010.

61　Stellettin E　球星芒海绵亭 E

Rhabdastrella globostellata

A2780, IC_{50} < 0.5μmol/L

Bel7402, IC_{50} = 13.70μmol/L

A549, IC_{50} = 18.61μmol/L

BGC823, IC_{50} > 50μmol/L

HCT8, IC_{50} > 50μmol/L

McCormick, J. L. et al. 1996; Li, et al. 2010.

$C_{30}H_{40}O_4$

　　由上图数据块可见，高活性三萜有三种结构类型：**51～53** 为线型三萜，**54** 为羊毛甾烷三萜，**55～61** 为岭南臭椿烷和异岭南臭椿烷三萜。

　　高活三萜的海洋生物来源大部分是海绵，特别是星芒海绵。化合物 **55～57** 源于日本水域 Ancorinidae 科球星芒海绵 *Stelletta globostellata*，其（湿重）产率为 $8.0×10^{-6}$%～$2.1×10^{-5}$%。化合物 **58** 源于靠近汤加的碧玉海绵 *Japsis* sp.。化合物 **59** 来自于马来西亚球星芒海绵 *Stelletta globostellata*，中国水域星芒海绵属 *Stelletta tenuis*，索马里星芒海绵属 *Stelletta* sp. 球杆星芒海绵 *Rhabdastrella globostellata* 和日本钵海绵 *Geodia japonica*。化合物 **60** 和 **61** 来自于海南岛球杆星芒海绵 *Rhabdastrella globostellata*，**60** 也来自于星芒海绵属 *Stelletta* sp.。

　　另一些高活三萜来源于红藻和海参。化合物 **51～53** 来源于西班牙加那利群岛的红藻绿色凹顶藻 *Laurencia viridis*。化合物 **54** 来源于海参属 *Holothuria forskolii*。

　　上面数据块给出了 11 个三萜化合物的抗癌活性分布，其中大部分只对一种癌细胞有高活性，IC_{50} 值的范围大约在 0.01μg/mL～1μg/mL 之间，只有化合物 **59** 球星芒海绵亭 A 对 3 种癌细胞有高活性。总体给人的印象是：三萜的抗癌活性不很高，又没有较宽的分布。

　　除抗癌活性外，**53** 还是蛋白磷酸酶 2A 抑制剂，**54** 有抗仓鼠肾成纤维细胞 BHK 中的水泡口腔炎病毒 VSV 活性。

1.6　杂类萜

$C_{22}H_{30}O_3$

$C_{22}H_{28}O_4$

**62　APS451275-1　补身烷倍半萜
烯氢醌新化合物**

Phialocephala sp.
K562, IC_{50} = 0.05μmol/L
P_{388}, IC_{50} = 0.16μmol/L
Chen, L. et al. 2010.

63　Liphagal　蓟海绵醛
Aka coralliphaga
选择性人结肠癌, IC_{50} = 0.58μmol/L
选择性人乳腺癌, IC_{50} = 1.58μmol/L
Marion, F. et al. 2006; Alvarez-
　Manzaneda, E. et al. 2010;
　Skropeta, D. et al. 2011 (综述).

2 个高活杂类萜中，化合物 **63** 蓟海绵醛有值得注意的选择性抗癌活性，而源自 5km 深海真菌 *Phialocephala* sp.的化合物 **62** 补身烷倍半萜烯氢醌新化合物活性更高。

此外，化合物 **63** 还是磷脂酰肌醇-3 激酶（PI3K）抑制剂，其 IC_{50} 值为 100nmol/L，对 PI3Kα 比对 PI3Kγ 效能高十倍。

整体观察上述 63 个遴选出来的萜类天然产物的抗癌活性谱，编者建议对其中的高活性倍半萜、二萜和二倍半萜多加关注，而不是体量太小的单萜和体量过大的三萜和多萜。

纵观符合新药先导候选物的基本条件，大体上可以说：配体体量要不大不小，在萜类化合物来讲，倍半萜、二萜和二倍半萜具有高活性的机会就比较多；结合的位点要不多不少，2～4 个比较好；水溶性也要恰当，才便于口服吸收；或是脂溶性合适才能够顺利通过脑血屏障，等等。而针对每一种具体情形，则要仔细研究、了解蛋白质受体和小分子配体的结合腔的详细情况，最好是全面知道受体蛋白的三维结构信息，才好详细讨论二者有无适配对接的可能。但就遴选先导候选物而言，这几个粗略条件还是很有用的。

第2章

生物碱

在抗癌海洋天然产物中，生物碱是重要的一类。

生物碱旧称植物碱，已知至少有3000多种，氨基酸、维生素等不包括在内。其名称许多都是由植物名衍生而来的。多为多环系化合物，其碱性氮原子在环内。生物碱大多数难溶于水，溶于有机溶剂，其盐类多为水溶性。天然品多为左旋性。许多生物碱有强烈的生理效能，因而都是重要的药物。

2.1　有机胺和酰胺类生物碱

2.1.1　多胺

$C_{17}H_{22}BrN_7O$

$C_{17}H_{23}N_7O$

64　Phidianidine A　裸鳃啶 A

Phidiana militaris

3T3-L1, IC_{50} = 0.14μmol/L

C6, IC_{50} = 0.642μmol/L

HeLa, IC_{50} = 1.52μmol/L

H9c2, IC_{50} = 2.26μmol/L

CaCo-2, IC_{50} = 35.5μmol/L

Carbone, M. et al. 2011; Brogan, J. T. et al. 2012; Jiang, C. S. et al. 2015.

65　Phidianidine B　裸鳃啶 B

Phidiana militaris

HeLa, IC_{50} = 0.417μmol/L

3T3-L1, IC_{50} = 0.786μmol/L

C6, IC_{50} = 0.98μmol/L

H9c2, IC_{50} = 5.42μmol/L

CaCo-2, IC_{50} = 100.2μmol/L

Carbone, M. et al. 2011; Brogan, J. T. et al. 2012; Jiang, C. S. et al. 2015.

化合物 **64** 裸鳃啶 A 和 **65** 裸鳃啶 B 是源自海南岛软体动物裸鳃目灰翼科 *Phidiana militaris* 的 2 个多胺类海洋天然产物。对 5 种癌细胞的药理活性实验表明，**64** 对其中 4 种有高活性，而 **65** 只对其中 3 种有高活性，笼统而言，**64** 比 **65** 活性更高。化合物 **64** 有丰富的药理活性谱，它还是趋化因子受体 CXCR4 配体 CXCL12 抑制剂（C-X-C 基序趋化因子 12 诱发的 DNA 合成）、细胞迁移抑制剂、胞外信号控制的激酶 ERK1/2 活化抑制剂和多巴胺转运蛋白 DAT 抑制剂，是选择性的和有潜力的 μ-阿片样物质受体配体和神经保护剂（在 SH SY5Y 细胞，抗 $A\beta_{25-35}$、抗过氧化氢和缺氧缺糖（OGD）导致的神经毒性。化合物 **65** 还是多巴胺转运蛋白（DAT）抑制剂、选择性的和有潜力的 μ-阿片样物质受体配体和神经保护剂，其神经保护作用和 **64** 相同。

2.1.2 三氮杂䓬生物碱

C$_{45}$H$_{78}$N$_2$O$_8$

66 Monanchocidin B 单锚海绵啶 B

Monanchora pulchra

HL60, IC$_{50}$ = 0.200μmol/L

Makarieva, T. N. et al. 2011; Abbas, S. 2011 (综述).

C$_{45}$H$_{78}$N$_6$O$_8$

68 Monanchocidin D 单锚海绵啶 D

Monanchora pulchra

HL60, IC$_{50}$ = 0.830μmol/L

Makarieva, T. N. et al. 2011; Abbas, S. 2011 (综述).

C$_{46}$H$_{80}$N$_6$O$_8$

67 Monanchocidin C 单锚海绵啶 C

Monanchora pulchra

HL60, IC$_{50}$ = 0.110μmol/L

Makarieva, T. N. et al. 2011; Abbas, S. 2011 (综述).

C$_{46}$H$_{80}$N$_6$O$_8$

69 Monanchocidin E 单锚海绵啶 E

Monanchora pulchra

HL60, IC$_{50}$ = 0.650μmol/L

Makarieva, T. N. et al. 2011; Abbas, S. 2011.

　　4个三氮杂䓬类生物碱化合物 **66**～**69**（单锚海绵啶B～E）都源自俄罗斯南鄂霍次克海，靠近乌鲁普岛的冷水域单锚海绵属海绵。单锚海绵属于嗜冷生物。单锚海绵啶 B，C，D 和 E 的分子结构骨架相同，只有取代基的某些变化，其对 HL60 细胞的细胞毒性也相近。

2.1.3　环内酰胺

$C_{31}H_{56}N_2O_8$

70　Bengamide A　环庚内酰胺 A

Stelletta splendens
Stelletta sp.
Jaspis cf. *coriacea*
Jaspis sp.
Jaspis carteri
Pachastrissa sp.
NCI 60种细胞实验：
　非小细胞肺癌：A549, IC_{50} = 0.019μmol/L
　　HOP-92, IC_{50} = 0.200μmol/L
　　NCI-H522, IC_{50} = 0.060μmol/L
　结肠癌: HCT116, IC_{50} = 0.018μmol/L
　　HCT15, IC_{50} = 0.260μmol/L
　　Colon205, IC_{50} = 0.018μmol/L
　中枢神经系统: SNB75, IC_{50} = 0.190μmol/L
　　SNB19, IC_{50} = 0.024μmol/L136
　黑色素瘤：UACC62, IC_{50} = 0.015μmol/L
　　LOX-IMVI, IC_{50} = 0.023μmol/L
　　MALME-3M, IC_{50} = 0.180μmol/L
　卵巢癌：OVCAR-3, IC_{50} = 0.010μmol/L

　　OVCAR-8, IC_{50} = 0.007μmol/L
　肾癌：UO-31, IC_{50} = 0.370μmol/L
　　786-0, IC_{50} = 0.024μmol/L
　白血病：CCRF-CEM, IC_{50} = 0.027μmol/L
平均IC_{50} = (0.046±0.005)μmol/L
NCI-H460, GI_{50} = 0.00054μg/mL
DU145, GI_{50} = 0.0.0056μg/mL
SF295, GI_{50} = 0.001μg/mL
KM20L2, GI_{50} = 0.0049μg/mL
OVCAR-3, GI_{50} = 0.01μg/mL
SF268, MCF7, H460, HT29, GI_{50} < 0.02μmol/L
BXPC3, GI_{50} = 0.027μg/mL
P_{388}, GI_{50} = 0.12μg/mL
正常细胞CHO-K1, GI_{50}= 0.1μmol/L
Pettit, G. R. et al. 2008; Ovenden, S. P. B. et al. 2011.

$C_{32}H_{58}N_2O_8$

71　Bengamide B　环庚内酰胺 B

Japsis cf. *coriacea*
Jaspis sp.
Pachastrissa sp.

NC I60种细胞实验：

非小细胞肺癌：A549, IC_{50} = 0.0019μmol/L

HOP-92, IC_{50} = 0.0068μmol/L

NCI-H522, IC_{50} = 0.0063μmol/L

结肠癌：HCT116, IC_{50} = 0.0024μmol/L

HCT15, IC_{50} = 0.130μmol/L

Colon205, IC_{50} = 0.025μmol/L

中枢神经系统：SNB75, IC_{50} = 0.063μmol/L

SNB19, IC_{50} = 0.0086μmol/L

黑色素瘤：UACC62, IC_{50} = 0.0052μmol/L

LOX-IMVI, IC_{50} = 0.0023μmol/L

MALME-3M, IC_{50} = 0.022μmol/L

卵巢癌：OVCAR-3, IC_{50} = 0.010μmol/L

OVCAR-8, IC_{50} = 0.0051μmol/L

肾癌：UO-31, IC_{50} = 0.025μmol/L

786-0, IC_{50} = 0.0035μmol/L

白血病：CCRF-CEM, IC_{50} = 0.027μmol/L

平均IC_{50} = (0.011±0.001)μmol/L

抗恶性细胞增生：MDA-MB-435细胞, IC_{50} = 0.012μmol/L

Quiñoà, E. et al. 1986.

　　两个环内酰胺类天然产物 **70** 环庚内酰胺 A 和 **71** 环庚内酰胺 B 有澳大利亚和斐济的多种海绵作为其海洋生物来源，可贵的是 Quiñoà、Pettit 和 Ovenden 等人在三十多年的时间内坚持研究这一课题，提供了极丰富的抗癌及其他药理活性的系统信息。这给我们对该体系的分子结构、生物物种来源和药理活性三者进行详细研究提供了可能。编者建议有关研究工作者持续注意该体系的研究结果。

2.2　卤代酪氨酸生物碱

72　Bastadin 6　象耳海绵定 6

Ianthella basta

Ianthella quadrangulata

Psammaplysilla purpurea

Sup-T1, IC_{50} = 0.000079μmol/L

36种人肿瘤细胞，平均IC_{50} = 0.7μg/mL

Reddy, A. V. et al. 2006.

$C_{34}H_{26}Br_6N_4O_8$

$C_{34}H_{27}Br_5N_4O_9$

73　Bastadin 12　象耳海绵定 12

Ianthella basta

Ianthella quadrangulata

Sup-T1, IC_{50} = 0.008μmol/L

36种人肿瘤细胞，平均IC_{50} =
　　1.1μg/mL

Reddy, A. V. et al. 2006.

$C_{34}H_{27}Br_5N_4O_8$

75　(*E,E*)-Bastadin 19
　　(*E,E*)-象耳海绵定 19

Ianthella basta

Ianthella cf. *reticulata*

Sup-T1, IC_{50} = 0.073μmol/L

Franklin, M. A. et al. 1996.

$C_{34}H_{27}Br_5N_4O_8$

74　Bastadin 16　象耳海绵定 16

Ianthella basta

Psammaplysilla purpurea.

Sup-T1, IC_{50} = 0.000001μmol/L

Park, S. K. et al. 1994.

$C_{34}H_{24}Br_6N_4O_8$

76　Bastadin 22　象耳海绵定 22

Dendrilla cactos.

Sup-T1, IC_{50} = 0.00715μmol/L

Reddy, A. V. et al. 2006.

$C_{34}H_{26}Br_6N_4O_9$

77 Bastadin 24 象耳海绵定 24
Ianthella quadrangulata
36种人肿瘤细胞，平均IC$_{50}$ =
  1.8μg/mL，
下列5种有选择性活性：
CNXF SF268, IC$_{50}$ = 0.38μg/mL
LXFA-629L, IC$_{50}$ = 0.37μg/mL
MAXF-401NL, IC$_{50}$ = 0.55μg/mL

MEXF-276L, IC$_{50}$ = 0.59μg/mL
PRXF-22RV1, IC$_{50}$ = 0.46μg/mL
Greve, H. et al. 2008.

$C_{26}H_{40}BrNO_4$

78 Neoaplaminone 新海兔胺酮
Aplysia kurodai
HeLa S3, IC$_{50}$ = 0.00000016μg/mL
Kigoshi, H. et al. 1990; Kigoshi, H. et
  al. 1992.

　　7 个卤代酪氨酸生物碱中的前 6 个化合物 **72**～**77** 属于同一系列化合物，中文名称是象耳海绵定 6、象耳海绵定 12、象耳海绵定 16、象耳海绵定 19、象耳海绵定 22 和象耳海绵定 24。它们来自小紫海绵属的 3 种海绵 *Ianthella basta*、*Ianthella quadrangulata* 和 *Ianthella* cf. *reticulata* 以及紫色沙肉海绵 *Psammaplysilla purpurea* 和拟刺枝骨海绵 *Dendrilla cactos*。只有化合物 **78** 新海兔胺酮来自软体动物黑斑海兔 *Aplysia kurodai*。

　　它们都有"更高"级别的抗癌活性，其中活性最高的是化合物 **78** 新海兔胺酮，其对人子宫颈上皮癌 HeLa S3 细胞的活性高达 IC$_{50}$ = 0.00016ng/mL。化合物 **77** 象耳海绵定 24 对 36 种人肿瘤细胞中的 5 种有选择活性，IC$_{50}$ 值在 0.37～0.59μg/mL。**72**～**76** 这 5 个化合物对 T 细胞淋巴癌 Sup-T1 细胞的 IC$_{50}$ 值在 1.0pmol/L～73nmol/L。化合物 **72** 和 **73** 对 36 种人肿瘤细胞平均 IC$_{50}$ 分别为 0.7μg/mL 和 1.1μg/mL，平均活性稍高于 **77**。此外，化合物 **72** 抗血管生成，化合物 **75** 为钙通道调节剂。

2.3　吡咯烷生物碱

$C_{55}H_{94}N_2O_{18}$

81　Mycapolyol C　山海绵多醇 C
Mycale izuensis
HeLa, IC_{50} = 0.16μg/mL
Phuwapraisirisan, P. et al. 2005.

79　Mycapolyol A　山海绵多醇 A
Mycale izuensis
HeLa, IC_{50} = 0.06μg/mL
Phuwapraisirisan, P. et al. 2005.

$C_{49}H_{82}N_2O_{15}$

82　Mycapolyol D　山海绵多醇 D
Mycale izuensis
HeLa, IC_{50} = 0.40μg/mL
Phuwapraisirisan, P. et al. 2005.

$C_{53}H_{90}N_2O_{17}$

80　Mycapolyol B　山海绵多醇 B
Mycale izuensis
HeLa, IC_{50} = 0.05μg/mL
Phuwapraisirisan, P. et al. 2005.

$C_{47}H_{78}N_2O_{14}$

83　Mycapolyol E　山海绵多醇 E
Mycale izuensis
HeLa, IC_{50} = 0.38μg/mL
Phuwapraisirisan, P. et al. 2005.

$C_{51}H_{86}N_2O_{16}$

　　5 个吡咯烷生物碱化合物 **79**～**83** 山海绵多醇 A～E 都属于山海绵多醇结构系列。它们都源于伊豆山海绵 *Mycale izuensis*，对人子宫颈恶性上皮肿瘤 HeLa 细胞的 IC_{50} 值在 0.05～0.40μg/mL 之间，文献中只测定了对这一种癌细胞的活性，信息略显单薄，盼望有进一步的工作。

2.4 2,4-丁二酰亚胺

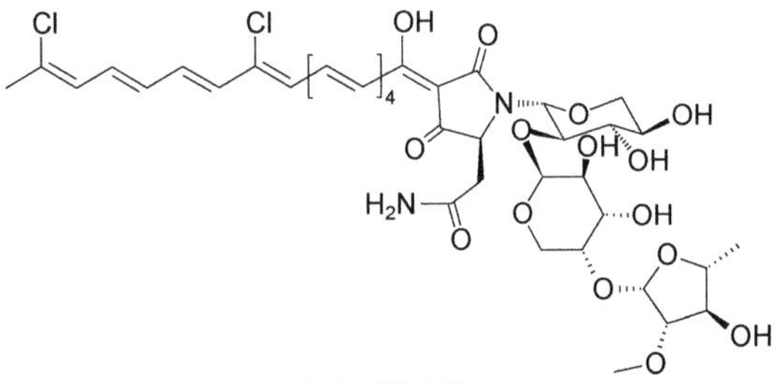

$C_{40}H_{50}Cl_2N_2O_{15}$

84 Aurantoside F 欧兰特糖苷 F P_{388}, IC_{50} = 0.05μg/mL

Siliquariaspongia japonica   Sata, N. U. et al. 1999a.

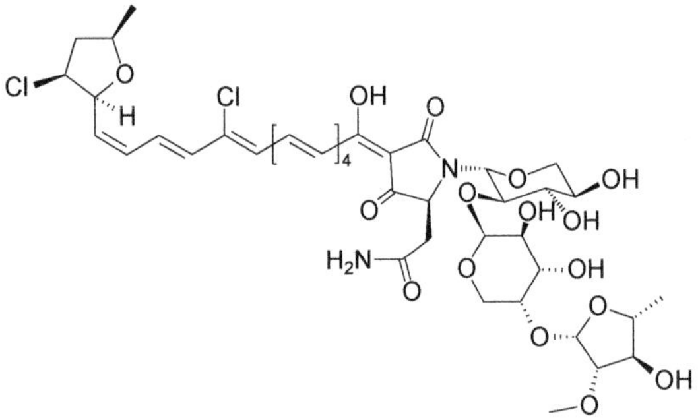

$C_{42}H_{54}Cl_2N_2O_{16}$

85 Rubroside A 红色糖苷 A P_{388}, IC_{50} = 0.046～0.21μg/mL

Siliquariaspongia japonica   Sata, N. U. et al. 1999b.

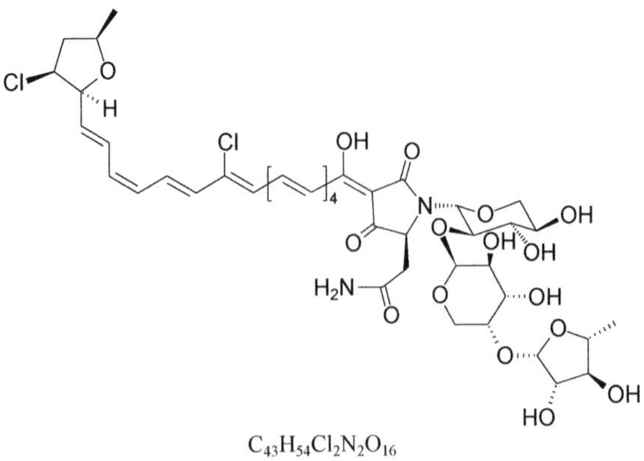

$C_{43}H_{54}Cl_2N_2O_{16}$

86 **Rubroside B** 红色糖苷 B

Siliquariaspongia japonica

P_{388}, $IC_{50} = 0.046 \sim 0.21 \mu g/mL$

Sata, N. U. et al. 1999b.

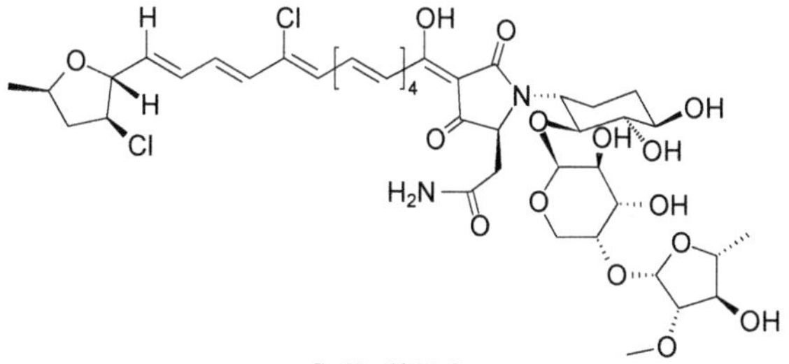

$$C_{43}H_{56}Cl_2N_2O_{15}$$

87 **Rubroside C** 红色糖苷 C

Siliquariaspongia japonica

P_{388}, $IC_{50} = 0.046 \sim 0.21 \mu g/mL$

Sata, N. U. et al. 1999b.

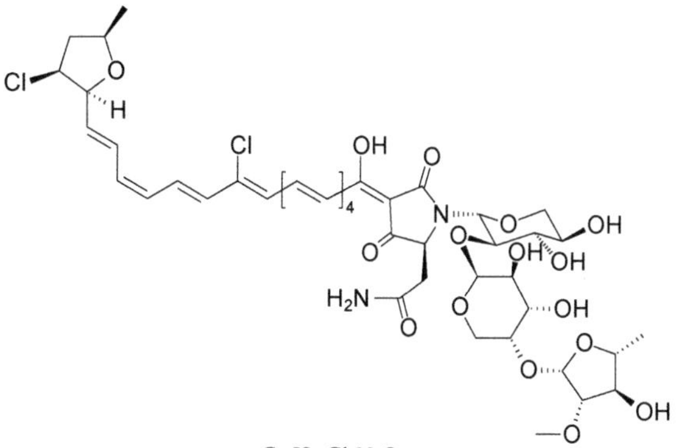

$$C_{44}H_{56}Cl_2N_2O_{16}$$

88 **Rubroside D** 红色糖苷 D

Siliquariaspongia japonica

P_{388}, $IC_{50} = 0.046 \sim 0.21 \mu g/mL$

Sata, N. U. et al. 1999b.

从这 5 个丁二酰亚胺化合物的名称和结构可以知道，它们实际上都是糖苷类化合物，来自日本水域岩屑海绵蒂壳海绵 Theonellidae 科的 *Siliquariaspongia japonica*，只对敏感细胞 P_{388} 有定量活性数据，参考价值不大。研究发现了其对大白鼠 3Y1 成纤维细胞能诱导大岛细胞内空泡。

2.5 吲哚并 [2, 3-*a*] 咔唑类生物碱

90 Fradcarbazole C 弗氏链霉菌咔唑 C

Streptomyces fradiae 007M135
HL60, IC$_{50}$ = 0.13μmol/L
K562, IC$_{50}$ = 0.43μmol/L
A549, IC$_{50}$ = 0.02μmol/L
Bel7402, IC$_{50}$ = 0.68μmol/L
Fu, P. et al. 2012.

$C_{29}H_{27}N_5O_4$

89 *N*-Carboxamido-staurosporine *N*-酰胺基星形孢菌素

Streptomyces sp. QD518
37种癌细胞, 平均IC$_{50}$ = 0.016μg/mL
Wu, S. J. et al. 2006.

$C_{28}H_{26}N_4O_4$

91 11-Hydroxystaurosporine 11-羟基星形孢菌素

Eudistoma sp.
KB, IC$_{50}$ = 0.0007μg/mL
LoVo, IC$_{50}$ = 0.03μg/mL
Kinnel, R. B. et al. 1992.

$C_{29}H_{25}N_5O_3$

在 3 个吲哚并[2,3-*α*]咔唑类生物碱化合物 **89**、**90** 和 **91** 中，前两个来自海洋导出的链霉菌，化合物 **91** 则产自密克罗尼西亚联邦波纳佩岛双盘海鞘 *Eudistoma* sp.。化合物 **89** *N*-酰胺基星形孢菌素对 37 种癌细胞的平均 IC$_{50}$ = 0.016μg/mL，平均 IC$_{70}$ = 0.171μg/mL，平均 IC$_{90}$ = 2.35μg/mL，对其中 10 种有选择性，总选择性指标为 10/37，选择率 27%，值得重视。化合物 **90** 弗氏链霉菌咔唑 C 对 4 种癌细胞有高活性，**91** 11-羟基星形孢菌素只有对两种癌细胞的活性数据，但活性比 **90** 更高些。

除抗癌活性值得重视外，**89** *N*-酰胺基星形孢菌素的药理活性谱还包括抗绿产色链霉菌 *Streptomyces viridochromogenes* 和抗微藻，包括小球藻 *Chlorella vulgaris*、根腐小球藻 *Chlorella sorokiniana* 和栅藻属 *Scenedesmus* *subspicatus*。化合物 **90** 和 **91** 则是 PKC 抑制剂。

2.6 若干杂项生物碱

本节包含的六个类型的生物碱都只收录了一个海洋天然产物,对这种一类只收集一个化合物的情形,其意义并不仅仅在于有助于发现新先导,更重要的是从多方面反映天然产物的结构多样性。

2.6.1 细胞松弛素类生物碱

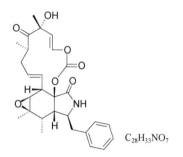

92 Cytochalasin E 细胞松弛素 E
Rosellinia necatrix
Aspergillus clavatu
Spicaria elegans
A549, IC_{50} = 0.0062μmol/L
P_{388}, IC_{50} = 0.093μmol/L
Liu, R. et al. 2006.

$C_{28}H_{33}NO_7$

收入本节的细胞松弛素类生物碱只有化合物 **92** 细胞松弛素 E 一个,过去已知产自陆地真菌 *Rosellinia necatrix* 和陆地真菌曲霉属 *Aspergillus clavatus*,2006 年又在海洋导出的真菌曲丽穗霉 *Spicaria elegans* 中发现了它。MTT 药理试验表明,化合物 **92** 对 A549 和 P_{388} 两种癌细胞有高活性。它同时还是成纤维细胞抑制剂、脂滴形成抑制剂和胆固醇酯合成抑制剂。

2.6.2 β-咔啉类生物碱

93 Eudistomidin J 苍白双盘海鞘啶 J
Eudistoma glaucus
P_{388}, IC_{50} = 0.043μg/mL
L_{1210}, IC_{50} = 0.047μg/mL
KB, IC_{50} = 0.063μg/mL
Suzuki, T. et al. 2011.

$C_{15}H_{16}BrN_3O_2S$

收入本节的 β-咔啉类生物碱也只有化合物 **93** 苍白双盘海鞘啶 J 一个，产自日本冲绳 Ie 岛的苍白双盘海鞘 *Eudistoma glaucus*，对 P_{388}、L_{1210}、KB 三种常见癌细胞有高活性。

2.6.3　曼扎名胺类生物碱

$C_{36}H_{44}N_4O$

94　Manzamine A　曼扎名胺 A

Haliclona sp.

Xestospongia sp.

Pellina sp.

Amphimedon sp.

Ircinia sp.

Acanthostrongylophora aff. *Ingens*

Haplosclerida目石海绵科海绵

Acanthostrongylophora ingens

Vero, IC_{50} = 1.7μg/mL

P_{388}, IC_{50} = 0.07μg/mL

HeLa, IC_{50} = 13μmol/L

有价值的细胞生长抑制剂：

P_{388}, GI_{50} = 0.0067μg/mL

BXPC3, GI_{50} = 0.35μg/mL

NCI-H460, GI_{50} = 0.36μg/mL

KM20L2, GI_{50} = 0.37μg/mL

MCF7, GI_{50} = 0.41μg/mL

SF268, GI_{50} = 0.42μg/mL

DU145, GI_{50} = 0.60μg/mL

Pettit, G. R. et al. 2008; Furusato, A. et al. 2014.

94 曼扎名胺 A 产自多达 9 种不同的海绵，并对 9 种不同的癌细胞有高活性，是有进一步研究价值的细胞生长抑制剂。此外，它还具有非常丰富的药理活性谱：抗炎，抗弓形虫，杀疟原虫，抗利什曼原虫，抗结核，杀昆虫，抗菌（革兰氏阳性和阴性菌），激酶 GSK-3β 的 ATP 键合抑制剂，蛋白酶体抑制剂和胆甾醇酯积累抑制剂。

2.6.4　类毛壳素类生物碱

$C_{19}H_{21}N_3O_2$

95　Neoechinulin A　新灰绿曲霉素 A

Penicillium griseofulvum

有研究价值的细胞生长抑制剂：

KM20L2, GI_{50} = 0.19μg/mL

P$_{388}$, GI$_{50}$ = 0.21μg/mL　　　BXPC3, GI$_{50}$ = 0.25μg/mL

SF295, GI$_{50}$ = 0.21μg/mL　　　DU145, GI$_{50}$ = 0.27μg/mL

NCI-H460, GI$_{50}$ = 0.21μg/mL　　Pettit, G. R. et al. 2008; Kuramochi,

OVCAR-3, GI$_{50}$ = 0.24μg/mL　　　K. et al. 2008.

　　类毛壳素类生物碱**95**新灰绿曲霉素 A 来自海洋导出的真菌黄灰青霉 *Penicillium griseofulvum*，也是有进一步研究价值的细胞生长抑制剂，它对 7 种不同的癌细胞有高活性，而且是防腐剂和高活抗氧化剂。

2.6.5　杂项吲哚类生物碱

C$_{52}$H$_{54}$N$_6$O$_8$

96　Stephacidin B　印度曲霉西啶 B

Aspergillus ochraceus WC76466

LNCaP, IC$_{50}$ = 0.06μmol/L

A2780/Tax, IC$_{50}$ = 0.26μmol/L

MCF7, IC$_{50}$ = 0.27μmol/L

SKBR3, IC$_{50}$ = 0.32μmol/L

A2780, IC$_{50}$ = 0.33μmol/L

PC3, IC$_{50}$ = 0.37μmol/L

LX-1, IC$_{50}$ = 0.38μmol/L

HCT116/topo, IC$_{50}$ = 0.42μmol/L

A2780/DDP, IC$_{50}$ = 0.43μmol/L

HCT116, IC$_{50}$ = 0.46μmol/L

HCT116/mdr+, IC$_{50}$ = 0.46μmol/L

Qian-Cutrone, J. F. et al. 2002.

　　由上图数据块可见，化合物**96**印度曲霉西啶 B 的分子结构相当复杂，这就给结构分类出了个难题，因为有多重分类的可能性。我们是把它列为杂项吲哚类。这个海洋天然产物产自印度水域海洋导出的真菌赭曲霉 *Aspergillus ochraceus* WC76466，对 11 种癌细胞都有高活性。

2.6.6　咪唑类生物碱

97　Purealidin N　纯洁沙肉海绵里定 N

Psammaplysilla purea

L$_{1210}$, IC$_{50}$ = 0.07μg/mL

KB, IC$_{50}$ = 0.074μg/mL

Kobayashi, J. et al. 1995; Boehlow, T. R. et al. 2001.

C$_{15}$H$_{16}$Br$_2$N$_4$O$_4$

　　97 纯洁沙肉海绵里定 N　产自日本冲绳的纯洁沙肉海绵 *Psammaplysilla purea*。它是一个咪唑类生物碱，对 L_{1210} 和 KB 两种癌细胞有高活性。

2.7　噁唑啉类生物碱

2.7.1　简单噁唑啉类生物碱

$C_{27}H_{44}N_2O_7$

98　Bengazole C₆　奔嘎噁唑 C₆

Stelletta sp. *Jaspis* cf. *coriacea*

H460, $GI_{50} < 0.02\mu mol/L$

SF268, $GI_{50} = 0.02\mu mol/L$

MCF7, $GI_{50} = 0.06\mu mol/L$

HT29, $GI_{50} = 0.1\mu mol/L$

CHO-K1, $GI_{50} = 0.8\mu mol/L$

Rodriguez, J. et al. 1993; Ovenden,
　　S. P. B. et al. 2011.

$C_{31}H_{46}N_2O_9$

99　Neopeltolide
　　岩屑海绵内酯

两种Neopeltidae科岩屑海绵

P_{388}, $IC_{50} = 0.56nmol/L$

A549, $IC_{50} = 1.2nmol/L$

NCI-ADR-Res, $IC_{50} = 5.1nmol/L$

Wright, A. E. et al. 2007; Wright, A.
　　E. 2010; Winder, P. L. et al. 2011
　　(综述).

$C_{38}H_{61}N_5O_8$

100　Nocardichelin　B　奴卡放线
　　菌素 B

Nocardia sp. Acta 3026

AGS, $GI_{50} = 44.7nmol/L$

HepG2, $GI_{50} = 69.9nmol/L$

MCF7, $GI_{50} = 1.13\mu mol/L$

Schneider, K. et al. 2007.

　　化合物 **98**、**99** 和 **100** 这 3 个天然产物虽然归属为噁唑啉类生物碱，但是其实它们的总体结构还是很不相同的，噁唑环只是分子的一小部分。这三个化合物分别有不同的海洋生物来源。化合物 **98** 奔嘎噁唑 C_6 来自澳大利亚波拿巴群岛杰米森礁星芒海绵属海绵 *Stelletta* sp.以及巴布亚新几内亚革质碧玉海绵 *Jaspis* cf. *coriacea*，化合物 **99** 岩屑海绵内酯来自加勒比牙买加西北岸外的两种 Neopeltidae 科岩屑海绵，而化合物 **100** 奴卡放线菌素 B 来自红树导出的放线菌奴卡氏放线菌 *Nocardia* sp. Acta 3026。它们都对多种癌细胞有高活性：**99** 岩屑海绵内酯活性最高，它是有潜力的细胞增殖抑制剂，其作用方式是通过靶向细胞色素 bc1 复合物抑制氧化磷酸化，从而阻断线粒体 ATP 合成，还具有抗真菌活性；**98** 奔嘎噁唑 C_6 活性次之；**100** 奴卡放线菌素 B 活性最低，它还是铁载体，通过铬天青 S 试验正反应证实了铁的螯合性能。

2.7.2　大环噁唑啉类生物碱

$C_{46}H_{65}N_5O_{13}$

101　Diazonamide A　菲律宾海鞘酰胺 A

Diazona chinensis

A549, GI_{50} = 0.029μmol/L

HT29, GI_{50} = 0.007μmol/L

MDA-MB-231, GI_{50} = 0.006μmol/L

Lindquist, N. et al. 1991; Li, J. et al. 2001.

$C_{44}H_{63}N_5O_{12}$

102　Halishigamide A　软海绵西伽酰胺 A

Halichondria sp.

L_{1210}, IC_{50} = 0.0036μg/mL

KB, IC_{50} = 0.012μg/mL

Kobayashi, J. et al. 1997.

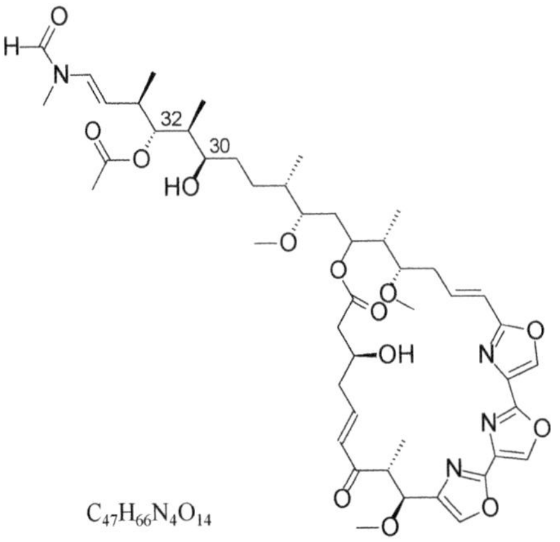

$C_{47}H_{66}N_4O_{14}$

103 **30-Hydroxymycalolide A**
30-羟基山海绵内酯 A

Mycale magellanica

L_{1210}, IC_{50} = 0.019μg/mL

Matsunaga, S. et al. 1998b.

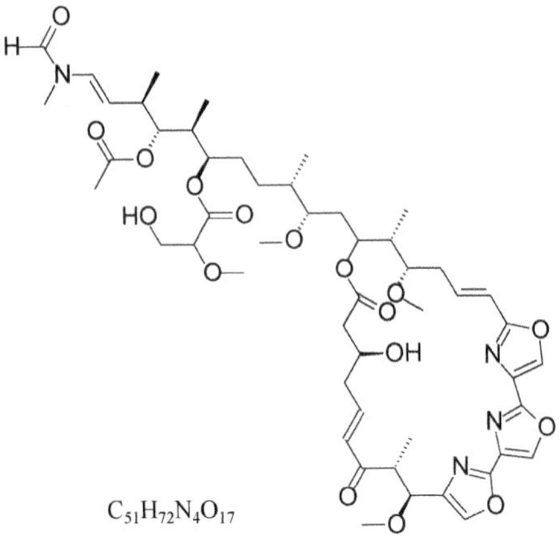

$C_{51}H_{72}N_4O_{17}$

105 **38-Hydroxymycalolide B**
38-羟基山海绵内酯 B

Mycale magellanica

L_{1210}, IC_{50} = 0.015μg/mL

Matsunaga, S. et al. 1998b.

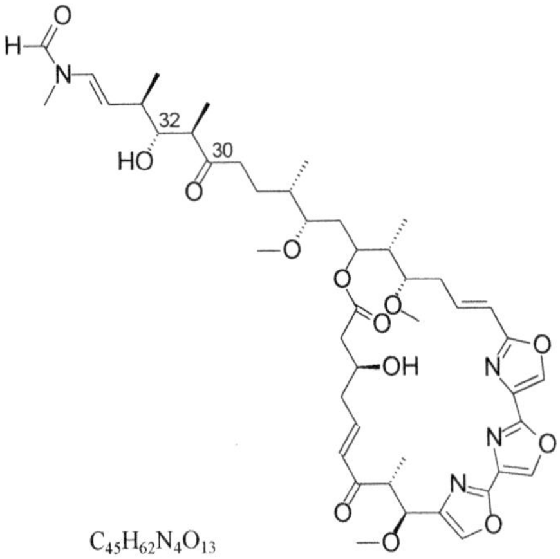

$C_{45}H_{62}N_4O_{13}$

104 **32-Hydroxymycalolide A**
32-羟基山海绵内酯 A

Mycale magellanica

L_{1210}, IC_{50} = 0.013μg/mL

Matsunaga, S. et al. 1998b.

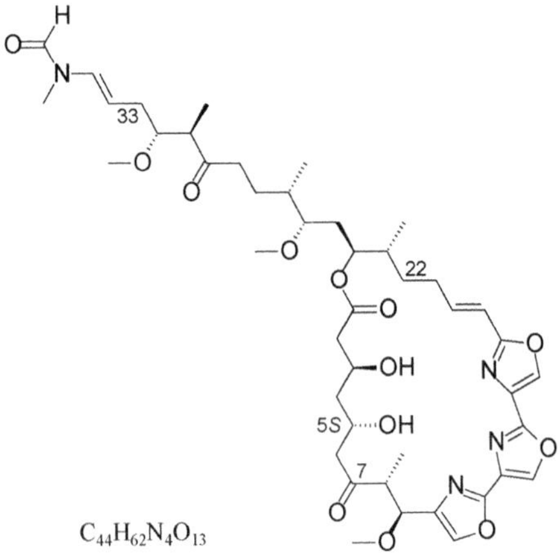

$C_{44}H_{62}N_4O_{13}$

106 **Jaspisamide A** 碧玉海绵酰
胺 A

Jaspis sp.

L_{1210}, IC_{50} < 0.001μg/mL

KB, IC_{50} = 0.015μg/mL

Kobayashi, J. et al. 1993a.

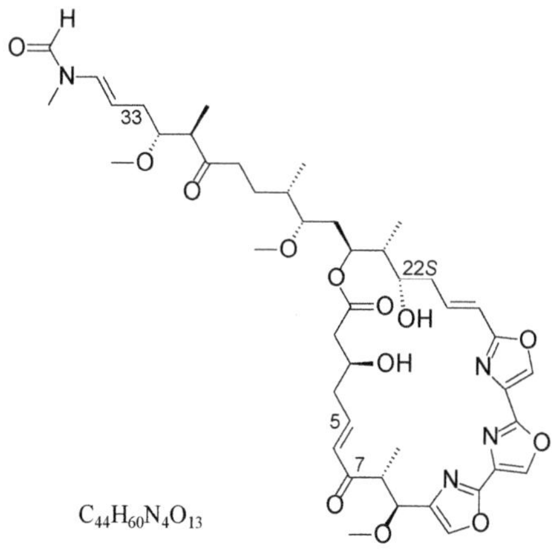

$C_{44}H_{60}N_4O_{13}$

107　Jaspisamide B　碧玉海绵酰胺 B

Jaspis sp.

L_{1210}, IC_{50} < 0.001μg/mL

KB, IC_{50} = 0.006μg/mL

Kobayashi, J. et al. 1993a.

$C_{45}H_{62}N_4O_{12}$

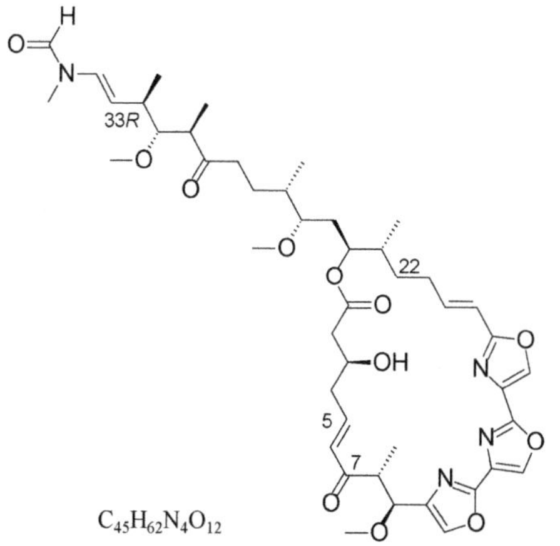

108　Jaspisamide C
碧玉海绵酰胺 C

Jaspis sp.

L_{1210}, IC_{50} < 0.001μg/mL

KB, IC_{50} = 0.013μg/mL

Kobayashi, J. et al. 1993a.

$C_{48}H_{71}N_5O_{15}$

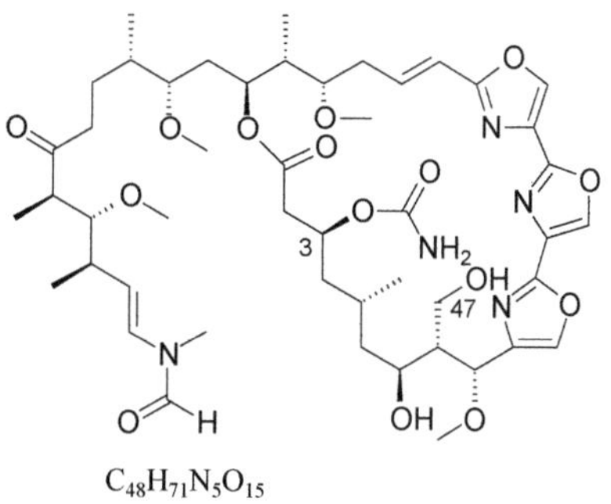

109　Kabiramide A　卡毕酰胺 A

Hexabranchus sp.

L_{1210}, IC_{50} = 0.03μg/mL

Matsunaga, S. et al. 1989.

$C_{47}H_{70}N_4O_{13}$

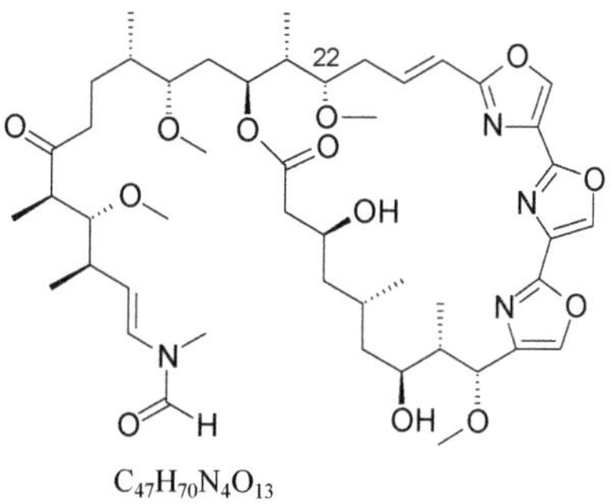

110　Kabiramide D　卡毕酰胺 D

Pachastrissa nux

Hexabranchus sp.

MCF7, IC_{50} = 0.02μmol/L

HF, IC_{50} = 0.50μmol/L

L_{1210}, IC_{50} = 0.02μg/mL

Matsunaga, S. et al. 1989; Sirirak, T. et al. 2011.

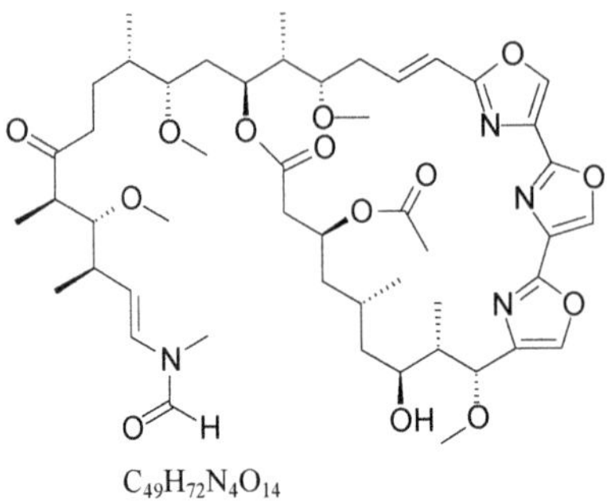

$C_{49}H_{72}N_4O_{14}$

111 Kabiramide E 卡毕酰胺 E

Hexabranchus sp.

L_{1210}, $IC_{50} = 0.02\mu g/mL$

Matsunaga, S. et al. 1989.

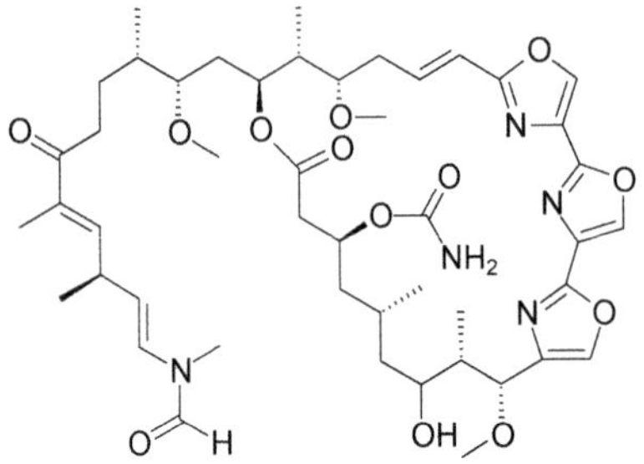

$C_{47}H_{67}N_5O_{13}$

112 Kabiramide G 卡毕酰胺 G

Pachastrissa nux

MCF7, $IC_{50} = 0.02\mu mol/L$

HF, $IC_{50} = 2.37\mu mol/L$

Petchprayoon, C. et al. 2006; Sirirak, T. et al. 2011.

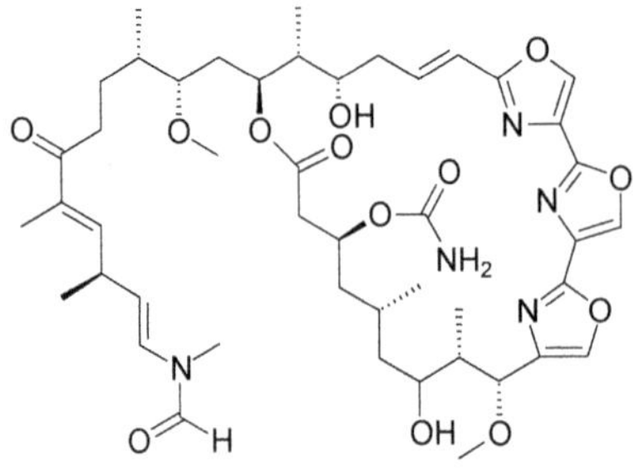

$C_{46}H_{65}N_5O_{13}$

113 Kabiramide J 卡毕酰胺 J

Pachastrissa nux

MCF7, $IC_{50} = 0.02\mu mol/L$

Sirirak, T. et al. 2011.

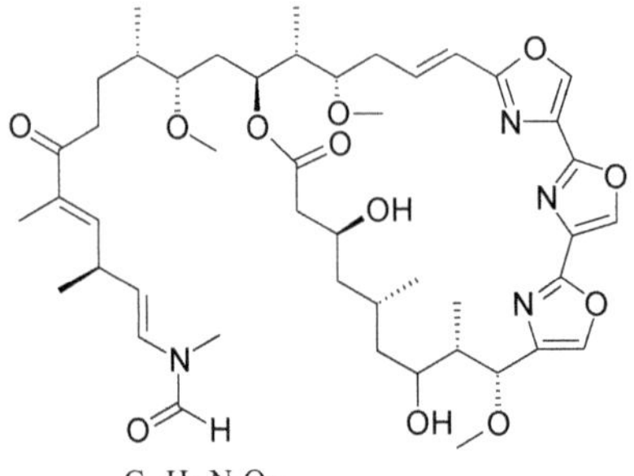

$C_{46}H_{66}N_4O_{12}$

114 Kabiramide K 卡毕酰胺 K

Pachastrissa nux

MCF7, $IC_{50} = 0.07\mu mol/L$

Sirirak, T. et al. 2011.

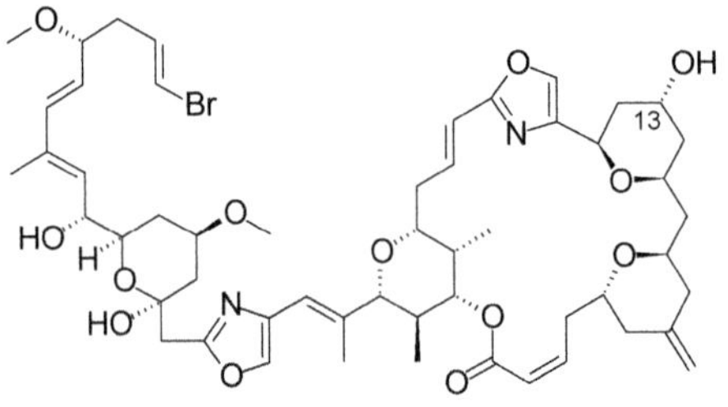

$C_{53}H_{71}BrN_2O_{13}$

115 Phorboxazole A 雏海绵噁唑 A

Phorbas sp.

HCT116, $GI_{50} = 0.436nmol/L$

HT29, $GI_{50} = 0.331nmol/L$

NCI 60种癌细胞, 平均$GI_{50} = 7.9\times10^{-10}mol/L$

Searle, P. A. et al. 1996; Forsyth, C. J. et al. 1998.

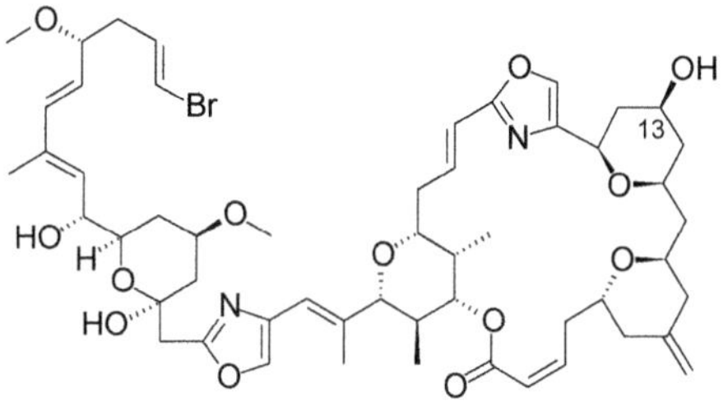

$C_{53}H_{71}BrN_2O_{13}$

116 Phorboxazole B 雏海绵噁唑 B

Phorbas sp.

NCI 60种癌细胞, 平均GI_{50} =
  0.0079μmol/L

Searle, P. A. et al. 1995; Searle, P. A.
  et al. 1996.

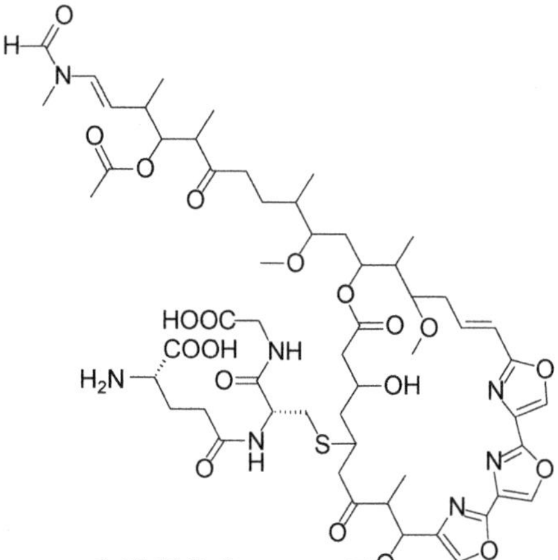

$C_{57}H_{81}N_7O_{20}S$

117 Thiomycalolide A 含硫山海绵内酯 A

Mycale sp.

P_{388}, IC_{50} = 0.018μg/mL

Matsunaga, S. et al. 1998a.

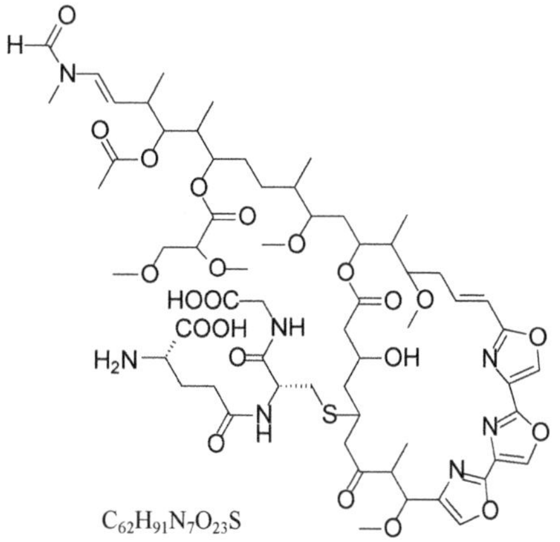

$C_{62}H_{91}N_7O_{23}S$

118 Thiomycalolide B 含硫山海绵内酯 B

Mycale sp.

P_{388}, IC_{50} = 0.018μg/mL

Matsunaga, S. et al. 1998a.

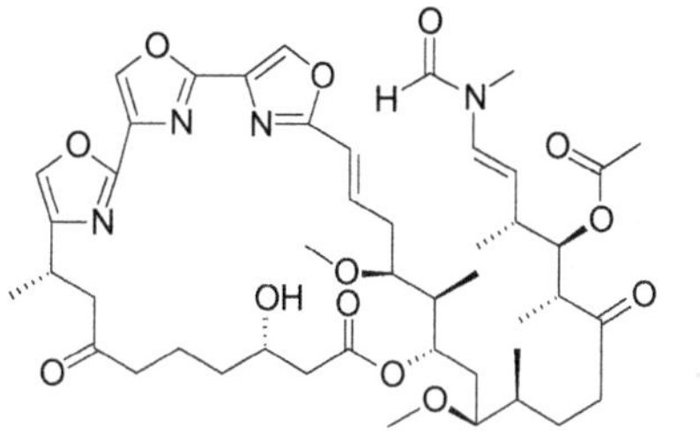

$C_{46}H_{64}N_4O_{13}$

119 Ulapualide A 乌拉普阿内酯 A

Hexabranchus sanguineus

L_{1210}, IC_{50} = 0 .01～0.03μg/mL

Roesener, J. A. et al. 1986;
  Chattopadhyay, S. K. et al. 2000.

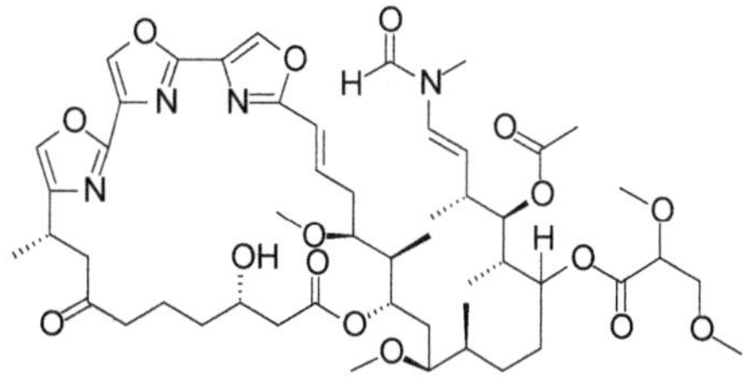

$C_{51}H_{74}N_4O_{16}$

120 Ulapualide B 乌拉普阿内酯B   Roesener, J. A. et al. 1986;

Hexabranchus sanguineus   Allingham, J. S. et al. 2004.

L_{1210}, IC_{50} = 0 .01～0.03μg/mL

　　这一组 20 个大环噁唑啉类海洋天然产物中，最值得注意的是 **115** 雏海绵噁唑 A 和 **116** 雏海绵噁唑 B 这一对化合物，它们都有 NCI 60 种癌细胞的实验数据，平均 GI_{50} = 7.9×10^{-10}mol/L，活性很高。其他如 **101** 菲律宾海鞘酰胺 A 和 **110** 卡毕酰胺 D，都各有 3 种癌细胞的数据，且活性也很高，也值得注意。其他的 14 种化合物则都是只有一两种癌细胞的数据，信息显得单薄。

　　其他非抗癌活性谱则包括：**109**～**111** 是受精海胆卵的细胞分裂抑制剂，**119** 和 **120** 是细胞增殖抑制剂，**110**、**113** 和 **114** 有抗疟活性，**115**、**116**、**119** 和 **120** 有抗真菌活性。

　　至于它们的海洋生物来源，**115** 雏海绵噁唑 A 和 **116** 雏海绵噁唑 B 都来自西澳大利亚海岸线的雏海绵属海绵 *Phorbas* sp. 而 **101** 菲律宾海鞘酰胺 A 是来自菲律宾产的 Diazonidae 科海鞘 *Diazona chinensis*，**110** 卡毕酰胺 D 和 **109**、**112**、**113**、**114** 这 4 个卡毕酰胺化合物一道来自泰国苏拉特萨尼省春蓬岛的厚芒海绵属海绵 *Pachastrissa nux*，**110** 并和 **109**、**111**、**119**、**120** 一道来自软体动物裸鳃目海牛亚目六鳃属海牛 *Hexabranchus* sp. 的卵块。其余 **102**～**108**、**117**、**118** 这 9 种化合物来自日本冲绳产的软海绵属海绵 *Halichondria* sp.、山海绵属海绵 *Mycale magellanica* 和碧玉海绵属海绵 *Jaspis* sp.。

2.7.3　螺苯并异噁唑啉类生物碱

$C_{17}H_{23}Br_2N_3O_6$

121 Subereamolline A 红海海绵素 A

Suberea mollis

反迁移活性

抗侵袭活性

抗肿瘤 (在毫微摩尔级剂量抑制人乳腺癌MDA-MB-231细胞的迁移和侵染，为进一步设计乳腺癌迁移和侵染抑制剂提供了支持)

Abou Shoer, M. I. et al. 2008; Shaala, L. A. et al. 2012.

对化合物 **121** 红海海绵素 A，在毫微摩尔级剂量进行了抑制人乳腺癌细胞迁移和侵染的实验，结果对进一步设计乳腺癌迁移和侵染抑制剂提供了支持。

121 红海海绵素 A 的反迁移活性实验结果：进行了创伤修复试验，对高度转移性人乳腺癌 MDA-MB-231 细胞，0.3125μmol/L，迁移率≈52%，0.625μmol/L，迁移率≈51%，1.25μmol/L，迁移率≈28%，2.5μmol/L，迁移率≈20%，5μmol/L，迁移率≈17%，10μmol/L，迁移率≈6%；对照 4S-乙基苯基次甲基乙内酰脲（S-乙基），30μmol/L，迁移率≈34%；负效应对照二甲亚砜，迁移率≈100%，IC_{50} = 400nmol/L。

121 红海海绵素 A 的抗侵袭活性实验结果：对高度转移性人乳腺癌 MDA-MB-231 细胞的基底膜提取物（Cultrex BME）细胞进行了抗侵袭试验，2μmol/L，入侵率≈38%；对照 4 S-乙基苯基次甲基乙内酰脲（S-乙基），50μmol/L，入侵率≈53%；负效应对照二甲亚砜，入侵率=100%。

2.8　噻唑类生物碱

2.8.1　普通噻唑类生物碱

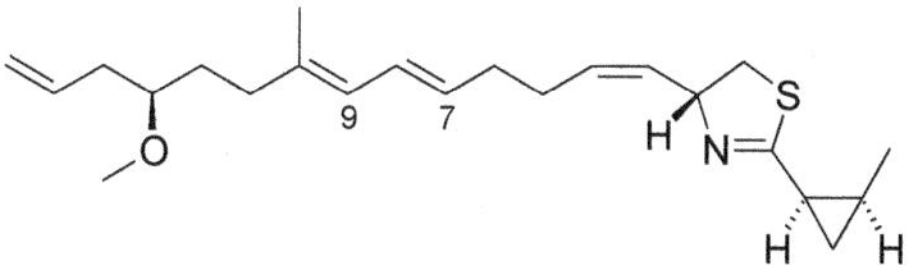

$C_{23}H_{35}NOS$

122　Curacin A　库拉索蓝细菌新 A
Lyngbya majuscula

抗癌细胞效应（模型：微管蛋白；机制：抑制微管蛋白聚合）

抗癌细胞效应（A549，机制：蛋白水
　平提高差）

抗癌细胞效应（A549，机制：半胱氨
　酸天冬氨酸蛋白酶-3蛋白活化）

抗有丝分裂
抗恶性细胞增生（哺乳动物细胞）
Wipf, P. et al. 2004; Catassi, A. et al.
　2006; Choi, H. et al. 2010.

$C_{21}H_{38}N_2OS$

123　Kalkitoxin　卡尔开毒素

Lyngbya majuscula
HCT116, IC_{50} = 0.001μg/mL
抗癌细胞效应（模型：原发大白鼠小
　脑颗粒神经元培养；机制：钙流入

抑制）
Berman, F. W. et al. 1999; LePage,
　K. T. et al. 2005; Choi, H. et al.
　2010.

　　收集了两个普通噻唑类生物碱：化合物 **122** 库拉索蓝细菌新 A 和化合物 **123** 卡尔开毒素。化合物 **122** 卡尔开毒素库拉索蓝细菌新 A 和 **123** 卡尔开毒素皆源自加勒比海库拉索岛产的蓝细菌稍大鞘丝藻 *Lyngbya majuscula*。

　　用多种模型研究了化合物 **122** 库拉索蓝细菌新 A 抗癌细胞效应：用微管蛋白模型确定了抑制微管蛋白聚合的作用机制（Gerwick, 2004; Mitra, 2004）；用人非小细胞肺癌 A549 细胞模型确定了蛋白水平提高不好的作用机制（Catassi, 2006）以及半胱氨酸天冬氨酸蛋白酶-3 蛋白活化的机制（Catassi, 2006）。**122** 还有抗有丝分裂的作用和对哺乳动物细胞有抗恶性细胞增生作用。

　　台盼蓝染料试验结果表明，化合物 **123** 卡尔开毒素对人结直肠癌 HCT116 细胞的 IC_{50} 值低达 0.001μg/mL，说明该天然产物抗癌活性很高。还用原发大白鼠小脑颗粒神经元培养模型研究了 **123** 卡尔开毒素的抗癌细胞效应，确定其作用机制为钙流入的抑制作用。化合物 **123** 卡尔开毒素还有其他多种药理作用，包括细胞分裂抑制剂、神经毒性、抗炎和电压敏感钠通道阻断剂。

2.8.2　大环噻唑类生物碱

$C_{31}H_{45}N_3O_4S$

124　(–)-Pateamine A　(–)-帕特胺 A

Mycale sp.

P_{388}, IC_{50} = 0.00015μg/mL

Northcote, P. T. et al. 1991; Rzasa, R. M. et al. 1998; Romo, D. et al. 1998.

$C_{49}H_{77}NO_{11}S$

125　Patellazole A　碟状髌骨海鞘噻唑 A

Lissoclinum patella

KB, IC_{50} = 0.0010μg/mL

NCI人癌细胞, 平均IC_{50} = 10^{-3}～10^{-6}μg/mL

选择性细胞毒科比特试验, 无选择性细胞毒活性

Zabriskie, T. M. et al. 1988; Williams, D. E. et al. 1989.

$C_{49}H_{77}NO_{12}S$

126　Patellazole B　碟状髌骨海鞘噻唑 B

Lissoclinum patella

KB, IC_{50} = 0.0003μg/mL

NCI人癌细胞, 平均IC_{50} = 10^{-3}～10^{-6}μg/mL

选择性细胞毒科比特试验, 无选择性细胞毒活性

Zabriskie, T. M. et al. 1988; Williams, D. E. et al. 1989.

$C_{49}H_{77}NO_{13}S$

127　Patellazole C　碟状髌骨海鞘噻唑 C

Lissoclinum patella

NCI人癌细胞, 平均IC_{50} = 10^{-3}～10^{-6}μg/mL

Zabriskie, T. M. et al. 1988.

本节收录了 4 个大环噻唑类生物碱。其中，化合物 **124** (–)-帕特胺 A 源自新西兰产山海绵属海绵 *Mycale* sp. 它对 P_{388} 细胞的 IC_{50} 值为 0.15ng/mL。化合物 **125** 碟状髌骨海鞘噻唑 A、**126** 碟状髌骨海鞘噻唑 B 和 **127** 碟状髌骨海鞘噻唑 C，这三个天然产物都源自碟状髌骨海鞘 *Lissoclinum patella*，化合物 **125** 碟状髌骨海鞘噻唑 A 对 NCI 人癌细胞组的平均 IC_{50} 值为 $10^{-3} \sim 10^{-6} \mu g/mL$，对 KB 细胞的 IC_{50} 值为 10ng/mL，没有选择性细胞毒活性，它还有抗真菌活性。化合物 **126** 碟状髌骨海鞘噻唑 B 对 NCI 人癌细胞组的平均 IC_{50} 值亦为 $10^{-3} \sim 10^{-6} \mu g/mL$，对 KB 细胞的 IC_{50} 值为 0.3ng/mL，也没有选择性细胞毒活性，还有抗真菌活性。化合物 **127** 碟状髌骨海鞘噻唑 C 对 NCI 人癌细胞组的平均 IC_{50} 值亦为 $10^{-3} \sim 10^{-6} \mu g/mL$，也有抗真菌活性。

2.8.3 噁唑啉-噻唑类大环生物碱

$C_{35}H_{32}N_8O_7S$

$C_{34}H_{30}N_8O_6S_2$

128 Mechercharstatin A 湖放线菌他汀 A

Thermoactinomyces sp. YM3-251
A549, IC_{50} = 0.040μmol/L
JurKat, IC_{50} = 0.046μmol/L
Kanoh, K. et al. 2005.

129 Urukthapelstatin A 乌鲁萨培尔他汀 A

Mechercharimyces asporophorigenens YM11-542
A549, IC_{50} = 0.012μmol/L
Matsuo, Y. et al. 2007.

两个噁唑啉-噻唑类大环生物碱天然产物 **128** 海湖放线菌他汀 A 和 **129** 乌鲁萨培尔他汀 A 收集于此。前者 **128** 海湖放线菌他汀 A 源于海洋导出的放线菌高温放线菌属 *Thermoactinomyces* sp. YM3-251，后者 **129** 海湖放线菌他汀 B 源于海洋导出的放线菌无胞海湖放线菌 *Mechercharimyces asporophorigenens* YM11-542。化合物 **128** 海湖放线菌他汀 A 的分子结构中含有 4 个噁唑环和 1 个噻唑环，形成一个 24 元大环；化合物 **129** 乌鲁萨培尔他汀 A 的分子结构中则含有 3 个噁唑环和 2 个噻唑环，也形成一个 24 元大环。二者对人非小细胞肺癌 A549 细胞的 IC_{50} 值分别为 40nmol/L 和 12nmol/L。此外，化合物 **128** 海湖放线菌他汀 A 还对人白血病 JurKat 细胞有细胞毒活性，IC_{50} = 46nmol/L。

2.9 吡啶类生物碱

2.9.1 简单吡啶类生物碱

$C_{37}H_{59}N_3O$

130 Pyrinodemin B
吡啶诺得碱 B

Amphimedon sp.

L_{1210}, IC_{50} = 0.07μg/mL

KB, IC_{50} = 0.5μg/mL

Hirano, K. et al. 2000; Romeril, S. P. et al. 2003.

$C_{37}H_{57}N_3O$

131 Pyrinodemin C
吡啶诺得碱 C

Amphimedon sp.

L_{1210}, IC_{50} = 0.06μg/mL

KB, IC_{50} = 0.5μg/mL

Hirano, K. et al. 2000; Romeril, S. P. et al. 2003.

$C_{36}H_{57}N_3O$

132 Pyrinodemin D
吡啶诺得碱 D

Amphimedon sp.

L_{1210}, IC_{50} = 0.08μg/mL

KB, IC_{50} = 0.5μg/mL

Hirano, K. et al. 2000; Romeril, S. P. et al. 2003.

  这里的三个简单吡啶类生物碱分子实际上还含有并双碳原子的环戊烷并噁唑环,它们是一组结构相似的化合物,仅仅是一个直碳链长度稍有不同。三个吡啶诺得碱 B~D 都源自双御海绵属海绵 *Amphimedon* sp.,它们对 L_{1210} 细胞的 IC_{50} 值分别为 $0.07\mu g/mL$、$0.06\mu g/mL$ 和 $0.08\mu g/mL$,大体上相同;对 KB 细胞的 IC_{50} 值则均为 $0.5\mu g/mL$。由此看来,分子结构中仅仅一个小的局部碳链长短有别,对活性并不会产生太大的影响。

2.9.2 吡啶并[2,3,4-*kl*]吖啶类

$C_{18}H_9N_3O$

133 Ascididemin 海鞘得明
Polysyncraton echinatum
Didemnum sp.
Cystodytes dellechiajei
Didemnum rubeum
Eudistoma sp.
P_{388}, $IC_{50} = 0.35\mu mol/L$
A549, $IC_{50} = 0.02\mu mol/L$
HT29, $IC_{50} = 0.35\mu mol/L$
SK-MEL-28, $IC_{50} = 0.004\mu mol/L$
抗肿瘤(有潜力的)
Kobayashi, J. et al. 1988b; Feng, Y. et al. 2010.

$C_{22}H_{23}N_3O_2S$

134 Varamine A 髌骨海鞘胺 A
Lissoclinum vareau
L_{1210}, $IC_{50} = 0.03\mu g/mL$
Molinski, T. F. et al. 1989.

$C_{21}H_{21}N_3O_2S$

135 Varamine B 髌骨海鞘胺 B
Lissoclinum vareau
L_{1210}, $IC_{50} = 0.03\mu g/mL$
Molinski, T. F. et al. 1989.

　　另外三个吡啶并[2,3,4-kl]吖啶类生物碱中，化合物 **133** 海鞘得明有多种不同产地的海鞘来源，包括产自澳大利亚昆士兰法夸森礁的星骨海鞘科海鞘 *Polysyncraton echinatum*，产自日本冲绳的星骨海鞘属海鞘 *Didemnum* sp.和产自东部非洲印度洋上塞舌尔群岛的 Polycitoridae 科海鞘 *Cystodytes dellechiajei*，星骨海鞘属海鞘 *Didemnum rubeum* 和双盘海鞘属海鞘 *Eudistoma* sp.。**133** 海鞘得明是一个最具多重药理活性的吡啶并吖啶类生物碱：它对 P_{388}、A549、HT29、SK-MEL-28 癌细胞都有高抗癌活性，IC_{50} 值在 0.004～0.35μmol/L 之间，在体内测试中也是有潜力的抗肿瘤剂，它还有抗锥虫、抗菌、Ca^{2+}离子释放和 DNA 嵌入与劈裂活性。化合物 **134** 髌骨海鞘胺 A 和 **135** 髌骨海鞘胺 B 则单一地源于髌骨海鞘属海鞘 *Lissoclinum vareau*，这两个海洋天然产物都对 L_{1210} 癌细胞有"更高"级别的细胞毒活性，IC_{50} 值均为 0.03μg/mL，且均为拓扑异构酶抑制剂。

2.10　喹啉类生物碱

2.10.1　简单喹啉类生物碱

136　Halytulin　蜂海绵林
Haliclona tulearensis
A549 and HT29
IC_{50} = 0.012μg/mL
P_{388} and MEL28, IC_{50} = 0.025μg/mL
Kashman, Y. et al. 1999.

$C_{35}H_{40}N_4O_4$

　　产自南非蜂海绵属海绵 *Haliclona tulearensis* 的化合物 **136** 蜂海绵林是本节唯一的简单喹啉类生物碱，它有多重的细胞毒活性，对 P_{388}、A549、HT29、MEL28 四种癌细胞的 IC_{50} 值在 0.012～0.025μg/mL 之间。这个天然产物的分子结构十分有趣，很容易记住，上面一个对称的五环结构，下面带一个可以自由旋转的单氮杂 10 元环，10 元环上还有一个伸出来的甲基。

2.10.2 吡咯并[4,3,2-*de*]喹啉生物碱

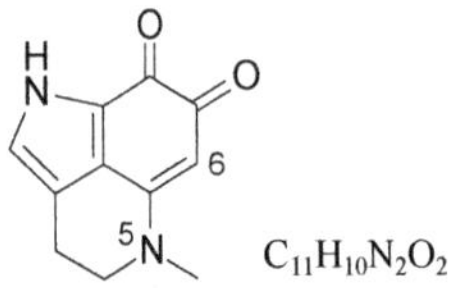

$C_{11}H_{10}N_2O_2$

137 Damirone B 鹿仔海绵酮 B

Zyzzya fuliginosa, Damiria sp.

XRS-6, IC$_{50}$ = 0.02μmol/L

HCT116, IC$_{50}$ = 0.08μmol/L

Radisky, D. C. et al. 1993; Roberts,
  D. et al. 1994.

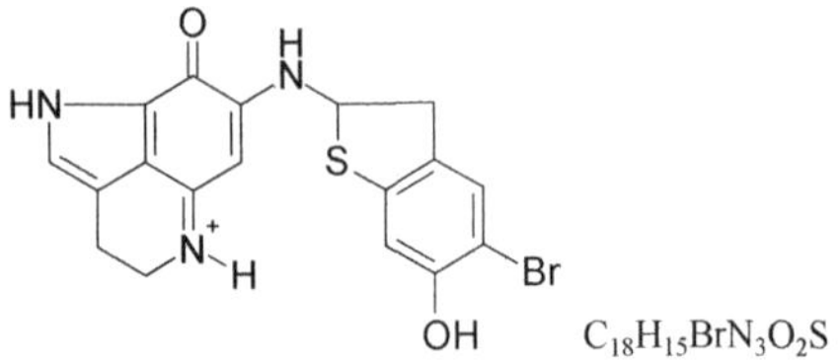

$C_{18}H_{15}BrN_3O_2S$

138 Makaluvamine F 马卡鲁胺 F

Zyzzya fuliginosa

XRS-6, IC$_{50}$ = 0.08μmol/L

HCT116, IC$_{50}$ = 0.17μmol/L

Radisky, D. C. et al. 1993.

本小节收录了两个活性吡咯并[4,3,2-*de*]喹啉类生物碱海洋天然产物：化合物 **137** 鹿仔海绵酮 B 和 **138** 马卡鲁胺 F。前者源自鹿仔海绵属海绵 *Damiria* sp.和斐济产波纳佩海绵 *Zyzzya fuliginosa*，后者仅源自斐济产波纳佩海绵 *Zyzzya fuliginosa*。这两个天然产物对 HCT116 和 XRS-6 两种癌细胞有高活性，IC$_{50}$ 值范围在 0.02～0.17μmol/L 之间。

2.11 苯并吡嗪类生物碱

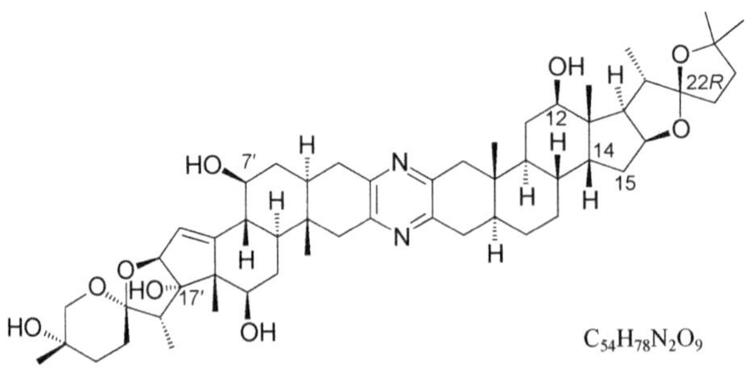

$C_{54}H_{78}N_2O_9$

139 Ritterazine B 雷海鞘嗪 B

Ritterella tokioka

P$_{388}$, IC$_{50}$ = 0.00015μg/mL

Fukuzawa, S. et al. 1997.

$C_{54}H_{78}N_2O_9$

140　Ritterazine C　雷海鞘嗪 C

Ritterella tokioka

P_{388}，IC_{50} = 0.092μg/mL

Fukuzawa, S. et al. 1995a;
Fukuzawa, S. et al.1997.

$C_{54}H_{76}N_2O_{10}$

141　Ritterazine D　雷海鞘嗪 D

Ritterella tokioka

P_{388}，IC_{50} = 0.016μg/mL

Fukuzawa, S. et al. 1995b;
Fukuzawa, S. et al. 1997.

$C_{55}H_{78}N_2O_{10}$

142　Ritterazine E　雷海鞘嗪 E

Ritterella tokioka

P_{388}，IC_{50} = 0.0035μg/mL

Fukuzawa, S. et al. 1995b;
Fukuzawa, S. et al. 1997.

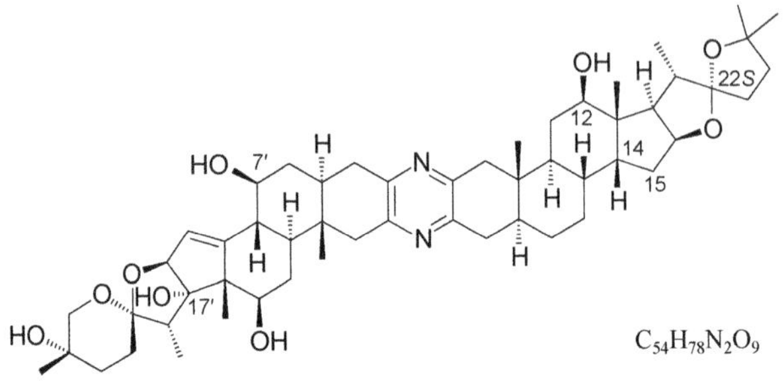

$C_{54}H_{78}N_2O_9$

143 **Ritterazine F** **雷海鞘嗪 F** Fukuzawa, S. et al. 1995b;
Ritterella tokioka Fukuzawa, S. et al. 1997.
P_{388}, $IC_{50} = 0.00073\mu g/mL$

$C_{54}H_{76}N_2O_9$

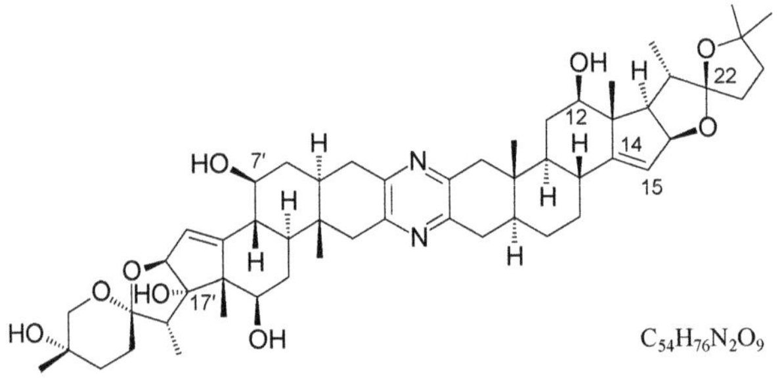

144 **Ritterazine G** **雷海鞘嗪 G** Fukuzawa, S. et al. 1995a,
Ritterella tokioka Fukuzawa, S. et al.1995b.
P_{388}, $IC_{50} = 0.00073\mu g/mL$

$C_{54}H_{76}N_2O_9$

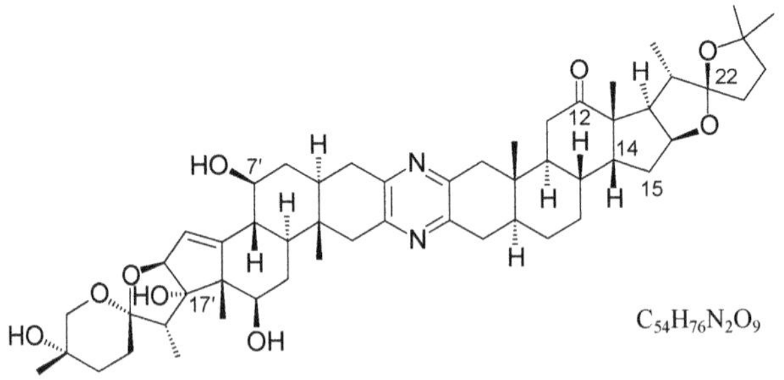

145 **Ritterazine H** **雷海鞘嗪 H** Fukuzawa, S. et al. 1995b;
Ritterella tokioka Fukuzawa, S. et al. 1997.
P_{388}, $IC_{50} = 0.016\mu g/mL$

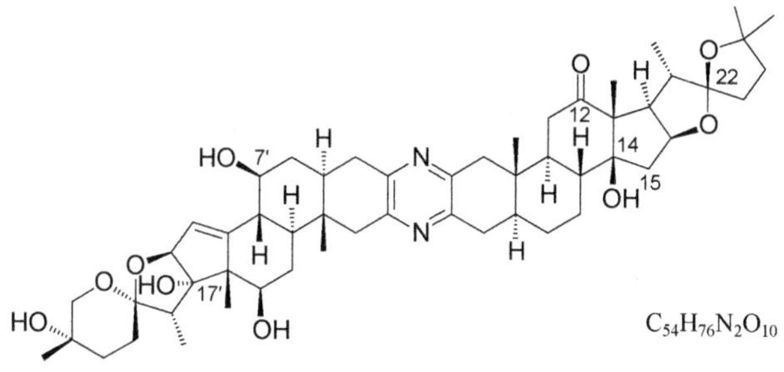

$C_{54}H_{76}N_2O_{10}$

146　Ritterazine I　雷海鞘嗪 I

Ritterella tokioka

P_{388}, IC_{50} = 0.014μg/mL

Fukuzawa, S. et al. 1995b,
Fukuzawa, S. et al. 1997.

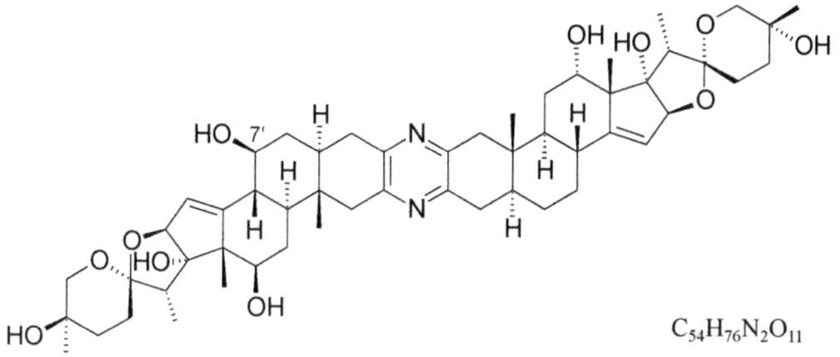

$C_{54}H_{76}N_2O_{11}$

147　Ritterazine J　雷海鞘嗪 J

Ritterella tokioka

P_{388}, IC_{50} = 0.013μg/mL

Fukuzawa, S. et al. 1995b;
Fukuzawa, S. et al. 1997.

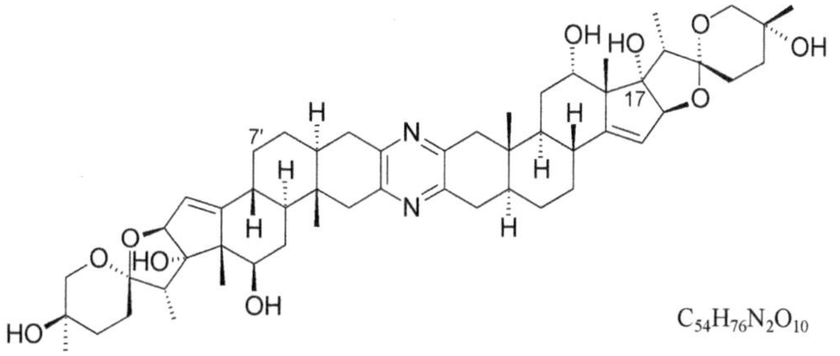

$C_{54}H_{76}N_2O_{10}$

148　Ritterazine K　雷海鞘嗪 K

Ritterella tokioka

P_{388}, IC_{50} = 0.0095μg/mL

Fukuzawa, S. et al. 1995b;
Fukuzawa, S. et al. 1997.

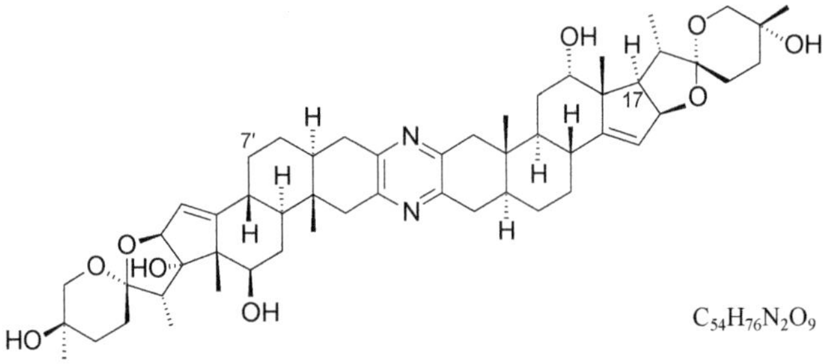

$C_{54}H_{76}N_2O_9$

149 Ritterazine L 雷海鞘嗪 L

Ritterella tokioka

P_{388}, $IC_{50} = 0.010\mu g/mL$

Fukuzawa, S. et al. 1995b;
Fukuzawa, S. et al. 1997.

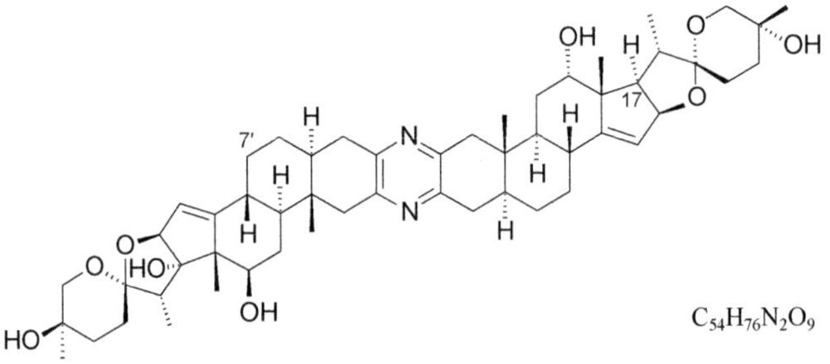

$C_{54}H_{76}N_2O_9$

150 Ritterazine M 雷海鞘嗪 M

Ritterella tokioka

P_{388}, $IC_{50} = 0.015\mu g/mL$

Fukuzawa, S. et al. 1995b;
Fukuzawa, S. et al. 1997.

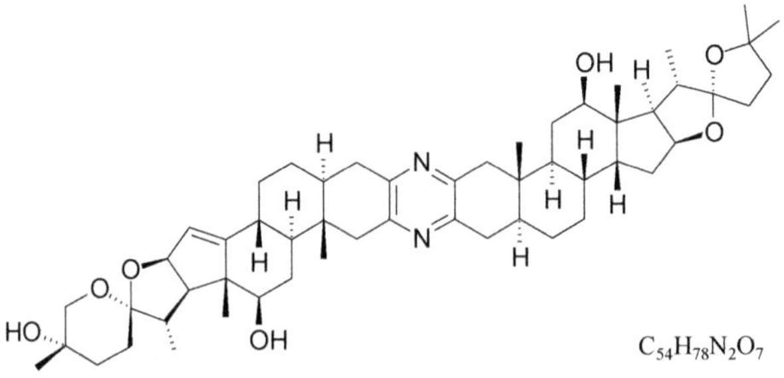

$C_{54}H_{78}N_2O_7$

151 Ritterazine Y 雷海鞘嗪 Y

Ritterella tokioka

P_{388}, $IC_{50} = 0.0035\mu g/mL$
Fukuzawa, S. et al. 1997.

　　13 个苯并吡嗪类生物碱属于同一个结构系列，都是雷海鞘嗪系列衍生物。化合物 **139**～**150** 雷海鞘嗪 B～M 和 **151** 雷海鞘嗪 Y，其海洋生物来源都是柄雷海鞘 *Ritterella tokioka* [Syn. *Ritterella pedunculata*]，对 P_{388} 癌细胞的 IC_{50} 为 0.15～92ng/mL。**139** 雷海鞘嗪 B 是有希望的药物先导物的候选物。

2.12　番红霉素类生物碱

$C_{29}H_{35}N_3O_9S$

152　**Ecteinascidin 583**
　　海鞘素 583

Ecteinascidia turbinata
MEL28, IC_{50} = 5.0ng/mL
P_{388}, IC_{50} = 10ng/mL
A549, IC_{50} = 10ng/mL
HT29, IC_{50} = 10ng/mL
CV-1, IC_{50} = 25ng/mL
蛋白质合成抑制剂
RNA合成抑制剂
RNA聚合酶抑制剂
Sakai, R. et al. 1996.

$C_{30}H_{32}N_2O_{10}S$

153　**Ecteinascidin 594**
　　海鞘素 594

Ecteinascidia turbinata
P_{388}, IC_{50} = 10ng/mL
A549, IC_{50} = 20ng/mL
HT29, IC_{50} = 25ng/mL
MEL28, IC_{50} = 25ng/mL
CV-1, IC_{50} = 25ng/mL
蛋白质合成抑制剂
RNA合成抑制剂
RNA聚合酶抑制剂
Sakai, R. et al. 1996.

$C_{38}H_{41}N_3O_{11}S$

154　Ecteinascidin 729
海鞘素 729

Ecteinascidia turbinata

P_{388}, IC_{50} = 0.2ng/mL

A549, IC_{50} = 0.2ng/mL

HT29, IC_{50} = 0.5ng/mL

CV-1, IC_{50} = 2.5ng/mL

MEL28, IC_{50} = 5.0ng/mL

抗肿瘤

蛋白质合成抑制剂

DNA合成抑制剂

RNA合成抑制剂

DNA聚合酶抑制剂

RNA聚合酶抑制剂

免疫调节剂

Wright, A. E. et al. 1990; Rinehart, K. L. et al. 1990

$C_{40}H_{42}N_4O_9S$

155　Ecteinascidin 736
海鞘素 736

Ecteinascidia turbinata

圆盘试验：L_{1210}, 5.0ng/mL, InRt = 90%

Sakai, R. et al. 1992; Sakai, R. et al. 1996.

$C_{39}H_{43}N_3O_{11}S$

156　Ecteinascidin 743
海鞘素 743

Ecteinascidia turbinata

P_{388}, IC_{50} = 0.2ng/mL

A549, IC_{50} = 0.2ng/mL

HT29, IC_{50} = 0.5ng/mL

MEL28, IC_{50} = 5.0ng/mL

CV-1, IC_{50} = 1.0ng/mL

抗肿瘤二级临床研究, FDA 2003

蛋白质合成抑制剂

DNA合成抑制剂

RNA合成抑制剂

DNA聚合酶抑制剂

RNA聚合酶抑制剂

Wright, A. E. et al. 1990; Rinehart, K. L. et al. 1990; Jimeno, J. et al. 2004 (综述).

$C_{40}H_{42}N_4O_{10}S$

157　Ecteinascidin 770　海鞘素 770

Ecteinascidia turbinata
Ecteinascidia thurstoni
HCT116, IC_{50} = 1.2nmol/L
QG56, IC_{50} = 3.9nmol/L
NCI-H460, IC_{50} = 0.64nmol/L
DLD-1, IC_{50} = 2.4nmol/L
免疫调节剂
Suwanborirux, K. et al. 2002;
　Suwanborirux, K. et al. 2003.

$C_{31}H_{33}N_3O_8$

158　Renieramycin M　矾海绵霉素 M

Xestospongia sp.
HCT116, IC_{50} = 7.9nmol/L
QG56, IC_{50} = 19nmol/L
NCI-H460, IC_{50} = 5.9nmol/L

DLD-1, IC_{50} = 9.6nmol/L
Suwanborirux, K. et al. 2003;
　Suwanborirux, K. et al. 2004.

$C_{31}H_{35}N_3O_9$

159　Renieramycin N　矾海绵霉素 N

Xestospongia sp.
HCT116, IC_{50} = 5.6nmol/L
QG56, IC_{50} = 11nmol/L
NCI-H460, IC_{50} = 6.7nmol/L
DLD-1, IC_{50} = 5.7nmol/L
Suwanborirux, K. et al. 2003;
　Suwanborirux, K. et al. 2004.

$C_{31}H_{33}N_3O_9$

160　Renieramycin O　矾海绵霉素 O

Xestospongia sp.
HCT116, IC_{50} = 0.028μmol/L
QG56, IC_{50} = 0.040μmol/L
Suwanborirux, K. et al. 2003;

Suwanborirux, K. et al. 2004.

$C_{31}H_{33}N_3O_9$

161 Renieramycin Q 矶海绵霉素 Q

Xestospongia sp.

HCT116, IC$_{50}$ = 0.059μmol/L

QG56, IC$_{50}$ = 0.071μmol/L

Suwanborirux, K. et al. 2003;

Suwanborirux, K. et al. 2004.

$C_{32}H_{35}N_3O_9$

162 Renieramycin R 矶海绵霉素 R

Xestospongia sp.

HCT116, IC$_{50}$ = 0.023μmol/L

QG56, IC$_{50}$ = 0.029μmol/L

Suwanborirux, K. et al. 2003;

Suwanborirux, K. et al. 2004.

$C_{31}H_{30}N_3O_8$

163 Renieramycin S 矶海绵霉素 S

Xestospongia sp.

HCT116, IC$_{50}$ = 0.015μmol/L

QG56, IC$_{50}$ = 0.026μmol/L

Suwanborirux, K. et al. 2003;

Suwanborirux, K. et al. 2004.

  12 个番红霉素类生物碱从名称上可分为两组，前 6 个化合物 **152**～**157** 名为 Ecteinascidin 583、Ecteinascidin 594、Ecteinascidin 729、Ecteinascidin 736、Ecteinascidin 743 和 Ecteinascidin 770，中文名称为海鞘素 583、海鞘素 594、海鞘素 729、海鞘素 736、海鞘素 743 和海鞘素 770。后面 6 个化合物 **158**～**163** 名为 Renieramycin M、Renieramycin N、Renieramycin O、Renieramycin Q、Renieramycin R 和 Renieramycin S，中文名称为矶海绵霉素 M、矶海绵霉素 N、矶海绵霉素 O、矶海绵霉素 Q、

矾海绵霉素 R 和矾海绵霉素 S。

　　这两组天然产物名称不同是因为在最初发现它们的时候其海洋生物来源不相同。海鞘素系列天然产物都是源于 Perophoridae 科海鞘 Ecteinascidia turbinate（化合物 **157** 海鞘素 770 还源于 Perophoridae 科海鞘 Ecteinascidia thurstoni），发现较早，而矾海绵霉素系列天然产物是源于泰国产，用氰化钾预处理的锉海绵属海绵 Xestospongia sp.，发现较晚。

　　其实从结构上看 12 个化合物是同属于一个系列的衍生物。仔细观察可以发现两组结构之间的微小区别：海鞘素系列在结构上是以分子图形上部的六个并环为特征的（化合物 **152** 除外），而矾海绵霉素系列在结构上是以分子图形上部的五个并环为特征，而且最左面和最右面都是一个对醌环。

　　观察这些化合物的抗癌活性可以发现，海鞘素系列因研究的时间长，研究团队多，数据更丰富。除 **155** 海鞘素 736 是对 L_{1210} 细胞做圆盘试验外，其他 5 个化合物都有 4～5 种癌细胞的活性数据，IC_{50} 总体范围在 0.2～25ng/mL 之间。其中活性最高的是化合物 **154** 海鞘素 729 和 **156** 海鞘素 743。正是这两个化合物进行了有意义的体内抗肿瘤活性研究。

　　对化合物 **154** 海鞘素 729 进行了抗 P_{388}、B16、Lewis 肺癌、LX-1、M5076、MX-1 六种癌细胞的体内研究，结果对 P_{388}、B16、M5076 三种癌细胞有效，对另外三种无效，总结如下：P_{388}，剂量 12.5μg/(kg·d)，T/C = 190%（6 个样本，1 个存活）；B16，剂量 12.5μg/(kg·d)，T/C = 253%；Lewis 肺癌，剂量 25μg/(kg·d)，T/C = 0.00%；LX-1，剂量 25μg/(kg·d)，T/C = 0.00%；M5076，剂量 12.5μg/(kg·d)，T/C > 204%（10 个样品，5 个存活）；MX-1，剂量 37.5μg/(kg·d)，T/C = 0.05%。

　　对化合物 **156** 海鞘素 743，FDA 进行了二级临床研究（2003），涉及各种人肿瘤的处理，包括软组织肉瘤、成骨肉瘤、黑色素瘤和乳腺癌，作用机制包括小凹槽相互作用转录因子的抑制等。

　　矾海绵霉素系列 6 个化合物最多对 HCT116、QG56、NCI-H460、DLD-1 四种癌细胞有高活性，其 IC_{50} 值的总范围是 0.015～19μmol/L，其中矾海绵霉素 M 和矾海绵霉素 N 活性较低，矾海绵霉素 O、矾海绵霉素 Q、矾海绵霉素 R 和矾海绵霉素 S 活性更高。

　　在天然产物研究中，作为天然产物的化合物通常是从某种来源生物中提取分离出来的，从 100g 生物材料中提取得到化合物用百分数表示，即为该天然产物的产率。大多数情况下，其产率是很低的。值得一提的是，该系列天然产物有较高的产率，例如化合物 **162** 矶海绵霉素 R 的产率为 0.62%，这在天然产物研究中是不多见的。

2.13 黄杨许斯（Buxus）甾醇生物碱

$C_{30}H_{36}N_2O_3$

164 Cortistatin A 寇替斯他汀海绵素 A

Corticium simplex

抗血管生成：

HUVECs, IC$_{50}$ = 0.0018μmol/L, SI = 1

KB(KB-3-1), IC$_{50}$ = 7.0μmol/L, SI = 3900

neuro-2a, IC$_{50}$ = 6.0μmol/L, SI = 3300

K562, IC$_{50}$ = 7.0μmol/L, SI = 3900

NHDF, IC$_{50}$ = 6.0μmol/L, SI = 3300

Aoki, S. et al. 2006; Nising, C. F. et al. 2008.

$C_{30}H_{36}N_2O_4$

165 Cortistatin B 寇替斯他汀海绵素 B

Corticium simplex

抗血管生成：

HUVECs, IC$_{50}$ = 1.1μmol/L, SI = 1

KB(KB-3-1), IC$_{50}$ = 120μmol/L, SI = 110

neuro-2a, IC$_{50}$ = 160μmol/L, SI = 150

K562, IC$_{50}$ = 200μmol/L, SI = 180

NHDF, IC$_{50}$ > 300μmol/L

Aoki, S. et al. 2006; Nising, C. F. et al. 2008.

$C_{30}H_{34}N_2O_4$

166 Cortistatin C 寇替斯他汀海绵素 C

Corticium simplex

抗血管生成：

HUVECs, IC$_{50}$ = 0.019μmol/L, SI = 1

KB(KB-3-1), IC$_{50}$ = 150μmol/L, SI = 7900

neuro-2a, IC$_{50}$ = 180μmol/L, SI = 9500

K562, IC$_{50}$ > 300μmol/L

NHDF, IC_{50} > 300μmol/L

Aoki, S. et al. 2006; Nising, C. F. et al. 2008.

$C_{30}H_{34}N_2O_5$

167 Cortistatin D 寇替斯他汀海绵素 D

Corticium simplex

抗血管生成：

HUVECs, IC_{50} = 0.15μmol/L,
KB(KB-3-1), IC_{50} = 55μmol/L, SI = 460

neuro-2a, IC_{50} > 300μmol/L

K562, IC_{50} > 300μmol/L

NHDF, IC_{50} > 300μmol/L

Aoki, S. et al. 2006; Nising, C. F. et al. 2008.

$C_{30}H_{34}N_2O$

168 Cortistatin J 寇替斯他汀海绵素 J

Corticium simplex

抗增殖活性，人脐静脉血管内皮细胞 HUVEC，在8nmol/L, SI值300～1000倍于其他细胞

Aoki, S. et al. 2007.

化合物 **164**～**168** 的英文名称是 Cortistatin A、Cortistatin B、Cortistatin C、Cortistatin D、Cortistatin J，中文名称是寇替斯他汀海绵素 A、寇替斯他汀海绵素 B、寇替斯他汀海绵素 C、寇替斯他汀海绵素 D、寇替斯他汀海绵素 J。它们都产自多板海绵科海绵 *Corticium simplex*，是带有不同取代基的相同的"5 并环联 2 并环"分子骨架的同一系列化合物。

这些化合物都有抗血管生成活性，对人脐静脉血管内皮细胞 HUVECs，寇替斯他汀海绵素 A～D 的 IC_{50} 值分别为 0.0018μmol/L、1.1μmol/L、0.019μmol/L 和 0.15μmol/L，对 KB 细胞的 IC_{50} 值分别为 7.0μmol/L、120μmol/L、150μmol/L 和 55μmol/L，其选择性指数 SI（试验细胞和人脐静脉血管内皮细胞 IC_{50} 值之比）分别为 3900、110、7900 和 460。而寇替斯他汀海绵素 J 对人脐静脉血管内皮细胞 HUVEC，在 8nmol/L，SI 值 300～1000 倍于其他细胞。

2.14 头盘虫他汀类甾醇生物碱

$C_{54}H_{74}N_2O_{10}$

169 Cephalostatin 1 头盘虫他汀 1

Cephalodiscus gilchristi

P_{388}, $ED_{50} = 10^{-7} \sim 10^{-9} \mu g/mL$

NCI 60 种人癌细胞, 平均 $GI_{50} =$

0.0012 $\mu mol/L$

Pettit, G. R. et al. 1988;

  Davies-Coleman, M. T. et al. 2015

(综述).

$C_{54}H_{72}N_2O_{10}$

170 Cephalostatin 5 头盘虫他汀 5

Cephalodiscus gilchristi

P_{388}, 活性低于头盘虫他汀 1 ~ 头盘虫

他汀 4

SNl2kl 和 CNS U251, $GI_{50} = 10^{-7} \sim 10^{-8} mol/L$

Pettit, G. R. et al. 1989a; 1992.

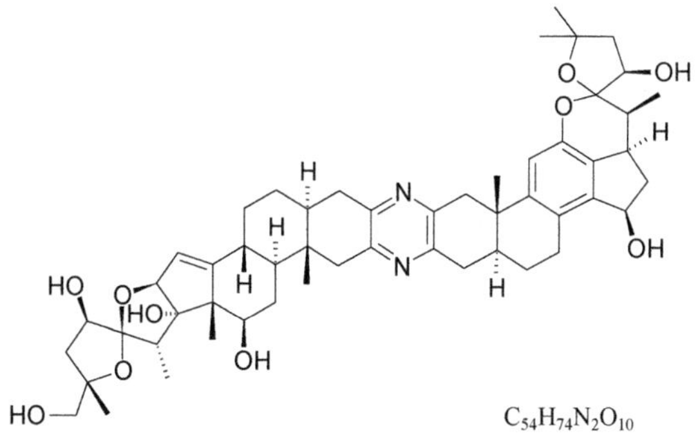

$C_{54}H_{74}N_2O_{10}$

171 Cephalostatin 6 头盘虫他汀 6

Cephalodiscus gilchristi

P_{388}，活性低于头盘虫他汀1~4

SNI2kl和CNS U251, GI_{50} = 10^{-7}~10^{-8}mol/L

Pettit, G. R. et al. 1989a; 1992.

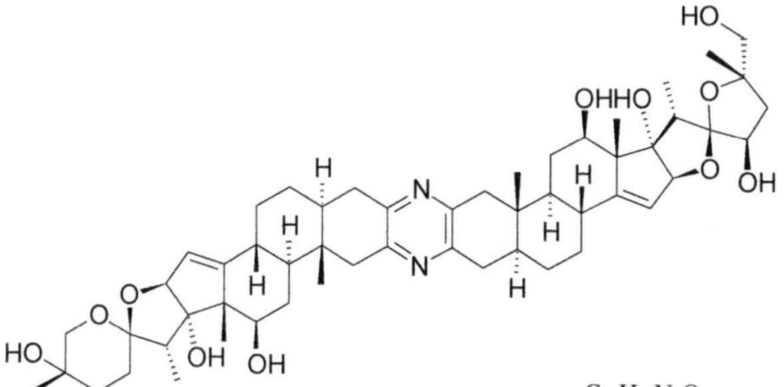

$C_{54}H_{76}N_2O_{11}$

172 Cephalostatin 7 头盘虫他汀 7

Cephalodiscus gilchristi

MCF7, GI_{50} = 10^{-8}~10^{-9}mol/L

HOP-62, DMS273, RXF-393, U251,

SF295, CCRF-CEM, HL60, RPMI8226, GI_{50} = 10^{-9}~10^{-10}mol/L, 效力显著

Pettit, G. R. et al. 1992.

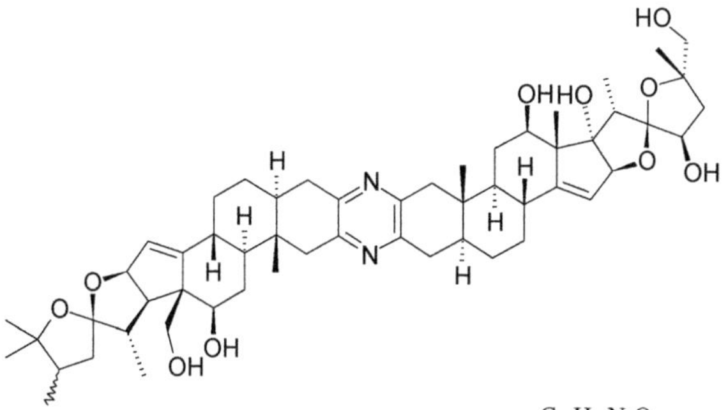

$C_{55}H_{78}N_2O_{10}$

<u>173</u> Cephalostatin 8 头盘虫他汀 8

Cephalodiscus gilchristi
MCF7, $GI_{50} = 10^{-8} \sim 10^{-9}$mol/L
HOP-62, DMS273, RXF-393, U251,

SF295, CCRF-CEM, HL60,
RPMI8226, $GI_{50} = 10^{-9} \sim$
10^{-10}mol/L, 效力显著
Pettit, G. R. et al. 1992.

$C_{54}H_{76}N_2O_{11}$

<u>174</u> Cephalostatin 9 头盘虫他汀 9

Cephalodiscus gilchristi
MCF7, $GI_{50} = 10^{-8} \sim 10^{-9}$mol/L
HOP-62, DMS273, RXF-393, U251,

SF295, CCRF-CEM, HL60,
RPMI8226: $GI_{50} = 10^{-9} \sim$
10^{-10}mol/L, 效力显著
Pettit, G. R. et al. 1992.

$C_{55}H_{76}N_2O_{12}$

<u>175</u> Cephalostatin 10 头盘虫他汀 10

Cephalodiscus gilchristi

NCI 60种人癌细胞, 平均$GI_{50} = 4.1 \times 10^{-9}$mol/L
Pettit, G. R. et al. 1994d; 1998.

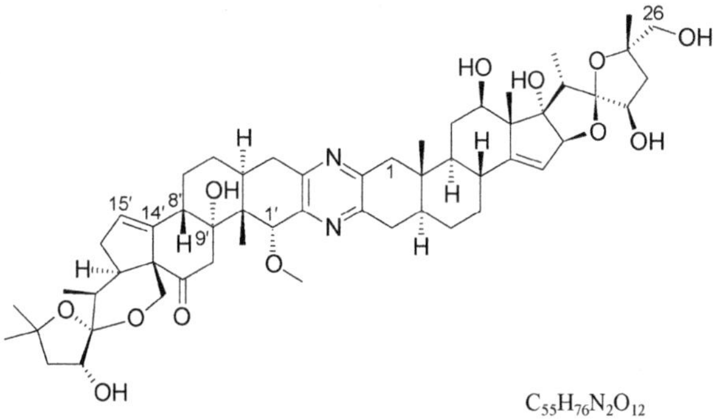

$C_{55}H_{76}N_2O_{12}$

176　Cephalostatin 11　头盘虫他汀 11

Cephalodiscus gilchristi

NCI 60种人癌细胞，平均GI_{50} = 11.0×10^{-9}mol/L

Pettit, G. R. et al. 1994d.

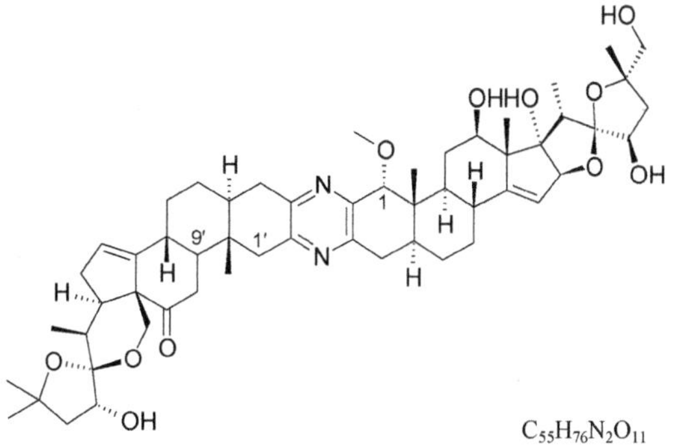

$C_{55}H_{76}N_2O_{11}$

177　Cephalostatin 18　头盘虫他汀 18

Cephalodiscus gilchristi
P_{388}, ED_{50} = 4.3×10^{-3}μg/mL
6种人癌细胞株（OVCAR-3, SF295,

A498, NCI-H460, KM20L2和 SK-MEL-5），GI_{50} < 10^{-3}μg/mL
NCI 60种人癌细胞，平均GI_{50} = $(21.7\pm9.9)\times10^{-9}$mol/L

Pettit, G. R. et al. 1998.

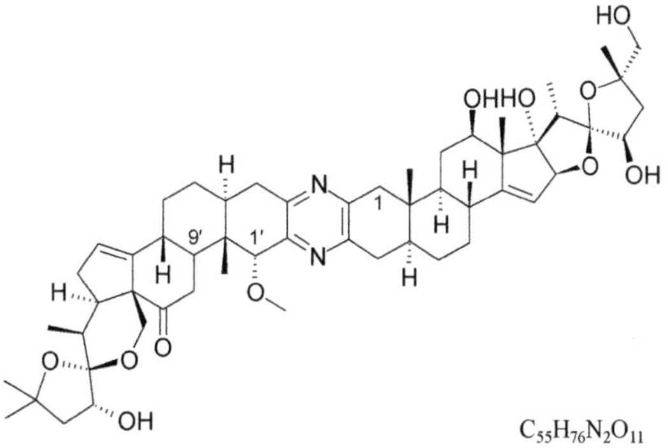

$C_{55}H_{76}N_2O_{11}$

178 Cephalostatin 19 头盘虫他汀 19

Cephalodiscus gilchristi
P_{388}, $ED_{50} = 7.4×10^{-3}$μg/mL
6种人癌细胞株（OVCAR-3、SF295、

A498、NCI-H460、KM20L2和
SK-MEL-5），$GI_{50} < 10^{-3}$μg/mL
NCI 60种人癌细胞，平均$GI_{50} =$
(16.6±9.5)×10^{-9}mol/L
Pettit, G. R. et al. 1998.

10种头盘虫他汀类海洋天然产物 **169**～**178**，英文名称为 Cephalostatin 1、Cephalostatin 5、Cephalostatin 6、Cephalostatin 7、Cephalostatin 8、Cephalostatin 9、Cephalostatin 10、Cephalostatin 11、Cephalostatin 18 和 Cephalostatin 19，中文名称为头盘虫他汀 1、头盘虫他汀 5、头盘虫他汀 6、头盘虫他汀 7、头盘虫他汀 8、头盘虫他汀 9、头盘虫他汀 10、头盘虫他汀 11、头盘虫他汀 18 和头盘虫他汀 19。这些天然产物都源于产自南非温和的岸外的海洋生物半索动物吉氏头盘虫 *Cephalodiscus gilchristi*。两个吉氏头盘虫收集物分别为 166kg 和 450kg。

由上图数据块可见，这是一组分子结构相当复杂的甾醇生物碱。对 NCI 筛选试验，化合物 **169** 头盘虫他汀 1 以及头盘虫他汀 2～4（这三个化合物本书中未收集）对 P_{388} 的 $ED_{50} = 10^{-7}$～10^{-9}μg/mL。头盘虫他汀 5 和头盘虫他汀 6 对 P_{388} 的活性低于头盘虫他汀 1～4。化合物 **169** 头盘虫他汀 1 对 NCI 的 60 种人癌细胞平均 $GI_{50} = 1.2$μmol/L。化合物 **175**～**178**（头盘虫他汀 10、头盘虫他汀 11、头盘虫他汀 18、头盘虫他汀 19）对 NCI 的 60 种人癌细胞平均 GI_{50} 分别为 $4×10^{-9}$mol/L、$11×10^{-9}$mol/L、$22×10^{-9}$mol/L 和 $17×10^{-9}$mol/L。

化合物 **170** 头盘虫他汀 5 和 **171** 头盘虫他汀 6 两个化合物只对 NCI 的 60 种人癌细胞中的两种 SNl2kl 和 CNS U251 有活性数据，$GI_{50} = 10^{-7}$～10^{-8}mol/L。

172 头盘虫他汀 7、**173** 头盘虫他汀 8 和 **174** 头盘虫他汀 9 三个化合物对八种癌细胞 HOP-62、DMS273、RXF-393、U251、SF295、CCRF-CEM、HL60、RPMI8226 的细胞毒活性 GI_{50} 为 10^{-9}～10^{-10}mol/L，对 MCF7 活性稍低，$GI_{50} = 10^{-8}$～10^{-9}mol/L，效力都较显著。

化合物 **177** 头盘虫他汀 18 和 **178** 头盘虫他汀 19 对 P_{388} 细胞的 ED_{50} 值分别为 $4.3×10^{-3}$μg/mL 和 $7.4×10^{-3}$μg/mL；二者对六种人癌细胞株 OVCAR-3、SF295、A498、NCI-H460、KM20L2 和 SK-MEL-5 的 GI_{50} 值都在 10^{-3}μg/mL 以下。

2.15 杂项多环生物碱

2.15.1 杂项三环生物碱

$C_{15}H_{12}N_2O_4$

179 Deoxynyboquinone 去氧尼波醌

Pseudonocardia sp. SCSIO 01299
SF268, IC_{50} = 0.022μmol/L
MCF7, IC_{50} = 0.015μmol/L
NCI-H460, IC_{50} = 0.080μmol/L
Li, S. et al. 2011.

$C_{32}H_{27}NO_4$

180 Haouamine A 褶胃海鞘胺 A

Aplidium haouarianum
HT29, IC_{50} = 0.1μg/mL, 选择性活性
Garrido, L. et al. 2003.

$C_{14}H_{11}N_7O$

181 Variolin B 亮红海绵林 B

Kirkpatrickia variolosa
P_{388}, IC_{50} = 0.21μg/mL
P_{388}, 作用机制为抑制依赖细胞周期
  素的激酶CDK
Perry, N. B. et al. 1994; Lebar, M.D.
  et al. 2007 (综述); Skropeta, D. et
  al. 2011 (综述).

三个结构骨架各不相同的三环生物碱收集于此。

化合物 **179** 去氧尼波醌源自中国南海 E120°0.975′ N19°0.664′深海沉积物导出的细菌假诺卡氏菌属 *Pseudonocardia* sp. SCSIO 01299，采样深度 3258m。它对三种癌细胞有高活性：SF268, IC_{50} = 0.022μmol/L；MCF7, IC_{50} = 0.015μmol/L；NCI-H460, IC_{50} = 0.080μmol/L。此外还有抗菌活性。

化合物 **180** 褶胃海鞘胺 A 源自褶胃海鞘属海鞘 *Aplidium haouarianum*，对 HT29 细胞有选择活性，IC_{50} = 0.1μg/mL。

化合物 **181** 亮红海绵林 B 源自南极冷水域底栖嗜冷生物亮红海绵
Kirkpatrickia variolosa。对 P_{388} 细胞，$IC_{50} = 0.21\mu g/mL$，有高活性，作用
机制为抑制依赖细胞周期素的激酶 CDK。作为 CDK 抑制剂，它选择性
抑制 CDK-1 和 CDK-2 超过抑制 CDK-4 和 CDK-7。

2.15.2　杂项四环生物碱

$C_{18}H_{18}N_2O_5$

$C_{19}H_{20}N_2O_5$

182　Pseudonocardian　假诺卡
氏菌素 A

Pseudonocardia sp. SCSIO 01299
SF268, $IC_{50} = 0.028\mu mol/L$
MCF7, $IC_{50} = 0.027\mu mol/L$
NCI-H460, $IC_{50} = 0.209\mu mol/L$
Li, S. et al. 2011.

183　Pseudonocardian B　假诺
卡氏菌素 B

Pseudonocardia sp. SCSIO 01299
SF268, $IC_{50} = 0.022\mu mol/L$
MCF7, $IC_{50} = 0.021\mu mol/L$
NCI-H460, $IC_{50} = 0.177\mu mol/L$
Li, S. et al. 2011.

两个结构类似的四环生物碱化合物 **182** 假诺卡氏菌素 A 和 **183** 假诺
卡氏菌素 B 收集于此，作为本章 120 个有特性的高活海洋生物碱的最后
一组天然产物。

假诺卡氏菌素 A 和假诺卡氏菌素 B 是从中国南海 E 120°0.975′ N
19°0.664′深海沉积物导出的细菌假诺卡氏菌属 *Pseudonocardia* sp.分离鉴
定得出的，沉积物采样深度为 3258m。假诺卡氏菌素 A 对人脑癌 SF268
细胞的 IC_{50} 值为 0.028μmol/L，对人乳腺癌 MCF7 细胞的 IC_{50} 值为
0.027μmol/L，对人非小细胞肺癌 NCI-H460 细胞的 IC_{50} 值为 0.209μmol/L，
可见是一个多重细胞靶标的高活抗癌物。

化合物 **183** 假诺卡氏菌素 B 在结构上只比化合物 **182** 假诺卡氏菌素
A 多出一个亚甲基，它对 SF268 细胞的 IC_{50} 值为 0.022μmol/L，对 MCF7
细胞的 IC_{50} 值为 0.021μmol/L，对 NCI-H460 细胞的 IC_{50} 值为 0.177μmol/L，
是一个比假诺卡氏菌素 A 活性更高的多重细胞靶标的抗癌物。

脂肪族化合物

3.1 炔类化合物

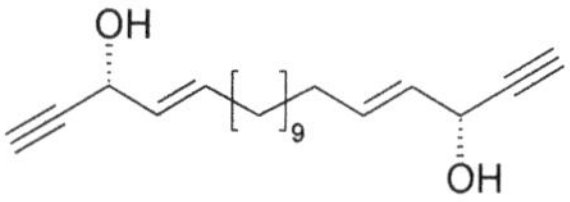

$C_{20}H_{30}O_2$

184 (−)-(3R,4E,16E,18R)-Eicosa-4,16-diene-1,19-diyne-3,18-diol

(−)-(3R,4E,16E,18R)- 二十(碳)-4,16-二烯-1,19-二炔-3,18-二醇

Callyspongia sp.

TR-Le, IC$_{50}$ = 0.11μmol/L

Shirouzu, T. et al. 2013.

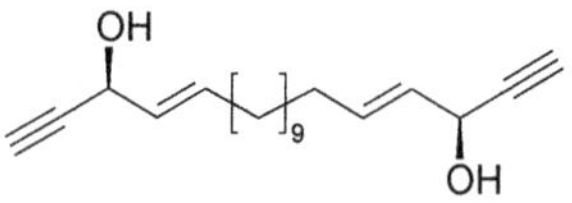

$C_{20}H_{30}O_2$

185 (+)-(3S,4E,16E,18S)-Eicosa-4,16-diene-1,19-diyne-3,18-diol

(+)-(3S,4E,16E,18S)- 二十(碳)-4,16-二烯-1,19-二炔-3,18-二醇

Callyspongia sp.

TR-Le, IC$_{50}$ = 0.11μmol/L

Shirouzu, T. et al. 2013.

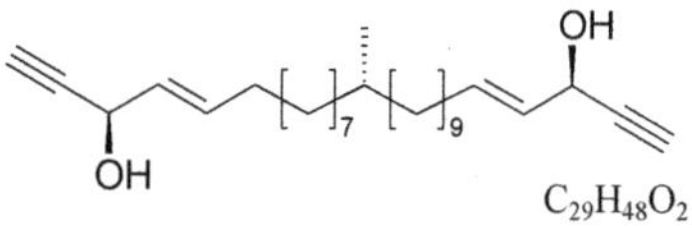

$C_{29}H_{48}O_2$

186 Miyakosyne A 宫部炔醇 A

Petrosia sp.

HeLa, IC$_{50}$ = 0.10μg/mL

Hitora, Y. et al. 2011; Hitora, Y. et al. 2013.

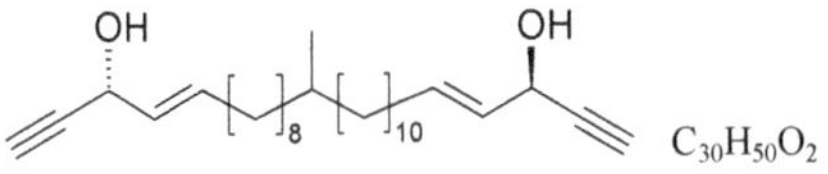

$C_{30}H_{50}O_2$

187　Miyakosyne B　宫部炔醇 B

Petrosia sp.

HeLa, IC_{50} = 0.13μg/mL

Hitora, Y. et al. 2011.

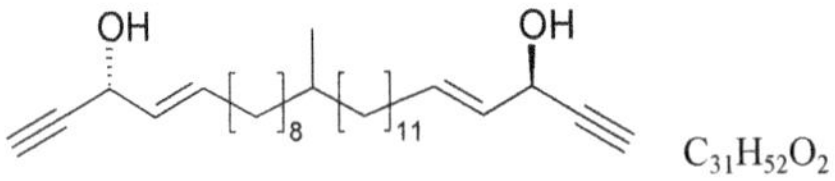

$C_{31}H_{52}O_2$

188　Miyakosyne C　宫部炔醇 C

Petrosia sp.

HeLa, IC_{50} = 0.04μg/mL

Hitora, Y. et al. 2011.

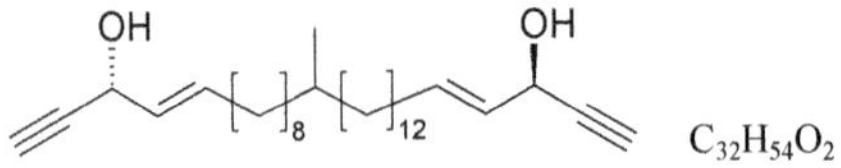

$C_{32}H_{54}O_2$

189　Miyakosyne D　宫部炔醇 D

Petrosia sp.

HeLa, IC_{50} = 0.15μg/mL

Hitora, Y. et al. 2011.

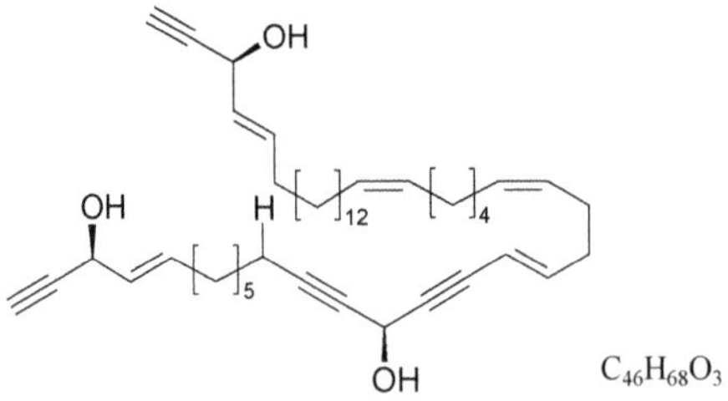

$C_{46}H_{68}O_3$

190　Neopetroformyne A　新石海绵佛母炔 A

Petrosia sp.

P_{388}, IC_{50} = 0.089μg/mL

Ueoka, R. et al. 2009.

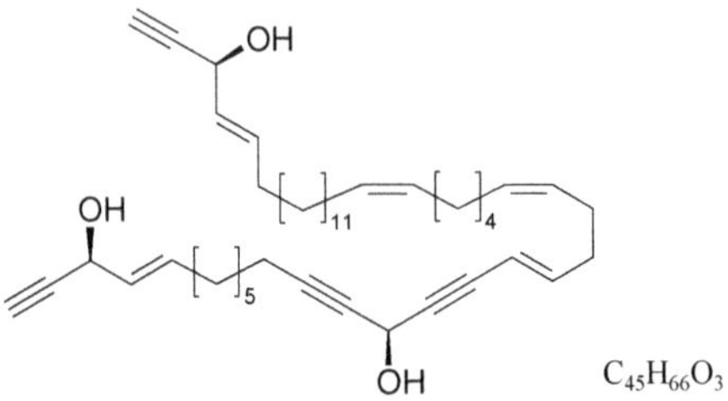

$C_{45}H_{66}O_3$

191　Neopetroformyne B　新石海绵佛母炔 B

Petrosia sp.

P_{388}, IC_{50} = 0.2μg/mL

Ueoka, R. et al. 2009.

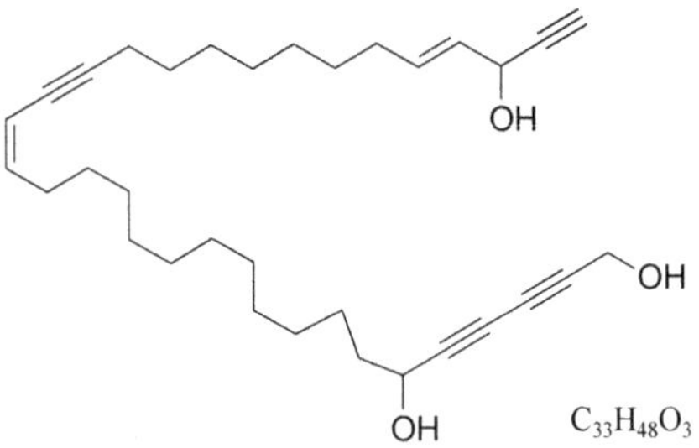

$C_{33}H_{48}O_3$

192　Pellynol C　皮条海绵炔醇 C

Pellina triangulate and *Pellina* sp.

LOX, IC_{50} = 0.14μg/mL, OVCAR-3, IC_{50} = 1.0μg/mL

Fu, X. et al. 1997; Rashid, M. A. et al. 2000.

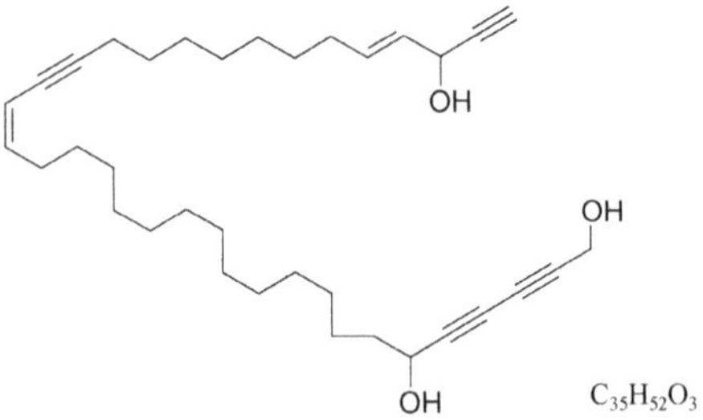

$C_{35}H_{52}O_3$

193　Pellynol D　皮条海绵炔醇 D

Pellina triangulate and *Pellina* sp.

LOX, IC$_{50}$ = 0.12μg/mL

OVCAR-3, IC$_{50}$ = 1.75μg/mL

Fu, X. et al. 1997; Rashid, M. A. et al. 2000.

$C_{33}H_{50}O_3$

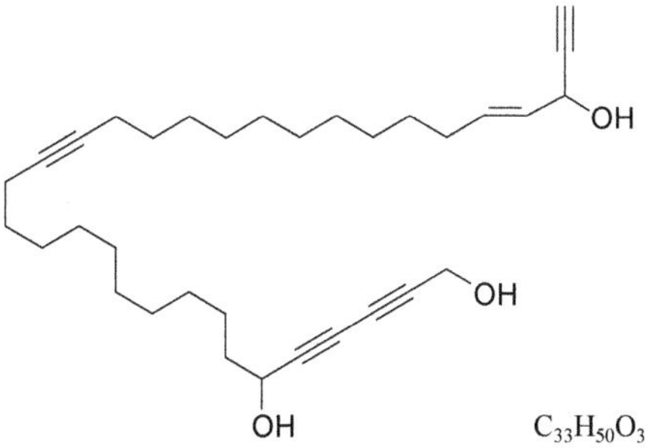

194　Pellynol F　皮条海绵炔醇 F

Pellina sp. and *Theonella* sp.

LOX, IC$_{50}$ = 0.08μg/mL

OVCAR-3, IC$_{50}$ = 1.7μg/mL

Fu, X. et al. 1997.

Rashid, M. A. et al. 2000.

$C_{33}H_{44}BrNO_6$

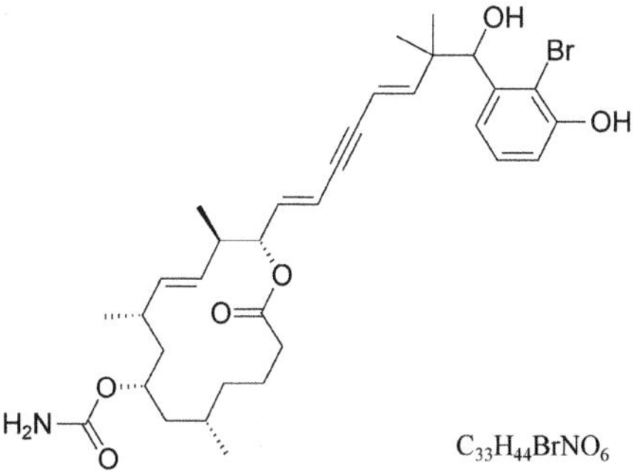

195　Callyspongiolide　美丽海绵内酯

Callyspongia sp.

3 HTCLs, IC$_{50}$ = 0.06～0.32μmol/L

Pham, C. D. et al. 2014.

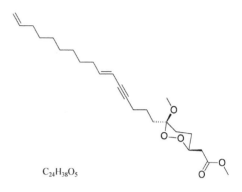

$C_{24}H_{38}O_5$

196　Peroxyacarnoic acid A　过氧丰肉海绵酸 A

Acarnus cf. *bergquistae*

P$_{388}$、A549、HT29, IC$_{50}$ = 0.1μg/mL

Yosief, T. et al. 1998.

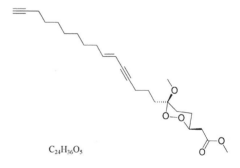

$C_{24}H_{36}O_5$

197　Peoxyacarnoic acid B　过氧丰肉海绵酸 B

Acarnus cf. *bergquistae*

P$_{388}$, A549, HT29, IC$_{50}$ = 0.1μg/mL

Yosief, T. et al. 1998.

　　本节共收集了 14 个炔醇类高活海洋天然产物，其中，化合物 **184**～**194** 是 11 个简单炔醇，化合物 **195** 是炔内酯，化合物 **196** 和 **197** 是带双氧六元环的杂项炔类化合物。它们都来自于各种海绵：化合物 **184** 和 **185** 来自冲绳西表岛的美丽海绵属海绵 *Callyspongia* sp.；化合物 **186**～**191** 来自石海绵属海绵 *Petrosia* sp.，其中化合物 **190** 和 **191** 是从韩国八条岛黑石洞采样，采样深度为 150m；化合物 **192** 皮条海绵炔醇 C 和 **193** 皮条海绵炔醇 D 来自密克罗尼西亚联邦楚克环礁的三角皮条海绵 *Pellina triangulata* 和南非皮条海绵属海绵 *Pellina* sp.；化合物 **194** 皮条海绵炔醇 F 来自南非皮条海绵属海绵 *Pellina* sp.以及密克罗尼西亚联邦楚克环礁的岩屑海绵蒂壳海绵属 *Theonella* sp.；化合物 **195** 美丽海绵内酯来自印尼安汶岛的美丽海绵属海绵 *Callyspongia* sp.；化合物 **196** 过氧丰肉海绵酸 A 和 **197** 过氧丰肉海绵酸 B 产自厄立特里亚丰肉海绵属海绵 *Acarnus* cf. *bergquistae*。

　　这些炔醇类海洋天然产物的抗癌活性处于 IC$_{50}$ 在 0.04μg/mL～0.2μg/mL 范围的"更高"活性级别。化合物 **184** 和 **185** 分子中的 1-炔-3-醇部分是必要的药效团。化合物 **195** 美丽海绵内酯有研发潜力，值得注意的是，使用愈伤组织海绵内酯处理的细胞系的生存能力不受半胱氨酸天冬氨酸蛋白酶抑制剂 QVD-OPh 的影响，由此建议该化合物的作用机制是以独立于半胱天冬酶的方式诱导细胞毒。

3.2　简单双氧杂脂环类化合物

$C_{18}H_{28}O_5$

198　2-Demethyl-4-peroxyplakoenoic acid A$_1$ methyl ester　2-去甲基-4-过氧扁板海绵烯酸 A$_1$甲酯

Plakortis aff. *simplex*

P$_{388}$, IC$_{50}$ < 0.1μg/mL

Rudi, A. et al. 1993.

$C_{18}H_{30}O_4$

199　Haterumadioxin A　冲绳二噁英 A

Plakortis lita

P$_{388}$, IC$_{50}$ = 0.011μg/mL

Takada, N. et al. 2001.

$C_{18}H_{32}O_4$

200　Haterumadioxin B　冲绳二噁英 B

Plakortis lita

P_{388}, IC_{50} = 0.0055μg/mL

Takada, N. et al. 2001.

$C_{18}H_{28}O_7$

201　Methyl-6-methoxy-3,6:10,13-dipe-roxy-4,11-hexadecadienoate

6-甲氧基-3,6:10,13-双过氧-4,11-十六(碳)二烯甲酯

Plakortis aff. Simplex

P_{388}, IC_{50} < 0.1μg/mL

Rudi, A. et al. 1993.

$C_{27}H_{44}O_4$

202　Plakinic acid G　扁板海绵酸 G

Plakortis nigra

HCT116, IC_{50} = 0.39μmol/L

Sandler, J. S. et al. 2002.

$C_{27}H_{44}O_4$

203　*epi*-Plakinic acid G

epi-扁板海绵酸 G

Plakortis nigra

HCT116, IC_{50} = 0.16μmol/L

Sandler, J. S. et al. 2002.

$C_{26}H_{42}O_5$

204　Stolonic acid A　海鞘酸 A

Stolonica sp.

LOX and OVCAR-3, IC_{50} = 0.05μg/mL

Davies-Coleman, M. T. et al. 2000.

$C_{26}H_{44}O_5$

205　Stolonic acid B　海鞘酸 B

Stolonica sp.

LOX and OVCAR-3, IC_{50} = 0.09μg/mL

Davies-Coleman, M. T. et al. 2000.

$C_{24}H_{38}O_5$

206　Stolonoxide A　海鞘过氧化物 A

Stolonica socialis

P_{388}, IC_{50} = 0.01μg/mL

A549, IC_{50} = 0.10μg/mL

HT29, IC_{50} = 0.10μg/mL

MEL28, IC$_{50}$ = 0.10μg/mL

DU145, IC$_{50}$ = 0.10μg/mL

Durán, R. et al. 2000; Fontana, A. et al. 2000.

$C_{24}H_{38}O_5$

207 Stolonoxide B 海鞘过氧化物 B

Stolonica socialis

P$_{388}$, IC$_{50}$ = 0.01μg/mL

A549, IC$_{50}$ = 0.10μg/mL

HT29, IC$_{50}$ = 0.10μg/mL

MEL28, IC$_{50}$ = 0.10μg/mL

DU145, IC$_{50}$ = 0.10μg/mL

Fontana, A. et al. 2000, Fontana, A. et al. 2001; Durán, R. et al. 2000.

$C_{24}H_{38}O_5$

208 Stolonoxide C 海鞘过氧化物 C

Stolonica socialis

P$_{388}$, IC$_{50}$ = 0.01μg/mL

A549, IC$_{50}$ = 0.01μg/mL

HT29, IC$_{50}$ = 0.05μg/mL

MEL28, IC$_{50}$ = 0.10μg/mL

DU145, IC$_{50}$ = 0.10μg/mL

Fontana, A. et al. 2000, Fontana, A. et al. 2001; Durán, R. et al. 2000.

$C_{24}H_{38}O_5$

209 Stolonoxide D 海鞘过氧化物 D

Stolonica socialis

P$_{388}$, IC$_{50}$ = 0.01μg/mL

A549, IC$_{50}$ = 0.01μg/mL

HT29, IC$_{50}$ = 0.05μg/mL

MEL28, IC$_{50}$ = 0.10μg/mL

DU145, IC$_{50}$ = 0.10μg/m

Fontana, A. et al. 2000; Durán, R. et al. 2000.

　　12 个简单双氧杂脂环类化合物 **198**～**209** 收集于此，其结构特征是都含有带连氧基团的六元环。前面 6 个化合物 **198**～**203** 都来自扁板海绵：化合物 **198** 和 **201** 是从南非不分支扁板海绵 Plakortis aff. simplex 分离得出，化合物 **199** 和 **200** 是从日本冲绳扁板海绵属 Plakortis lita 分离得出，化合物 **202** 和 **203** 是从大洋洲帕劳水域 380ft（约 116m）的深海采集的黑扁板海绵 Plakortis nigra 分离得出。它们都有"更高"级别的抗癌活性。后面 6 个化合物 **204**～**209** 都来自海鞘科海鞘，其中化合物 **206**～**209** 是从西班牙加的斯群岛的塔里法岛采样。化合物 **204** 和 **205** 对两种癌细胞

38

的抗癌活性分别为 0.05μg/mL 和 0.09μg/mL，均属更高活性级别。化合物 **206** 和 **207** 只得到一个 9∶1 的混合物样本，**208** 和 **209** 则是得到一个 6∶4 的混合物样本，两个混合物样本的药理实验表明它们是活性极高的抗癌化合物，作用机制是抑制线粒体呼吸链，其 IC_{50} 值低达 0.002μg/mL，详见上述数据块中的数据。

3.3　双环双氧杂脂环类化合物

$C_7H_6O_4$

210　Patulin　展青霉素

Penicillium sp. OUPS-79
Enteromorpha intestinalis
Aspergillus varians.
BSY1, ED_{50} = 0.04μg/mL
P_{388}, ED_{50} = 0.06μg/mL
NCI-H522, ED_{50} = 0.30μg/mL
OVCAR-3, ED_{50} = 0.37μg/mL
MKN1, ED_{50} = 0.39μg/mL
DMS114, ED_{50} = 0.57μg/mL
MCF7, ED_{50} = 0.65μg/mL
HCC2998, ED_{50} = 1.54μg/mL
Iwamoto, C. et al. 1999.

$C_{24}H_{41}NO_{10}$

211　Mycalamide A
山海绵酰胺 A

Mycale sp. and *Stylinos* sp.
P_{388}, IC_{50} = 1.1ng/mL
LLC-PK$_1$, IC_{50} = 0.65nmol/L
H441, IC_{50} = 0.46nmol/L
SH SY5Y, IC_{50} = 0.52nmol/L
Perry, N. B. et al. 1990; Hong, C. Y.
　et al. 1990; Simpson, J. S. et al.
　2000; Lyndon, M. W. et al. 2000;
　Hood, K. A. et al. 2001.

$C_{25}H_{43}NO_{10}$

212　Mycalamide B
山海绵酰胺 B

Mycale sp.
P_{388}, IC_{50} = 0.7ng/mL
Perry, N. B. et al. 1990; Kocienski, P.
　J. et al. 1998.

P$_{388}$, IC$_{50}$ = 35ng/mL

LLC-PK$_1$, IC$_{50}$ = 19.43nmol/L

H441, IC$_{50}$ = 9.30nmol/L

SH SY5Y, IC$_{50}$ = 6.42nmol/L

Simpson, J. S. et al. 2000; Lyndon,
　　M. W. et al. 2000.

C$_{23}$H$_{39}$NO$_{10}$

213　Mycalamide D　山海绵酰胺 D

Mycale sp. and *Stylinos* sp.

　　四个双环双氧杂脂环类化合物 <u>210</u>～<u>213</u> 中，化合物 <u>210</u> 展青霉素的结构最简单，它来自绿藻肠浒苔 *Enteromorpha intestinalis* 导出的真菌青霉属 *Penicillium* sp. OUPS-79 以及真菌曲霉菌属 *Aspergillus varians*，Iwamoto 测定了展青霉素对八种癌细胞的抗癌细胞毒活性，其中对七种有高活性（ED$_{50}$ = 0.04～0.65μg/mL）。化合物 <u>210</u> 展青霉素还是种子发芽抑制剂和肝炎 C 病毒蛋白酶抑制剂，有抗菌作用，是真菌毒素。后三个化合物结构骨架相同，取代基差别很小。化合物 <u>211</u> 山海绵酰胺 A 和 <u>213</u> 山海绵酰胺 D 来自山海绵属 *Mycale* sp.和柱海绵属 *Stylinos* sp.，而化合物 <u>212</u> 山海绵酰胺 B 仅来自新西兰山海绵属 *Mycale* sp.。三者都属于"更高"活性级别，详见上述数据块。美国 NCI 于 1994 年对化合物 <u>211</u> 山海绵酰胺 A 进行过临床抗肿瘤实验，化合物 <u>212</u> 山海绵酰胺 B 有抗病毒活性，对 P$_{388}$ 细胞有体内抗肿瘤活性，但暂无具体数据。

3.4　环戊基氧酯类化合物

214　Bromovulone Ⅲ　溴乌隆 Ⅲ

Clavularia viridis

PC3, IC$_{50}$ = 0.5μmol/L

HT29, IC$_{50}$ = 0.5μmol/L

Shen, Y. C. et al. 2004; Chiang, P. C.
　　et al. 2005.

C$_{21}$H$_{29}$BrO$_4$

$C_{21}H_{29}ClO_4$

215　Chlorovulone II　氯乌隆 II

Clavularia viridis

HL60, IC_{50} = 0.03μmol/L

PC3, IC_{50} = 0.8μmol/L

Iguchi, K. et al. 1985; Iguchi, K. et al. 1986; Ciufolini, M. A. et al. 1998; Shen, Y. C. et al. 2004.

$C_{23}H_{32}O_5$

216　Claviridenone F　绿色羽珊瑚烯酮 F

Clavularia viridis

Clavularia violacea

A549, ED_{50} = 0.0050μg/mL

HT29, ED_{50} = 0.051μg/mL

P_{388}, ED_{50} = 0.52pg/mL

Duh, C. Y. et al. 2002b.

$C_{23}H_{32}O_5$

217　Claviridenone G　绿色羽珊瑚烯酮 G

Clavularia viridis

A549, ED_{50} = 0.051μg/mL

P_{388}, ED_{50} = 0.26μg/mL

HT29, ED_{50} = 1.22μg/mL

Duh, C. Y. et al. 2002b.

$C_{27}H_{39}ClO_{10}$

218　Punaglandin 2　普那格兰丁 2

Telesto riisei

HCT116, EC_{50} = 0.040～0.047μmol/L

Baker, B. J. et al. 1985, 1994; Sasai, H. et al. 1987; Verbitski, S. M. et al. 2004.

$C_{25}H_{33}ClO_8$

219　(*E*)-Punaglandin 3　(*E*)-普那格兰丁 3

Telesto riisei and *Carijoa* sp.

HCT116, EC_{50} = 0.29～0.37μmol/L

Baker, B. J. et al. 1985, 1994; Sasai, H. et al. 1987; Ciavatta, M. L. et al. 2004; Verbitski, S. M. et al. 2004.

$C_{25}H_{35}ClO_8$

220 (*E*)-Punaglandin 4 (*E*)-普那格兰丁 4

Telesto riisei

HCT116, EC_{50} =0.28~0.35μmol/L

RKO, EC_{50} = 0.31μmol/L

RKO-E6, EC_{50} = 0.37μmol/L

Baker, B. J. et al. 1985, 1994;

　Verbitski, S. M. et al. 2004.

$C_{25}H_{35}ClO_8$

221 (*Z*)-Punaglandin 4 (*Z*)-普那格兰丁 4

Telesto riisei

HCT116, EC_{50} = 0.027~

　0.032μmol/L

Baker, B. J. et al. 1985, 1994;

　Verbitski, S. M. et al. 2004.

　　8 个环戊基氧酯类化合物 **214**~**221** 都来自各种珊瑚。其中有 4 个化合物 **214**~**217** 来自匍匐珊瑚目绿色羽珊瑚 *Clavularia viridis*，化合物 **216** 绿色羽珊瑚烯酮 F 还来自羽珊瑚属 *Clavularia violacea*。4 个化合物 **218**~**221** 源于产自夏威夷的珊瑚纲八放珊瑚亚纲匍匐珊瑚目长轴珊瑚 *Telesto riisei*，化合物 **219** (*E*)-普那格兰丁还源于日本水域的长轴珊瑚 *Telesto riisei* 和印度-太平洋的匍匐珊瑚目 *Carijoa* sp.。

　　8 个环戊基氧酯类化合物的结构很类似，实际上是有相同分子骨架的一组衍生物，其抗癌活性最高的是化合物 **216** 绿色羽珊瑚烯酮 F，对 A549 细胞的 ED_{50} 值低达 0.0050μg/mL，化合物 **217** 绿色羽珊瑚烯酮 G 对 A549 细胞的 ED_{50} 值为 0.051μg/mL，比 **216** 绿色羽珊瑚烯酮 F 活性低一个数量级。

　　定量表达化合物抗癌活性时，不同化合物活性高低的顺序取决于做实验时使用的不同的癌细胞和不同活性标准（如 ED_{50}、EC_{50} 等）。对同一组化合物癌细胞和活性标准不同时，其活性高低顺序也不尽相同。例如，在用癌细胞 HCT116 的 EC_{50} 表达活性的 4 个化合物中，化合物 **211** (*E*)-普那格兰丁 4 活性最高，**220** (*E*)-普那格兰丁 4 活性次之，**219** (*E*)-普那格兰丁 3 活性再次，**218** 普那格兰丁 2 活性最低。此外，化合物 **216** 绿色羽珊瑚烯酮 F 还对 P$_{388}$ 有极高的活性，其 ED_{50} 值低达 0.52pg/mL，这相当于 0.00000052μg/mL，不过因为 P$_{388}$ 常常对抗癌成分过于敏感，仅有以

P_{388} 细胞为靶标测出的活性并不一定有重要的参考价值。

　　在作用机制研究方面，发现化合物 **214** 溴乌隆Ⅲ能依次诱导凋亡信号通路。化合物 **218**～**221** 这 4 个普那格兰丁系列的化合物对 HCT116 细胞作用的研究是在有无人体抑癌基因 *p53* 和有无细胞周期蛋白依靠性激酶抑制剂 *p21* 基因这 4 种情况下进行的，它们能引起和人体抑癌基因 *p53* 无关的细胞凋亡，而且都有抗炎作用。

3.5　磷脂类化合物

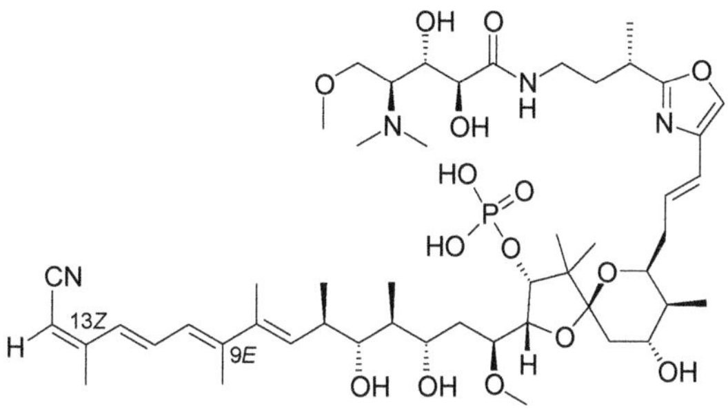

$C_{50}H_{81}N_4O_{15}P$

222　Calyculin A　花萼圆皮海绵诱癌素 A

Discodermia calyx
Lamellomorpha strongylata
L_{1210}, $IC_{50} = 0.00074\mu g/mL$
Kato, Y. et al. 1986, Kato, Y. et al. 1988; Matsunaga, S. et al. 1991; Smith III, B. et al. 1998; Ogawa, A. K. et al. 1998; Smith III, A. B. et al. 1999; Fagerholm, A. E. et al. 2010.

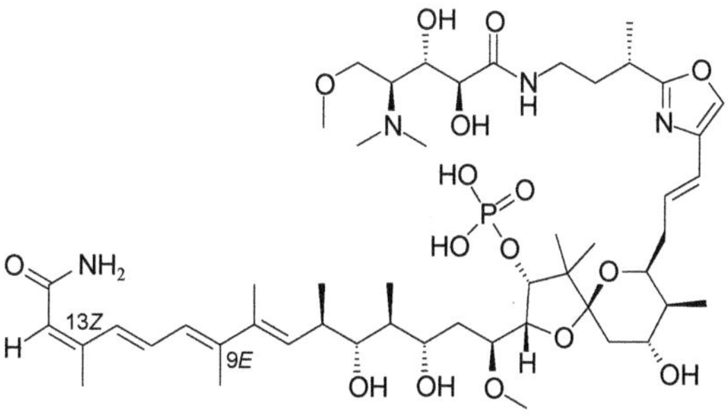

$C_{50}H_{83}N_4O_{16}P$

<u>223</u> Calyculinamide A 花萼圆皮海绵诱癌素酰胺 A

Discodermia calyx
Lamellomorpha strongylata
NCI 60种体外癌细胞筛选模型，平均
  $\log_{10} GI_{50}(mol/L) = -10.14$

Dumdei, E. J. et al. 1997;
  Matsunaga, S. et al. 1997a;
  Matsunaga, S. et al. 1997b;
  Matsunaga, S. et al. 1997c;
  Fagerholm, A. E. et al. 2010.

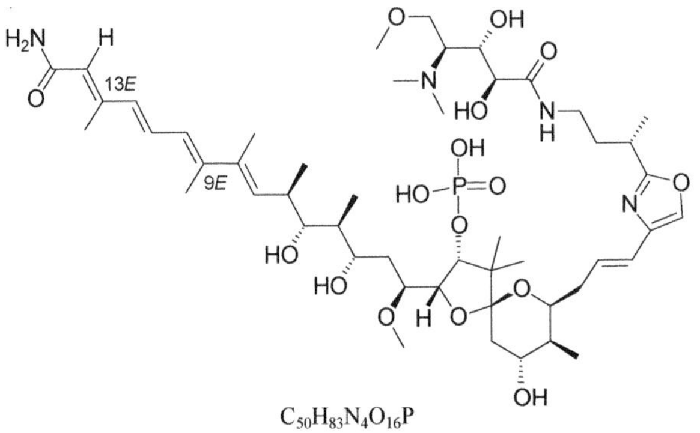

$C_{50}H_{83}N_4O_{16}P$

<u>224</u> Calyculinamide B 花萼圆皮海绵诱癌素酰胺 B

Lamellomorpha strongylata
NCI 60种体外癌细胞筛选模型，平均

$\log_{10} GI_{50}(mol/L) = -10.14$
Dumdei, E. J. et al. 1997;
  Matsunaga, S. et al. 1997a;
  Fagerholm, A. E. et al. 2010.

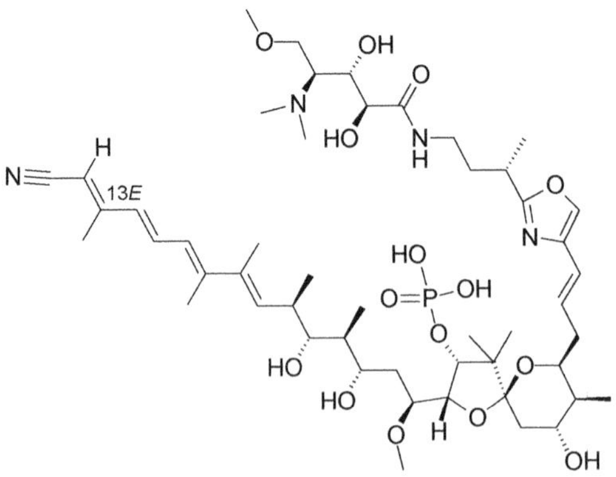

$C_{50}H_{81}N_4O_{15}P$

225　Calyculin B　花萼圆皮海绵诱癌素 B

Discodermia calyx
Lamellomorpha strongylata
L_{1210}, IC_{50} = 0.00088μg/mL

Kato, Y. et al. 1986, Kato, Y. et al. 1988; Smith III, A. B. et al. 1998; Ogawa, A. K. et al. 1998; Smith III, A. B. et al. 1999; Fagerholm, A. E. et al. 2010.

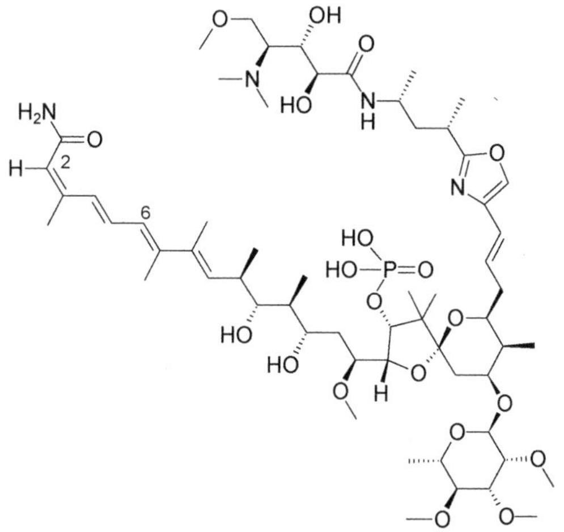

$C_{60}H_{101}N_4O_{20}P$

226　Clavosine A　小棒万星海绵新 A

Myriastra clavosa

NCI 60种癌细胞筛选程序，平均$\log_{10}$ GI_{50}(mol/L) = −10.90
Fu, X. et al. 1998.

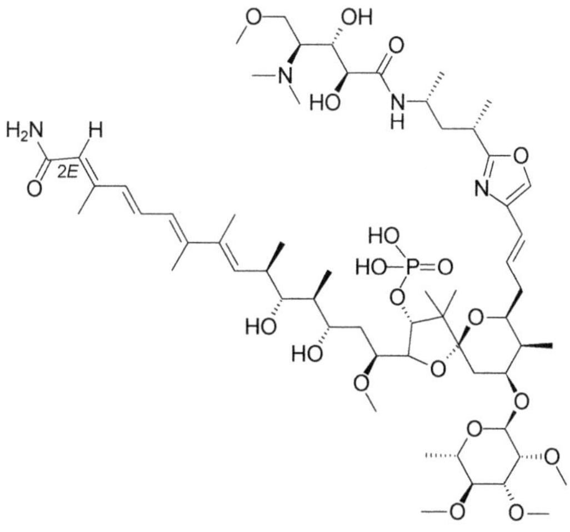

$C_{60}H_{101}N_4O_{20}P$

<u>227</u> Clavosine B 小棒万星海绵新 B

Myriastra clavosa

NCI60种癌细胞筛选程序, 平均log$_{10}$
GI$_{50}$(mol/L) = −10.79

Fu, X. et al. 1998.

$C_{51}H_{84}N_4O_{18}P_2$

<u>228</u> Phosphocalyculin C 磷酸花萼圆皮海绵诱癌素 C

Discodermia calyx

P$_{388}$, IC$_{50}$ = 0.036μmol/L

Egami, Y. et al. 2014.

　　7 个磷脂类海洋天然产物结构骨架类似。化合物 <u>222</u> 花萼圆皮海绵诱癌素 A、<u>223</u> 花萼圆皮海绵诱癌素酰胺 A 和 <u>225</u> 花萼圆皮海绵诱癌素 B 产自岩屑海绵花萼圆皮海绵 *Discodermia calyx* 和 Vulcanellidae 科海绵 *Lamellomorpha strongylata* 两种海绵, 而化合物 <u>224</u> 花萼圆皮海绵诱癌素酰胺 B 仅产自后者, 化合物 <u>228</u> 磷酸花萼圆皮海绵诱癌素 C 仅产自前者。从密克罗尼西亚联邦楚克州的小棒万星海绵 *Myriastra clavosa* 分离出两个高活磷脂类天然产物 <u>226</u> 小棒万星海绵新 A 和 <u>227</u> 小棒万星海绵新 B, 它们的结构骨架上都带有一个糖基。

　　化合物 <u>223</u> 花萼圆皮海绵诱癌素酰胺 A、<u>224</u> 花萼圆皮海绵诱癌素酰胺 B、<u>226</u> 小棒万星海绵新 A 和 <u>227</u> 小棒万星海绵新 B 都对 NCI 的 60 种癌细胞筛选程序得出积极的广谱的响应。而带一个焦磷酸基结构的化合物 <u>228</u> 磷酸花萼圆皮海绵诱癌素 C 则导致性质廻然不同, 它只对小鼠淋巴细胞白血病 P$_{388}$ 细胞有高活性。前已述及, 这种仅对极敏感细胞有高活性的孤立的数据一般没有多大参考价值。化合物 **<u>222</u>** 花萼圆皮海绵诱癌素 A 和 **225** 花萼圆皮海绵诱癌素 B 则对小鼠淋巴细胞白血病 L_{1210} 细胞有很高活性，IC_{50} 值分别为 0.00074μg/mL 和 0.00088μg/mL，化合物 **222** 花萼圆皮海绵诱癌素 A 对小鼠埃里希腹水癌和 P_{388} 的抗肿瘤实验结果是：15μg/kg，*T/C* 分别为 245.8%和 144.4%。化合物 **222** 花萼圆皮海绵诱癌素 A 和 **227** 小棒万星海绵新 B 还是丝氨酸-苏氨酸磷酸酶抑制剂和细胞生长抑制剂（是用海燕 *Asterina pectinifera* 和海胆 *Hemicentrotus pulcherrimus* 卵做实验）。化合物 **222** 花萼圆皮海绵诱癌素 A 同时还是蛋白磷酸酶 PP1 和 PP2A 抑制剂，以及细胞凋亡诱导剂。化合物 **223** 花萼圆皮海绵诱癌素酰胺 A 是蛋白磷酸酶 PP2A 抑制剂。化合物 **224** 花萼圆皮海绵诱癌素酰胺 B、**226** 小棒万星海绵新 A 和 **227** 小棒万星海绵新 B 也都是蛋白磷酸酶抑制剂。

3.6　神经鞘脂类化合物

$C_{49}H_{89}NO_7$

229　Bathymodiolamide A
　　贻贝酰胺 A

Bathymodiolus thermophilus
HeLa, IC_{50} = 0.4μmol/L
MCF7, IC_{50} = 0.1μmol/L
Andrianasolo, E. H. et al. 2011.

$C_{42}H_{77}NO_7$

230　Bathymodiolamide B
　　贻贝酰胺 B

Bathymodiolus thermophilus
HeLa, IC_{50} = 0.5μmol/L
MCF7, IC_{50} = 0.2μmol/L
Andrianasolo, E. H. et al. 2011.

$C_{48}H_{93}NO_{10}$

231　Iotroridoside A　绣球海绵糖苷 A

Iotrochota sp.
L_{1210}, ED_{50} = 0.08μg/mL
Deng, S. Z. et al. 2001.

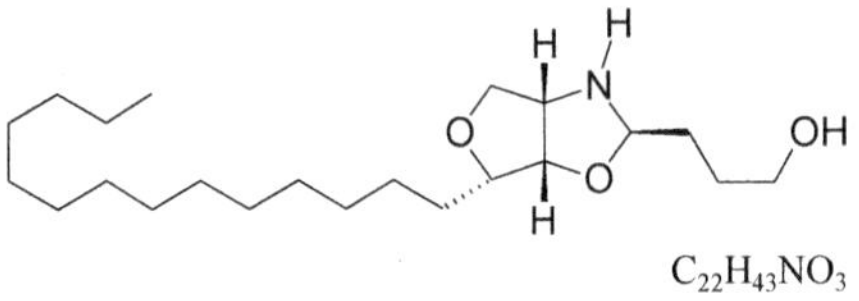

$C_{22}H_{43}NO_3$

$C_{18}H_{37}NO_2$

232　Jaspine A　碧玉海绵素 A

Jaspis sp.

A549, IC_{50} = 0.34μmol/L

Ledroit, V. et al. 2003.

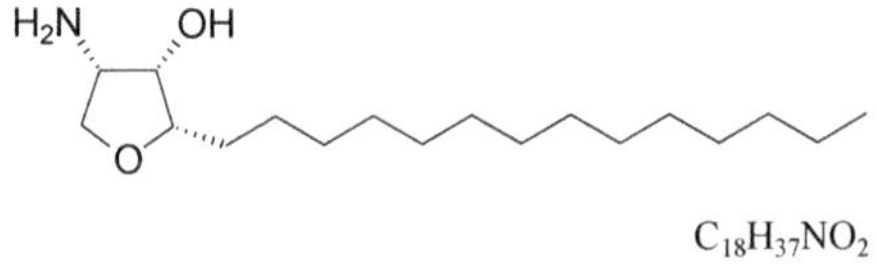

233　Jaspine B　碧玉海绵素 B

Jaspis sp. and *Pachastrissa* sp.

MDA231, HeLa, CNE, 高活性

Kuroda, I. et al. 2002; Ledroit, V. et al. 2003; Salma, Y. et al. 2009.

这 5 个神经鞘脂类高活海洋天然产物分别来自贻贝和海绵。化合物 **229** 贻贝酰胺 A 和 **230** 贻贝酰胺 B 产自中大西洋海脊，靠近深海热液喷口处的 Mytilidae 科 *Bathymodiolus thermophilus* 贻贝，采样深度为 1700m。化合物 **231** 绣球海绵糖苷 A 产自靠近海南岛的南海中国水域的绣球海绵属海绵 *Iotrochota* sp.，化合物 **232** 碧玉海绵素 A 和 **233** 碧玉海绵素 B 产自碧玉海绵属海绵 *Jaspis* sp.，化合物 **233** 碧玉海绵素 B 还产自厚芒海绵属海绵 *Pachastrissa* sp.。由上述数据块中的 5 个天然产物可见，产地不同，结构就不相同，活性（及其分布）当然也不相同。请特别注意化合物 **229** 贻贝酰胺 A 和 **230** 贻贝酰胺 B 这两个天然产物，它们产地相同，结构就很相近，活性也就很接近。因此，我们研究海洋天然产物的时候，和结构、活性一样，产地也是同样重要的。**233** 碧玉海绵素 B 同时还是神经鞘磷脂合成酶抑制剂，对人黑色素瘤细胞，可以提高神经酰胺水平并因此触发细胞凋亡，这被认为是这些化合物有细胞毒活性的原因。

第 **4** 章

芳香族化合物

4.1 苯并呋喃类

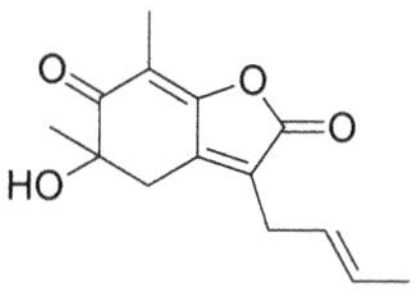

$C_{14}H_{16}O_4$

234 Phialofurone
海洋真菌呋喃酮

Phialocephala sp.

P_{388}, IC_{50} = 0.2μmol/L

K562, IC_{50} = 22.4μmol/L

Li, D. H. et al. 2011.

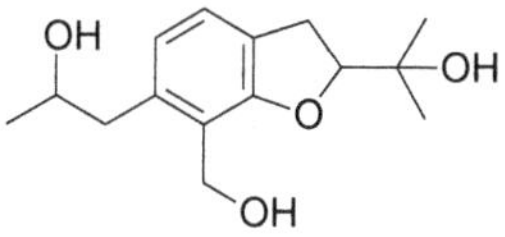

$C_{15}H_{22}O_4$

235 Ustusorane E 焦曲霉欧兰 E

Aspergillus ustus 094102

Bruguiera gymnorrhiza

VP-16, IC_{50} = 0.042μmol/L

HL60, IC_{50} = 0.13μmol/L

A549, IC_{50} > 100μmol/L

Lu, Z. et al. 2009.

　　以编者提出的更高活性判据（$IC_{50} \leqslant 0.3$μmol/L 用于更严格的细筛）为标准，从海洋数据库的活性 8349 集合中筛选出了 2 个有更高抗癌活性的苯并呋喃类天然产物。一个是从东太平洋深海沉积物导出的海洋真菌 *Phialocephala* sp. 中分离得到的化合物 **234** 海洋真菌呋喃酮，另一个是来自中国海南文昌红树木榄 *Bruguiera gymnorrhiza* 根际土壤的真菌焦曲霉 *Aspergillus ustus* 的化合物 <u>235</u> 焦曲霉欧兰 E。二者都具有抗癌更高活性，具体靶标细胞和定量活性数据详见上述数据块。

4.2 苯并吡喃类

$C_{14}H_{16}O_3$

<u>236</u>　(2*R*)-2,3-Dihydro-7-hydroxy-6,8-di-methyl-2-[(*E*)-propenyl] chromen-4-one　(2*R*)-2,3-二氢-7-羟基-6,8-二甲基-2-[(*E*)-丙烯基]色烯-4-酮

P_{388}, $IC_{50} = 0.14 \mu mol/L$

Aspergillus sydowi YH11-2

Tian, L. et al. 2007.

$C_{22}H_{27}ClO_5$

<u>237</u>　11-*epi*-Chaetomugilin I
　　　11-*epi*-毛壳鲻鱼林 I

Chaetomium globosum

Mugil cephalus

P_{388}, $IC_{50} = 0.7 pmol/L$

HL60, $IC_{50} = 1.0 pmol/L$

KB, $IC_{50} = 1.2 pmol/L$

L_{1210}, $IC_{50} = 1.6 pmol/L$

Yamada, T. et al. 2011.

$C_{22}H_{27}ClO_5$

<u>238</u>　Chaetomugilin P　毛壳鲻鱼林 P

Chaetomium globosum

Mugil cephalus

P_{388}, $IC_{50} = 0.7 pmol/L$

HL60, $IC_{50} = 1.2 pmol/L$

L_{1210}, $IC_{50} = 1.5 pmol/L$

KB, $IC_{50} = 1.8 pmol/L$

Yamada, T. et al. 2011.

$C_{22}H_{29}ClO_6$

<u>239</u>　Chaetomugilin Q　毛壳鲻鱼林 Q

Chaetomium globosum & *Mugil cephalus*

HL60, $IC_{50} = 47.2 pmol/L$

P_{388}, $IC_{50} = 49.5 pmol/L$

L_{1210}, $IC_{50} = 80.2 pmol/L$

KB, IC$_{50}$ > 100pmol/L

Yamada, T. et al. 2011.

Chaetomium globosum & *Mugil cephalus*

P$_{388}$, IC$_{50}$ = 32.0pmol/L

HL60, IC$_{50}$ = 51.8pmol/L

L$_{1210}$, IC$_{50}$ = 67.1pmol/L

KB, IC$_{50}$ = 67.1pmol/L

Yamada, T. et al. 2011.

$C_{17}H_{23}ClO_5$

240　Chaetomugilin R　毛壳鲻鱼林 R

化合物 **236** (2R)-2,3-二氢-7-羟基-6,8-二甲基-2-[(E)-丙烯基]色烯-4-酮源自美国关岛，E144°43′N13°26′，深海真菌萨氏曲霉菌 *Aspergillus sydowi* YH11-2，采样深度 1000m。化合物 **237** 11-*epi*-毛壳鲻鱼林 I、**238** 毛壳鲻鱼林 P、**239** 毛壳鲻鱼林 Q 和 **240** 毛壳鲻鱼林 R 都源自日本胜浦湾鲻鱼 *Mugil cephalus* 体内的毛壳属海洋真菌 *Chaetomium globosum*。

本节拣选了 5 个有高抗癌活性或更高抗癌活性的苯并吡喃类海洋天然产物，具体靶标细胞和定量活性数据详见上述数据块。像 **236** 这类化合物，仅仅对一种特别敏感癌细胞 P$_{388}$ 有高活性，对研发的参考意义不大，应更多地关注有多重癌细胞靶标数据的化合物。

4.3　异香豆素类

$C_{22}H_{29}ClO_6$

241　Antibiotics PM94128　抗生素 PM94128

Bacillus sp.

P$_{388}$, A549, HT29, MEL28, 所有IC$_{50}$ = 0.05μmol/L

Canedo, L. M. et al. 1997.

$C_{21}H_{13}BrO_4$

242　Hiburipyranone　亥布里吡喃酮

Mycale adhaerens.

P$_{388}$, IC$_{50}$ = 0.19μg/mL

Fusetani, N. et al. 1991; Uchida, K. et al. 1998.

$C_{31}H_{47}NO_{11}$

$C_{31}H_{45}NO_{11}$

243 Irciniastatin A 羊海绵他汀 A

Ircinia cf. *ramose*

Psammocinia aff. *bulbosa*

癌细胞生长抑制剂，GI$_{50}$从

0.001μg/mL 到 < 0.0001μg/mL

Pettit, G. R. et al. 2004; Robinson, S. J. et al. 2007.

244 Irciniastatin B 羊海绵他汀 B

Ircinia cf. *ramose*

癌细胞生长抑制剂，GI$_{50}$从

0.001μg/mL 到 < 0.0001μg/mL

Pettit, G. R. et al. 2004.

　　4 个异香豆素类海洋天然产物中有 3 个是从海绵中分离出来的，化合物 **242** 亥布里吡喃酮源自黏附山海绵 *Mycale adhaerens*，化合物 **243** 羊海绵他汀 A 源自树枝羊海绵 *Ircinia* cf. *ramosa* 和 Irciniidae 科海绵 *Psammocinia* aff. *Bulbosa*，化合物 **244** 羊海绵他汀 B 源自树枝羊海绵 *Ircinia* cf. *ramosa*，其中化合物 **243** 羊海绵他汀 A 和 **244** 羊海绵他汀 B 更值得注意。具体靶标细胞和定量活性数据详见上述数据块。化合物 **241** 抗生素 PM94128 则源于海洋杆菌属细菌 *Bacillus* sp.。

4.4 蒽醌类

$C_{39}H_{42}O_{15}$

245　Fradimycin A　弗氏青兰霉素 A

Streptomyces fradiae PTZ00025
HCT15, IC_{50} = 0.52μmol/L

C6, IC_{50} = 1.28μmol/L
SW620, IC_{50} = 6.46μmol/L
Xin, W. et al. 2012.

$C_{38}H_{38}O_{14}$

246　Fradimycin B　弗氏青兰霉素 B

Streptomyces fradiae PTZ00025
HCT15, IC_{50} = 0.13μmol/L

C6, IC_{50} = 0.47μmol/L
SW620, IC_{50} = 4.33μmol/L
Xin, W. et al. 2012.

$C_{38}H_{38}O_{13}$

247　MK844-mF10　弗氏链霉菌内酯

Streptomyces fradiae PTZ00025
HCT15, IC_{50} = 0.30μmol/L

C6, IC_{50} = 1.31μmol/L
SW620, IC_{50} = 4.3μmol/L
Xin, W. et al. 2012.

$C_{25}H_{16}O_9$

248 Aspergiolide A 灰绿曲霉内酯 A

Aspergillus glaucus HB1-119
MTT法：HL60, IC_{50} = 0.28μmol/L
SRB法：A549, IC_{50} = 0.13μmol/L
Du, L. et al. 2007; Du, L. et al. 2008b.

$C_{26}H_{18}O_9$

249 Aspergiolide B 灰绿曲霉内酯 B

Aspergillus glaucus HB1-119
MTT法：HL60, IC_{50} = 0.51μmol/L
SRB法：A549, IC_{50} = 0.24μmol/L
Du, L. et al. 2008a.

　　5 个蒽醌类海洋天然产物中，化合物 **245** 弗氏青兰霉素 A、**246** 弗氏青兰霉素 B 和 **247** 弗氏链霉菌内酯的结构特征是 9,10-蒽醌，它们来自未指明来源的海洋沉积物中的弗氏链霉菌 *Streptomyces fradiae* PTZ00025。化合物 **248** 灰绿曲霉内酯 A 和 **249** 灰绿曲霉内酯 B 属于延伸醌类结构，来自中国水域红树根周围沉积物中培养的真菌灰绿曲霉 *Aspergillus glaucus* HB1-119。其中活性最高的是化合物 **246** 弗氏青兰霉素 B 和 **248** 灰绿曲霉内酯 A，具体抗癌靶标细胞和定量活性数据详见上述数据块。除抗癌活性外，化合物 **245**~**247** 还有抗菌活性。

4.5 咕吨酮衍生物

$C_{14}H_{10}O_6$

250 Anomalin A 畸形沃德霉林 A

Arthrinium sp.
Geodia cydonium
Apiospora montagnei

Wardomyces anomalus

L5178Y, IC_{50} = 0.40μmol/L

A2780, IC_{50} = 4.34μmol/L

A2780CisR, IC_{50} = 26.0μmol/L

K562, IC_{50} > 365μmol/L

Abdel-Lateff, A. et al. 2003; Saleem, M. et al. 2007 (综述); Ebada, S. S. et al. 2011.

$C_{30}H_{25}NO_{11}$

251　Citreamicin θB　柠檬霉素 θB

Streptomyces caelestis

HeLa, IC_{50} = 0.072μg/mL

Liu, L. L. et al. 2012.

化合物 **250** 畸形沃德霉林 A 来自亚得里亚海意大利海岸温柽钵海绵 *Geodia cydonium* 中的 Apiosporaceae 科节菱孢属海洋真菌 *Arthrinium* sp. 以及梨孢假壳属 *Apiospora montagnei* 和畸形沃德霉 *Wardomyces anomalus* 海洋真菌。化合物 **251** 柠檬霉素 θB 来自沙特阿拉伯吉达市海水中的链霉菌属 *Streptomyces caelestis*。这两个呫吨酮衍生物的抗癌活性分布见上述数据块。

除抗癌活性外，化合物 **250** 畸形沃德霉林 A 在细胞血管生成试验中抑制 VEGF-A 诱导的内皮细胞催芽，并有抗氧化活性。它还是 16 种不同蛋白激酶的抑制剂。蛋白激酶是催化蛋白质磷酸化的一组酶，在基因表达的调节中起关键作用，虽然目前分子靶抗癌药物治疗机制仍有不确定性，但这种新型药物仍为我们攻克癌症开辟了广阔的前景。

250 畸形沃德霉林 A 的蛋白激酶抑制活性分布如下所示：

PIM1, IC_{50} = 0.3μmol/L	SRC, IC_{50} = 12.9μmol/L
Aurora-B, IC_{50} = 0.5μmol/L	FAK, IC_{50} = 15.2μmol/L
VEGF-R2, IC_{50} = 0.8μmol/L	ARK5, IC_{50} = 15.6μmol/L
ALK, IC_{50} = 1.1μmol/L	PRK1, IC_{50} = 45.3μmol/L
MET wt, IC_{50} = 4.4μmol/L	NEK6, IC_{50} = 67.8μmol/L
AXL, IC_{50} = 6.6μmol/L	NEK2, IC_{50} = 83.9μmol/L
IGF1-R, IC_{50} = 8.6μmol/L	AKT1, IC_{50} > 100μmol/L
PLK1, IC_{50} = 8.8μmol/L	MEK1 wt, IC_{50} > 100μmol/L

另外，化合物 **251** 柠檬霉素 θB 还有抗菌作用。

4.6 杂项多环芳烃类

$C_{68}H_{82}N_4O_{24}$

252 (−)-Lomaiviticin C (−)-小单孢菌属新 C

Salinispora pacifica

HCT116, IC_{50} = 0.223μmol/L

LNCaP, IC_{50} = 0.332μmol/L

K562, IC_{50} = 0.472μmol/L

HeLa, IC_{50} = 0.589μmol/L

Woo, C. M. et al. 2012.

R^1 = H, R^2 = Me
和
R^1 = Me, R^2 = H

$C_{69}H_{84}N_4O_{24}$

253 (−)-Lomaiviticin D (−)-小单孢菌属新 D

Salinispora pacifica

HeLa, IC_{50} = 161nmol/L

HCT116, IC_{50} = 167nmol/L

LNCaP, IC_{50} = 196nmol/L

K562, IC_{50} = 197nmol/L

Woo, C. M. et al. 2012.

$C_{70}H_{86}N_4O_{24}$

254 (−)-Lomaiviticin E (−)-小单孢菌属新 E

Salinispora pacifica

HCT116, IC_{50} = 255nmol/L

HeLa, IC_{50} = 292nmol/L

K562, IC_{50} = 496nmol/L

LNCaP, IC_{50} = 964nmol/L

Woo, C. M. et al. 2012.

　　3 个多环芳烃化合物 **252** (–)-小单孢菌属新 C、**253** (–)-小单孢菌属新 D 和 **254** (–)-小单孢菌属新 E 都来自海洋导出的放线菌太平洋盐水孢菌 *Salinispora pacifica*（美国农业部农业研究服务处），其抗癌活性高且为多靶标数据，活性分布详见上述数据块。

第 **5** 章

聚酮类化合物

聚酮是一类由细菌、真菌、植物与动物所生产出来的二级代谢产物，源自乙酰基与丙酰基的聚合。聚酮广泛分布在自然界，海洋天然产物库全库有 928 个聚酮化合物，占该库化合物总数的 4.7%，本节遴选出其中的 90 个，占聚酮总数的 9.7%。聚酮的海洋生物来源主要是海洋藻类和海绵，较少存在于珊瑚和海鞘中。在藻类、海绵、珊瑚和海鞘这四类海洋生物中，聚酮天然产物分别占总数的 22%、17%、8% 和 1%（Ireland et al. 1988）。

5.1　鞘丝藻酰胺和有关酰胺

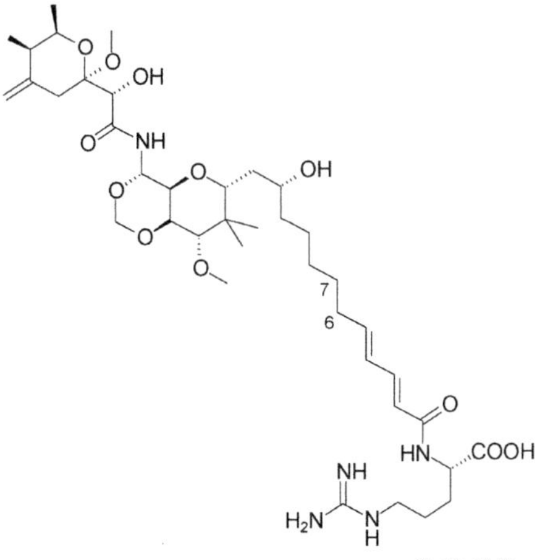

$C_{39}H_{65}N_5O_{12}$

255　6,7-Dihydroonnamide A
6,7-二氢奥恩酰胺 A

Theonella sp. *Theonella* sp.

L_{1210}, IC_{50} = 0.0046μg/mL

KB, IC_{50} = 0.0050μg/mL

P_{388}, IC_{50} = 0.04μg/mL

Matsunaga, S. et al. 1992;

　Kobayashi, J. et al. 1993b.

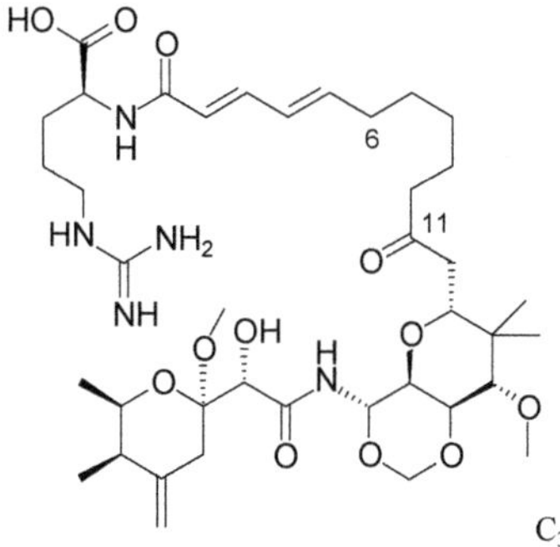

$C_{39}H_{63}N_5O_{12}$

256　6,7-Dihydro-11-oxoonnamide A
6,7-二氢-11-氧代奥恩酰胺 A

Theonella sp.

L_{1210}, IC_{50} = 0.016μg/mL

KB, IC_{50} = 0.023μg/mL

Kobayashi, J. et al. 1993b.

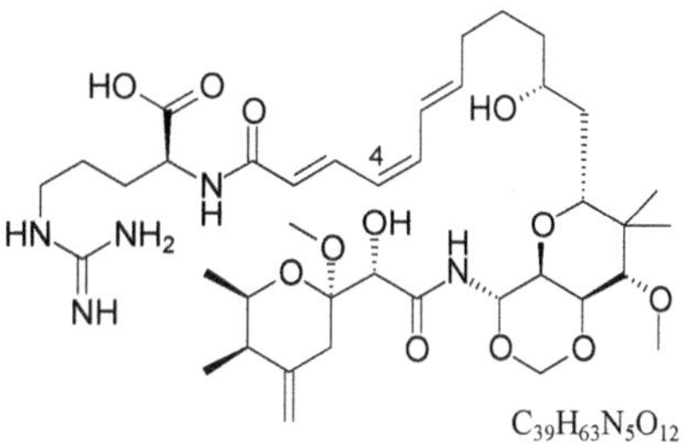

$C_{39}H_{63}N_5O_{12}$

257　4Z-Onnamide A　4Z-奥恩酰胺 A

Theonella sp.

L_{1210}, IC_{50} = 0.0015μg/mL

KB, IC_{50} = 0.0029μg/mL

Kobayashi, J. et al. 1993b.

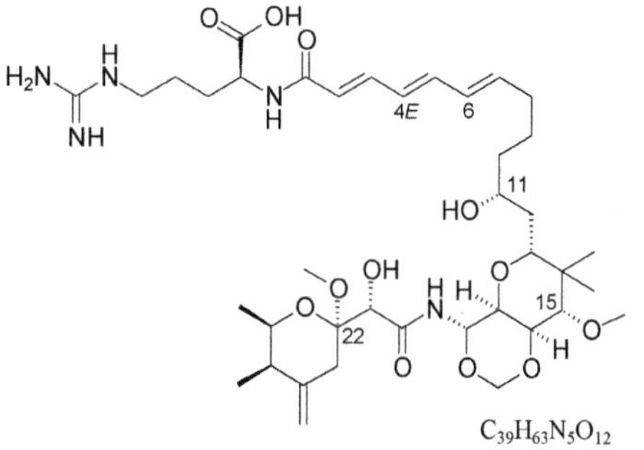

$C_{39}H_{63}N_5O_{12}$

258 Onnamide A 奥恩酰胺 A

Theonella swinhoei and *Theonella* sp.

L_{1210}, IC_{50} = 0.002μg/mL

KB, IC_{50} = 0.0036μg/mL

P_{388}, IC_{50} = 0.01μg/mL

诱导p38激酶和JNK的活化，抗病毒

Sakemi, S. et al. JACS, 1988;

   Matsunaga, S. et al. 1992;

   Skropeta, D. et al. 2011 (综述).

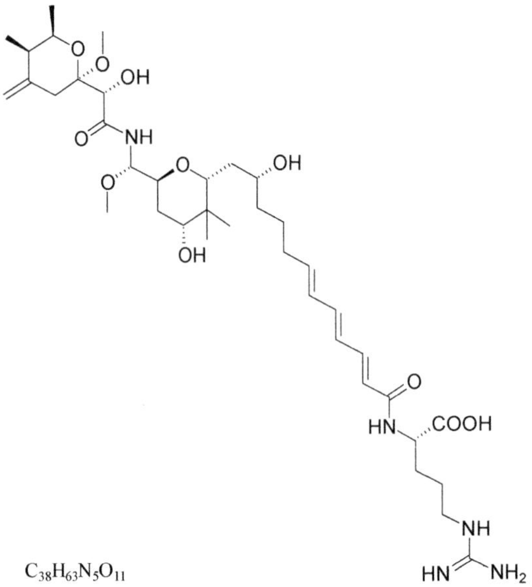

$C_{38}H_{63}N_5O_{11}$

259 Onnamide D 奥恩酰胺 D

Theonella sp.

P_{388}, IC_{50} = 0.02μg/mL

Matsunaga, S. et al. 1992.

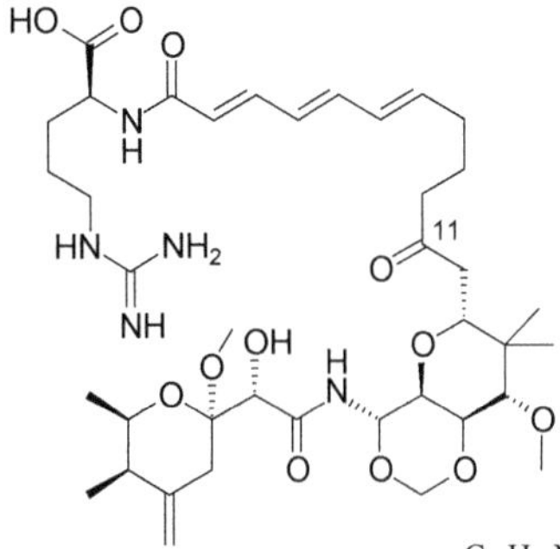

$C_{39}H_{61}N_5O_{12}$

260 11-Oxoonnamide A 11-氧代奥恩酰胺 A

Theonella sp.

L_{1210}, IC_{50} = 0.0092μg/mL

KB, IC_{50} = 0.013μg/mL

Kobayashi, J. et al. 1993b.

$C_{27}H_{45}NO_{10}$

261 Theopederin A
蒂壳海绵林 A

Theonella swinhoei

Theonella sp.

P_{388}, IC_{50} = 0.05ng/mL

抗肿瘤, P_{388}, 0.1mg/(kg·d), *T/C* = 205%

Fusetani, N. et al. 1992; Tsukamoto, S. et al. 1999.

$C_{28}H_{47}NO_{11}$

262 Theopederin B
蒂壳海绵林 B

Theonella swinhoei

Theonella sp.

P_{388}, IC_{50} = 0.1ng/mL

抗肿瘤: P_{388}, 0.4mg/(kg·d), *T/C* = 173%

诱导p38激酶和JNK活化

Fusetani, N. et al. 1992; Tsukamoto, S. et al. 1999; Skropeta, D. et al. 2011 (综述).

$C_{27}H_{43}NO_{10}$

263 Theopederin C 蒂壳海绵林 C

Theonella swinhoei

Theonella sp.

P_{388}, IC_{50} = 0.7ng/mL

Fusetani, N. et al. 1992; Tsukamoto, S. et al. 1999.

$C_{26}H_{41}NO_{10}$

264 Theopederin D 蒂壳海绵林 D

Theonella sp.

P_{388}, IC_{50} = 1.0ng/mL

Fusetani, N. et al. 1992; Kocienski, P. J. et al. 1998.

$C_{22}H_{37}NO_9$

265 Theopederin E
蒂壳海绵林 E

Theonella swinhoei

Theonella sp.

P$_{388}$, IC$_{50}$ = 9.0ng/mL

Fusetani, N. et al. 1992; Simpson, J.
  S. et al. 2000; Tsukamoto, S. et al.
  1999.

C$_{32}$H$_{49}$NO$_{11}$

**268　Theopederin K　蒂壳海绵
林 K**

Discodermia sp.

P$_{388}$, IC$_{50}$ = 0.1nmol/L

A549, IC$_{50}$ =1.5nmol/L

Paul, G. K. et al. 2002; Winder, P. L.
  et al. 2011 (综述).

C$_{27}$H$_{47}$NO$_{10}$

**266　Theopederin F
蒂壳海绵林 F**

Theonella swinhoei

P$_{388}$, IC$_{50}$ = 15ng/mL

Tsukamoto, S. et al. 1999.

C$_{30}$H$_{47}$NO$_{11}$

C$_{31}$H$_{47}$NO$_{11}$

**269　Theopederin L
蒂壳海绵林 L**

Discodermia sp.

P$_{388}$, IC$_{50}$ = 7.3nmol/L

A549, IC$_{50}$ =3.2nmol/L

Paul, G. K. et al. 2002; Winder, P. L.
  et al. 2011 (综述).

**267　Theopederin G　蒂壳海绵
林 G**

Theonella swinhoei

P$_{388}$, IC$_{50}$ < 90ng/mL

Tsukamoto, S. et al. 1999.

　　这一节包括了 15 个鞘丝藻酰胺和有关酰胺海洋天然产物 **255**～**269**。
255～**267** 这 13 个化合物都源于日本冲绳庆连间群岛外海的岩屑海绵蒂壳
海绵属海绵和岩屑海绵斯氏蒂壳海绵。而 **268** 蒂壳海绵林 K 和 **269** 蒂壳
海绵林 L 这两个化合物则是使用 Johnson Sea-Link 潜水器, 从洪都拉斯北
海岸岸外的四个样本的岩屑海绵圆皮海绵属海绵 *Discodermia* sp.中获得。

在抗癌活性方面，化合物 **255**、**256**、**257**、**258**、**260** 都对 L_{1210} 和 KB 细胞有高活性，其中以化合物 **257** 4Z-奥恩酰胺 A 的活性最高，其对 L_{1210}，$IC_{50} = 0.0015\mu g/mL$，对 KB，$IC_{50} = 0.0029\mu g/mL$。化合物 **255**、**258**、**259**、**261**～**269** 都对 P_{388} 细胞有高活性，其中以化合物 **262** 蒂壳海绵林 B 和 **268** 蒂壳海绵林 K 活性最高，对 P_{388}，IC_{50} 值分别为 0.1ng/mL 和 0.1nmol/L。化合物 **268** 蒂壳海绵林 K 和 **269** 蒂壳海绵林 L 还对 A549 细胞有高活性。在体内抗肿瘤实验方面，化合物 **261** 蒂壳海绵林 A 对 P_{388} 的抗肿瘤实验结果为：0.1mg/(kg·d)，处理 1 天、2 天和 4～6 天，i.p. 存活期之比（处理动物存活时间 T 和对照动物存活时间 C 之比，用百分比表示）$T/C = 205\%$。化合物 **262** 蒂壳海绵林 B 对 P_{388} 的抗肿瘤实验结果为：0.4mg/(kg·d)，处理 1 天、2 天和 4～6 天，i.p. 存活期之比 $T/C = 173\%$。

此外，化合物 **258** 奥恩酰胺 A 和 **262** 蒂壳海绵林 B 还有诱导 p38 激酶和 JNK 活化的作用。化合物 **258** 奥恩酰胺 A 有抗病毒作用，化合物 **266** 蒂壳海绵林 F 和 **267** 蒂壳海绵林 G 还有抗真菌作用。

5.2　拉德聚醚

$C_{60}H_{86}O_{19}$

270 Halichondrin B　冈田软海绵素 B

Lissodendoryx sp.
Phakellia carteri
Axinella spp.
Halichondria okadai
Lissodendoryx sp.

P_{388}，$IC_{50} = 0.78$ng/mL
NCI人癌细胞组，
平均 $GI_{50} = 1.38 \times 10^{-10}$mol/L
作用机制：微管解聚，抗有丝分裂
Hirata, Y. et al. 1986; Jackson, K. L. et al. 2009 (综述); Hickford, S. J. H. et al. 2009.

$C_{60}H_{86}O_{20}$

271　Halistatin 1　哈里他汀 1

Phakellia carteri

Axinella carteri

P_{388}, ED_{50} = 0.4ng/mL

NCI 60筛选，总平均GI_{50} =

$7×10^{-10}$mol/L

抗有丝分裂

微管蛋白聚合抑制剂

Pettit, G. R. et al. 1993d.

$C_{61}H_{88}O_{19}$

272　Halistatin 3　哈里他汀 3

Phakellia sp.

Lissodendoryx sp.

P_{388}, IC_{50} = 0.8ng/mL

P_{388}, ED_{50} = $3.5×10^{-5}$μg/mL =

　35pg/mL

SF295, GI_{50} = $3.5×10^{-5}$μg/mL

OVCAR-3, GI_{50} = $1.3×10^{-5}$μg/mL

A498, GI_{50} = $5.6×10^{-5}$μg/mL

SK-MEL-5, GI_{50} = $2.5×10^{-5}$μg/mL

Pettit, G. R. et al. 1995; Litaudon, M.

　et al. 1997.

$C_{61}H_{86}O_{19}$

273 Homohalichondrin B
高冈田软海绵素 B

Lissodendoryx sp.
Phakellia carteri
Halichondria okadai
Axinella carteri
P_{388}，IC_{50} = 0.22ng/mL

一组NCI人癌细胞，
平均GI_{50} = 1.58×10^{-10}mol/L
作用机制：微管解聚，抗有丝分裂
Hirata, Y. et al. 1986; Aicher, T. D. et al. 1992; Hickford, S. J. H. et al. 2009.

$C_{61}H_{86}O_{19}$

274 Isohomohalichondrin B
异高冈田软海绵素 B

Lissodendoryx sp.
P_{388}，IC_{50} = 0.18ng/mL
一组NCI人癌细胞株，
平均GI_{50} = 1.15×10^{-10}mol/L

微管蛋白聚合抑制剂，抗有丝分裂
Hickford, S. J. H. et al. 2009;
Litaudon, M. et al. 1994; Litaudon, M. et al. 1997.

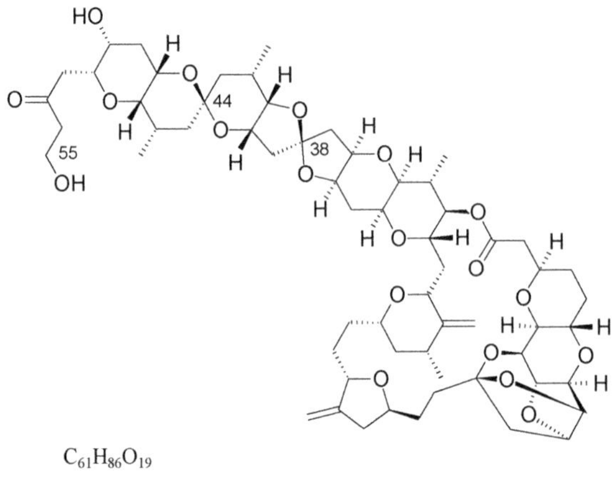

$C_{61}H_{86}O_{19}$

275 38-*epi*-
Isohomohalichondrin B
38-*epi*-异高冈田软海绵素 B

Lissodendoryx sp.
P_{388}, IC_{50} = 3.4ng/mL
Litaudon, M. et al. 1997.

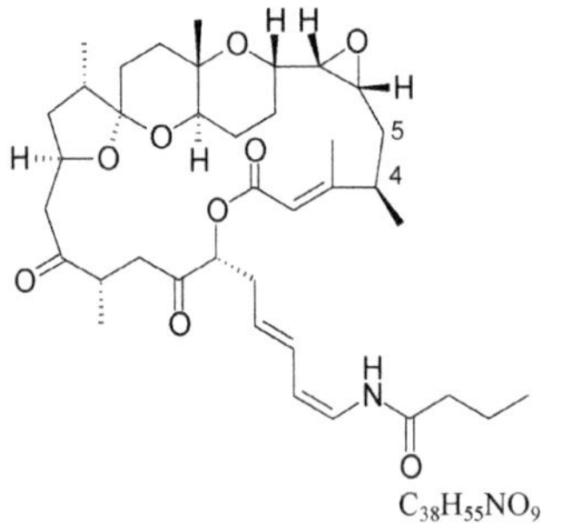

$C_{38}H_{55}NO_9$

276 Lituarine A 海笔素 A
Lituaria australasiae
KB, IC_{50} = 3.7～5.0ng/mL
Vidal, J. P. et al. 1992.

$C_{40}H_{57}NO_{12}$

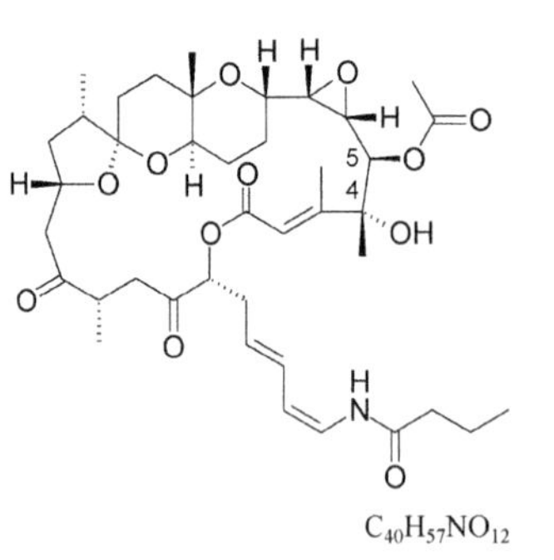

277 Lituarine B 海笔素 B
Lituaria australasiae
KB, IC_{50} = 1.0～2.0ng/mL
Vidal, J. P. et al. 1992.

$C_{38}H_{55}NO_{11}$

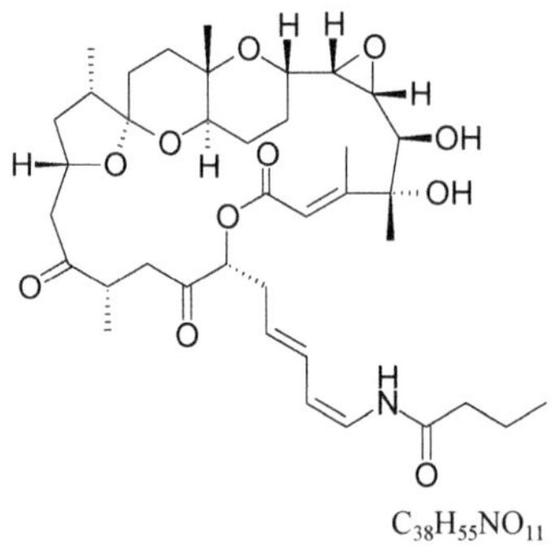

278 Lituarine C 海笔素 C
Lituaria australasiae
KB, IC_{50} = 5.0～6.0ng/mL
抗真菌
Vidal, J. P. et al. 1992.

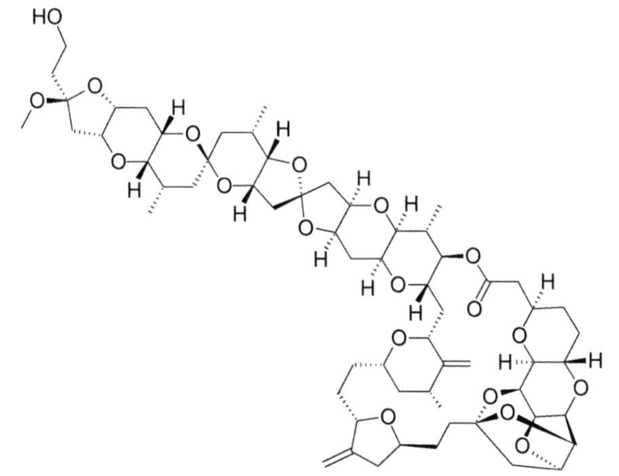

$C_{62}H_{88}O_{19}$

279　53-Methoxy-neoisohomohalichondrin B
53-甲氧基-新异高冈田软海绵素 B

Lissodendoryx sp.
P_{388}, IC_{50} = 0.1ng/mL
Litaudon, M. et al. 1997.

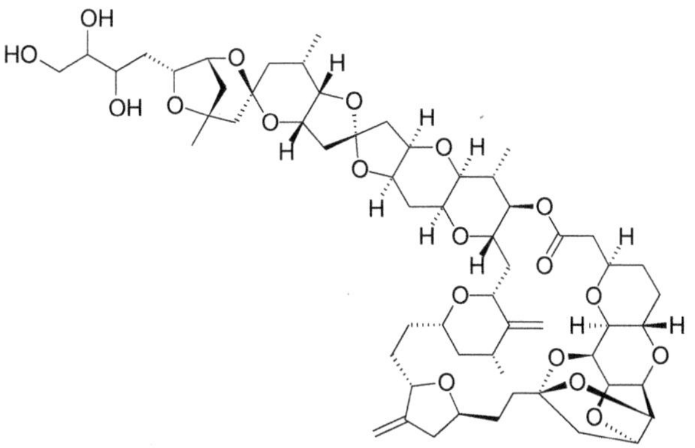

$C_{59}H_{84}O_{19}$

280　Neonorhalichondrin B
新去甲冈田软海绵素 B

Lissodendoryx sp.

P_{388}, IC_{50} = 0.4ng/mL
Litaudon, M. et al. 1997.

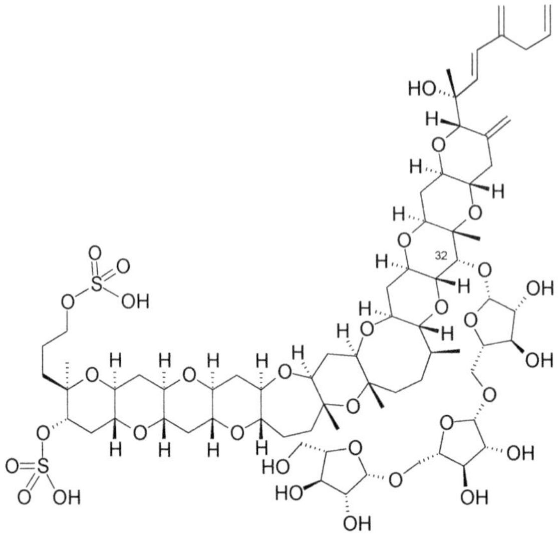

$$C_{71}H_{108}O_{33}S_2$$

281 Protoceratin Ⅳ　网状原角藻　　人癌细胞, $IC_{50} < 0.0005\mu mol/L$, 显示
　　　　　　　亭Ⅳ　　　　　　　　　　某些细胞选择性

Protoceratium reticulatum.　　　　Konishi, M. et al. 2004.

聚酮类拉德聚醚是海洋天然产物中一类重要的化合物。这里收集了12个有高抗癌活性的拉德聚醚化合物。它们的海洋生物来源主要是海绵，部分来自海笔，个别的来自海洋甲藻。

这12个化合物当中，有8个来自各种海绵，其中以新西兰南岛凯库拉海岸外100m水深处采集的扁矛海绵属海绵 *Lissodendoryx* sp.为最主要来源（**270** 冈田软海绵素 B、**272**~**275**、**279** 53-甲氧基-新异高冈田软海绵素 B、**280** 新去甲冈田软海绵素 B），其他来源还包括科摩罗群岛产的卡特里扁海绵 *Phakellia carteri*（**270** 冈田软海绵素 B、**271** 哈里他汀 1、**273** 高冈田软海绵素 B）、卡特里小轴海绵 *Axinella carteri*（**271** 哈里他汀 1、**273** 高冈田软海绵素 B）、小轴海绵属多种海绵 *Axinella* spp.（**270** 冈田软海绵素 B）、冈田软海绵（**270** 冈田软海绵素 B、**273** 高冈田软海绵素 B）和扁海绵属海绵 *Phakellia* sp.（**272** 哈里他汀 3）。

化合物 **276** 海笔素 A、**277** 海笔素 B 和 **278** 海笔素 C 则源自法属新喀里多尼亚产出的新喀里多尼亚海笔 *Lituaria australasiae*，它在生物分类系统中属于珊瑚纲八放珊瑚亚纲海鳃目。只有一个化合物 **281** 网状原角藻亭Ⅳ源自甲藻网状原角藻 *Protoceratium reticulatum*。

在抗癌活性试验方面，化合物 **270**～**275**、**279** 和 **280** 都对 P_{388} 细胞显示高活性，其 IC_{50} 值的范围是 0.1～$6.0ng/mL$，或 ED_{50} 值的范围是 $35pg/mL$～$0.4ng/mL$。化合物 **276**、**277** 和 **278** 则对 KB 细胞显示高活性，$IC_{50} = 1ng/mL$～$6ng/mL$。化合物 **281** 网状原角藻亭 Ⅳ 则对未指明的一组人癌细胞株，$IC_{50} < 0.0005\mu mol/L$，显示某些细胞株的选择性。对一组 NCl 人癌细胞，化合物 **270** 冈田软海绵素 B、**273** 高冈田软海绵素 B 和 **274** 异高冈田软海绵素 B 平均的 GI_{50} 值分别为 $1.38\times10^{-10}mol/L$、$1.58\times10^{-10}mol/L$ 和 $1.15\times10^{-10}mol/L$。对 NCI 的 60 种癌细胞筛选程序，化合物 **271** 哈里他汀 1 的总平均 $GI_{50} = 7\times10^{-10}mol/L$，这些数据都说明相应化合物有高抗癌活性。化合物 **272** 哈里他汀 3 还有对多重细胞靶标的细胞毒实验结果，包括：SF295，$GI_{50} = 3.5\times10^{-5}\mu g/mL$；OVCAR-3，$GI_{50} = 1.3\times10^{-5}\mu g/mL$；A498，$GI_{50} = 5.6\times10^{-5}\mu g/mL$；SK-MEL-5，$GI_{50} = 2.5\times10^{-5}\mu g/mL$。

在作用机制研究方面，化合物 **270** 冈田软海绵素 B 抗癌作用的分子机制是微管解聚，1994 年在美国国家癌症研究所进行了临床前实验，表明它是微管蛋白聚合抑制剂，抑制放射性标记的长春花碱和三磷酸鸟苷 GTP 对微管蛋白的结合，并有引起细胞积累、阻止有丝分裂的作用。化合物 **271** 哈里他汀 1、**273** 高冈田软海绵素 B 也有和 **270** 冈田软海绵素 B 类似的作用机制研究正面结果。

应该说明，对海洋天然产物拉德聚醚的早期研究结果集中于其毒性研究。实际上大多数拉德聚醚都是海洋毒素，例如十分著名的 Maitotoxin（MTX，本书未收集）。对于研发新药而言，这是一个有较大风险的研究领域。

5.3　聚醚抗生素

$C_{44}H_{68}O_{13}S$

282 **Acanthifolicin**
加勒比海绵新

Pandaros acanthifolium

P_{388}, $ED_{50} = 2.8\times10^{-4}\mu g/mL$

KB, $ED_{50} = 2.1\times10^{-3}\mu g/mL$

L_{1210}, $ED_{50} = 3.9\times10^{-3}\mu g/mL$

Schmitz, F. J. et al. 1981; CRC press, 2012.

化合物 **282** 加勒比海绵新是我们收集的唯一一个聚醚抗生素类化合物。它的海洋生物来源是 Microcionidae 科加勒比海绵 *Pandaros acanthifolium* 以及其他海绵。只是因为它对 3 种敏感癌细胞都有高抗癌活性：对 P_{388} 细胞、KB 细胞、L_{1210} 细胞，$ED_{50} = 2.8 \times 10^{-4} \sim 3.9 \times 10^{-3} \mu g/mL$，是一个表现抗癌活性的抗生素，作为代表性化合物故而收集于此。它对鱼和藻类有毒，对小鼠静脉注射的 $LD_{50} = 0.14 mg/kg$，还是蛋白磷酸酶抑制剂、平滑肌收缩剂和离子载体，被用作生长刺激剂或处理球虫症。

5.4　巴佛洛霉素类

$C_{34}H_{51}NO_8$

283　Leiodermatolide　滑皮海绵内酯

Leiodermatium sp.
A549, $IC_{50} = 3.3 nmol/L$
NCI-ADR-Res, $IC_{50} = 233 nmol/L$
P_{388}, $IC_{50} = 3.3 nmol/L$

PANC1, $IC_{50} = 5.0 nmol/L$
DLD-1, $IC_{50} = 8.3 nmol/L$
抗有丝分裂
Paterson, I. et al. 2011; Winder, P. L. et al. 2011 (综述).

对巴佛洛霉素类海洋天然产物我们也是只收集了一个化合物 **283** 滑皮海绵内酯。和上面一节不同，这里的化合物被强烈推荐进行进一步抗癌药物研究。它对 5 种癌细胞都有高抗癌活性，包括人非小细胞肺癌 A549 细胞、人卵巢肉瘤 NCI-ADR-Res 细胞、小鼠淋巴细胞白血病 P_{388} 细胞、人胰腺癌 PANC1 细胞和人结直肠腺癌 DLD-1 细胞，IC_{50} 值在 $3.3 \sim 233 nmol/L$ 范围，被认为非常有潜力进行研发。其作用机制已知是抗有丝分裂，和其他 G_2/M 阻断剂比较，**283** 滑皮海绵内酯有自己独特的作用模式。

5.5　苔癣虫素类

$C_{47}H_{68}O_{17}$

<u>284</u>　Bryostatin 1　苔癣虫素 1

Bugula neritina, Amathia convoluta
有潜力的海洋药物开发目标，抗肿瘤
　二期临床
Pettit, G. R. et al. 1982, 1984; Smith, J.
　B. et al. 1985; Gschwendt, M. et al.
　1988; Russo, P. et al. 2016 (综述).

$C_{47}H_{68}O_{17}$

<u>285</u>　Bryostatin 10　苔癣虫素 10

Bugula neritina
P_{388} (PS), ED_{50} = 7.6×10^{-4}µg/mL
Pettit, G. R. et al. 1987a; Kamano, Y.
　et al. 1995.

$C_{39}H_{58}O_{15}$

<u>286</u>　Bryostatin 11　苔癣虫素 11

Bugula neritina
P_{388} (PS), ED_{50} = 1.8×10^{-5}µg/mL

抗肿瘤: P_{388} (PS), 92.5µg/kg, 生命
　延长64%
Pettit, G. R. et al. 1987a.

$C_{42}H_{64}O_{15}$

<u>287</u>　Bryostatin 18　苔癣虫素 18

Bugula neritina.
P_{388}, ED_{50} = 3.3×10^{-3}µg/mL
Pettit, G. R. et al. 1996.

本小节收集了 4 个苔癣虫素类海洋天然产物化合物，分别为 **284** 苔癣虫素 1、**285** 苔癣虫素 10、**286** 苔癣虫素 11 和 **287** 苔癣虫素 18。苔藓动物多室草苔虫 *Bugula neritina* 是它们共同的海洋生物来源。同时，**284** 苔癣虫素 1 还被发现来源于另外一种苔藓动物旋花愚苔虫。

化合物 **284** 苔藓虫素 1 是有潜力的海洋药物的开发目标，因为它对看上去不相关的多种常见重要疾病都有密切的关系，是它们的潜在药物，包括癌症、艾滋病和神经退行性疾病等。

化合物 **284** 苔藓虫素 1 的抗肿瘤二期临床试验结果表明，它能在组合管理抗癌药物如顺铂治疗转移性或不可切除的胃癌肿瘤中有效。

化合物 **284** 苔藓虫素 1 是蛋白激酶 C（PKC）的有潜力的调节器，唤醒一个快速短时活化和连续的 PKC 自我磷酸化，连续诱导 PKC 膜易位，随后 PKC 下调。PKC-δ 同工酶的下调显示了独特的两相模式：在低浓度是下调和在较高浓度是保护的机制，这也是苔藓虫素 1 是一种很有吸引力的药物的重要原因。

抗老年痴呆症 AD 的临床前研究表明，化合物 **284** 苔藓虫素 1 具有以下功效：①增强大鼠、小鼠、家兔和海洋裸鳃类生物空间学习和长期记忆能力；②能增加树突棘素和突触素，增加突触蛋白水平，引起突触结构改变；③对 AD 转基因小鼠能发挥神经保护作用；④改进经受突变的 APP/PS1 小鼠、转基因小鼠的记忆；⑤降低 Aβ 水平（*in vitro* 单体 Aβ 处理的细胞，*in vivo* Tg2576 AD 小鼠）；⑥恢复神经营养活性和突触的损失；⑦防止神经细胞凋亡；⑧抑制 τ 磷酸化；⑨提升突触发生。

化合物 **284** 苔藓虫素 1 治疗 AD 的临床实验有三项正在进行：实验 A，NCT00606164，题目为"安全性、有效性、药物动力学和药效学"，目标是发现单剂量安全性并确定有效的单剂量苔藓虫素 1 的量，找出苔藓虫素 1 一旦进入血液发生了什么，并测量血液中的 PKC-C；实验 B，NCT02221947，已经结束了查证，题目为"研究评估初步安全和功效"，目标是评估静脉注射后的安全性和耐受性剂量；实验 C，NCT02431468，题目为"评估苔藓虫素 1 在中度至重度 AD 治疗中的作用"，目标为比较不同剂量治疗中、重度 AD 的疗效（Russo，2016）。

回到本书的核心目标抗癌药物研究，化合物 **285** 苔癣虫素 10、**286** 苔癣虫素 11 和 **287** 苔癣虫素 18，都对 P_{388} 淋巴细胞白血病（PS）细胞有高活性，ED_{50} 值的范围是 $1.8 \times 10^{-5} \sim 3.3 \times 10^{-3} \mu g/mL$。**286** 苔癣虫素 11 的抗

肿瘤体内 P_{388} 淋巴细胞白血病结果为：92.5μg/kg，生命延长 64%。此外，化合物 **285** 苔癣虫素 10 对受精海胆卵和盐水丰年虾都有毒，并且是甾类生成的刺激剂。

5.6　前沟藻内酯类

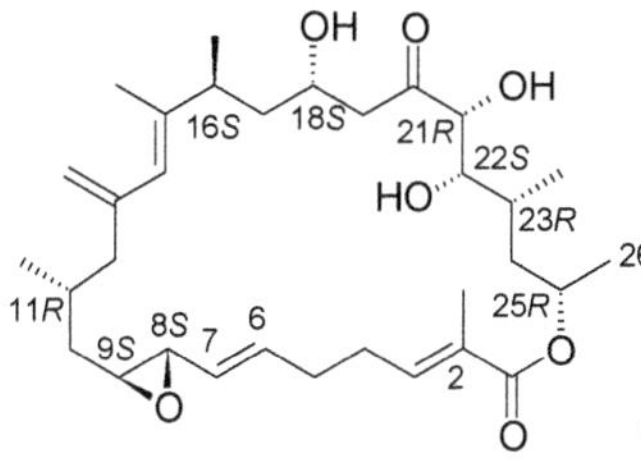

$C_{32}H_{50}O_7$

288　Amphidinolide B₄　前沟藻内酯 B₄

Amphidinium spp. Y-25,

　Amphidinium sp.

L_{1210}, IC_{50} = 0.00012μg/mL

KB, IC_{50} = 0.001μg/mL

培养癌细胞，IC_{50} = 0.00014～

　0.0045μg/mL

和肌动蛋白共价键合

Tsuda, M. et al. 2005; Oguchi, K. et

　al. 2007; Kobayashi, J. et al. 2008

　(综述).

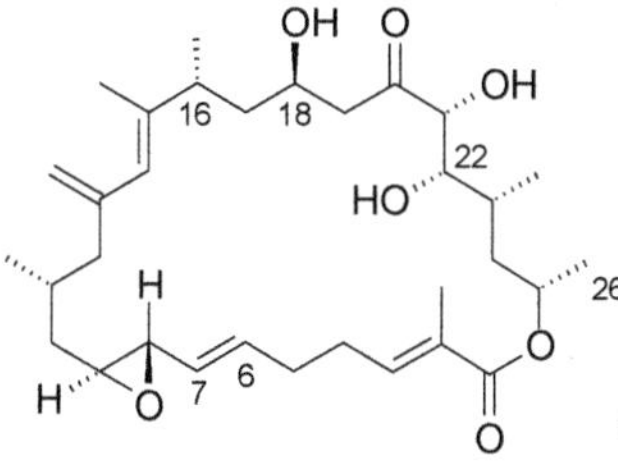

$C_{32}H_{50}O_7$

289　Amphidinolide B₅　前沟藻内酯 B₅

Amphidinium sp.

L_{1210}, IC_{50} = 0.0014μg/mL

KB, IC_{50} = 0.004μg/mL

Tsuda, M. et al. 2005; Kobayashi, J.

　et al. 2008 (综述).

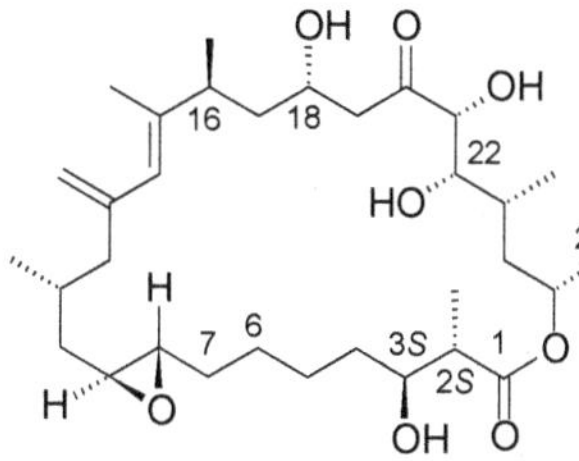

$C_{32}H_{54}O_8$

290　Amphidinolide B₆　前沟藻内酯 B₆

Amphidinium sp.

DG-75, IC_{50} = 0.02μg/mL

Oguchi, K. et al. 2007.

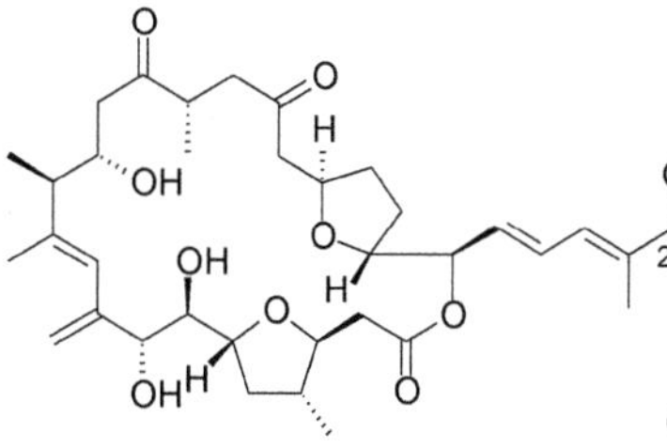

$C_{41}H_{62}O_{10}$

291 Amphidinolide C 前沟藻内酯 C

Amphidinium sp.

L$_{1210}$, IC$_{50}$ = 0.0058μg/mL

KB, IC$_{50}$ = 0.0046μg/mL

ATP酶活化剂

Kobayashi, J. et al. 1988a, 2008 (综述); Kubota, T. et al. 2001.

$C_{32}H_{50}O_8$

292 Amphidinolide D 前沟藻内酯 D

Amphidinium sp.

Amphiscolops sp.

L$_{1210}$, IC$_{50}$ = 0.019μg/mL

KB, IC$_{50}$ = 0.08μg/mL

Kobayashi, J. et al. 1989, 2002, 2008 (综述).

$C_{32}H_{50}O_8$

293 Amphidinolide G$_1$ 前沟藻内酯 G$_1$

Amphidinium sp.

Amphiscolops sp.

L$_{1210}$, IC$_{50}$ = 0.0054μg/mL

KB, IC$_{50}$ = 0.0059μg/mL

Kobayashi, J. et al. 1991, 2002, 2008 (综述).

$C_{32}H_{50}O_8$

294 Amphidinolide H$_1$ 前沟藻内酯 H$_1$

Amphidinium sp.

Amphiscolops sp.

L$_{1210}$, IC$_{50}$ = 0.00048μg/mL

KB, IC$_{50}$ = 0.00052μg/mL

Kobayashi, J. et al. 1991, 2000, 2002, 2008 (综述); Usui, T. et al. 2004.

$C_{32}H_{50}O_8$

295 Amphidinolide H$_2$ 前沟藻内酯 H$_2$

Amphidinium sp.

L$_{1210}$, IC$_{50}$ = 0.06μg/mL

KB, IC$_{50}$ = 0.06μg/mL

Kobayashi, J. et al. 2002, 2003.

$C_{32}H_{50}O_8$

297　Amphidinolide H$_5$　前沟藻内酯 H$_5$

Amphidinium sp.

L$_{1210}$, IC$_{50}$ = 0.2μg/mL

KB, IC$_{50}$ = 0.6μg/mL

Kobayashi, J. et al. 2002, 2003.

296　Amphidinolide H$_3$　前沟藻内酯 H$_3$

Amphidinium sp.

L$_{1210}$, IC$_{50}$ = 0.002μg/mL

KB, IC$_{50}$ = 0.022μg/mL

Kobayashi, J. et al. 2002, 2003.

$C_{33}H_{52}O_{11}$

298　Amphidinolide N　前沟藻内酯 N

Amphidinium sp.

L$_{1210}$, IC$_{50}$ = 0.00005μg/mL

KB, IC$_{50}$ = 0.00006μg/mL

Ishibashi, M. et al. 1994; Kobayashi, J. et al. 2008 (综述); Takahashi, Y. et al. 2013.

$C_{32}H_{52}O_8$

这一节介绍和讨论 11 个前沟藻内酯类高活抗癌海洋天然产物。它们是化合物 **288**～**298**，前沟藻内酯 B$_4$、前沟藻内酯 B$_5$、前沟藻内酯 B$_6$、前沟藻内酯 C、前沟藻内酯 D、前沟藻内酯 G$_1$、前沟藻内酯 H$_1$、前沟藻内酯 H$_2$、前沟藻内酯 H$_3$、前沟藻内酯 H$_5$、前沟藻内酯 N。前沟藻属甲藻 *Amphidinium* sp.是它们共同的海洋生物来源。化合物 **288** 前沟藻内酯 B$_4$ 还有另一个来源是多种前沟藻属甲藻 *Amphidinium* spp. Y-25。化合物 **292**～**294** 还产自两种涡虫属涡虫 *Amphiscolops*，在海洋生物分类系统中属于无腔动物亚门的无肠目。

这些前沟藻内酯对癌细胞都有很高活性，化合物 **288** 前沟藻内酯 B$_4$ 对小鼠淋巴癌 L$_{1210}$ 细胞的 IC$_{50}$ = 0.00012μg/mL，对人表皮样癌 KB 细胞

的 IC_{50} = 0.001μg/mL，对培养的癌细胞的 IC_{50} = 0.00014~0.0045μg/mL，其作用机制为和肌动蛋白共价键合。

化合物 **289** 前沟藻内酯 B_5、**291**~**298** 都对 L_{1210} 细胞和 KB 细胞有高活性，其 IC_{50} 值分别达最高 0.00005μg/mL 和 0.00006μg/mL。

化合物 **290** 前沟藻内酯 B_6 对人 B 淋巴细胞 DG-75 细胞的 IC_{50} = 0.02μg/mL，相对于本组其他数据算是活性最低的，这也远远超出我们规定的"更高"级别的标准 0.1μg/mL。另外，化合物 **291** 前沟藻内酯 C 还是 ATP 酶的活化剂。

观察这些大环的骨架结构，除化合物 **291** 前沟藻内酯 C 和 **298** 前沟藻内酯 N 外，骨架都相同。化合物 **298** 前沟藻内酯 N 的特别之处在于它有一个四氢吡喃环和一个四氢呋喃环用和氧相邻的两个单键"参加"到大环骨架中去，这也许是 **298** 前沟藻内酯 N 分子在这个系列中活性最高的原因。

5.7 海兔罗灵碱类

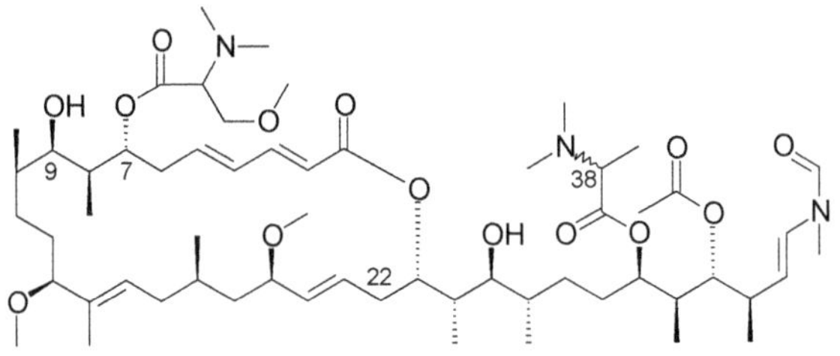

$C_{59}H_{101}N_3O_{14}$

299 Aplyronine A 海兔罗灵碱 A
Aplysia kurodai
HeLa S3, IC_{50} = 0.48ng/mL

抗肿瘤, *in vivo*, 和肌动蛋白相互作用
Ojika, M. et al. 2007; Yamada, K. et al. 2009 (综述).

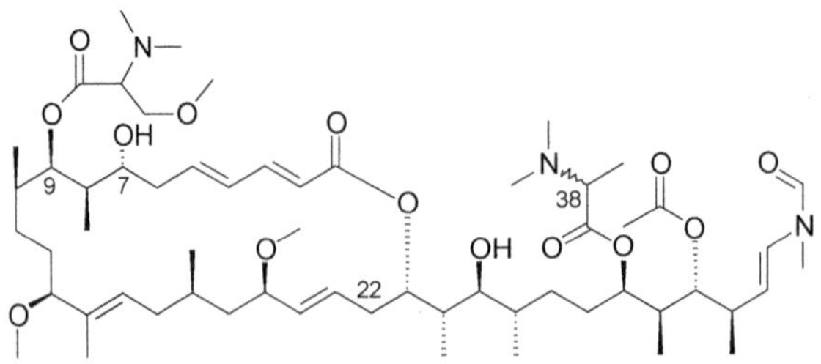

$C_{59}H_{101}N_3O_{14}$

300　Aplyronine B　海兔罗灵碱 B
Aplysia kurodai
HeLa S3, IC$_{50}$ = 3.11ng/mL

抗肿瘤, *in vivo*
Ojika, M. et al. 2007; Yamada, K. et al. 2009 (综述).

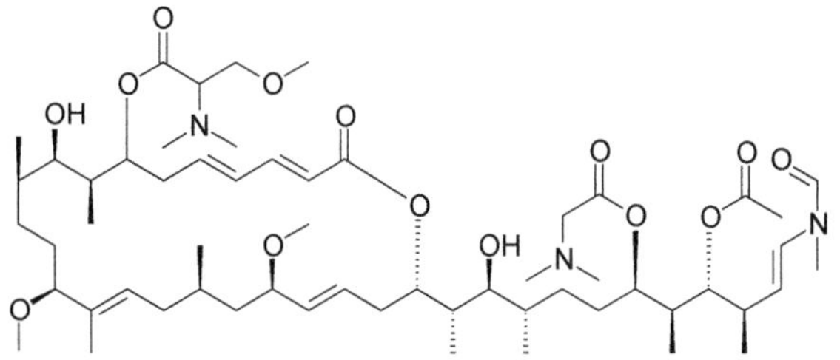

$C_{58}H_{99}N_3O_{14}$

301　Aplyronine D　海兔罗灵碱 D
Aplysia kurodai
HeLa S3, IC$_{50}$ = 0.075nmol/L

Ojika, M. et al. 2007, 2012; Yamada, K. et al. 2009 (综述).

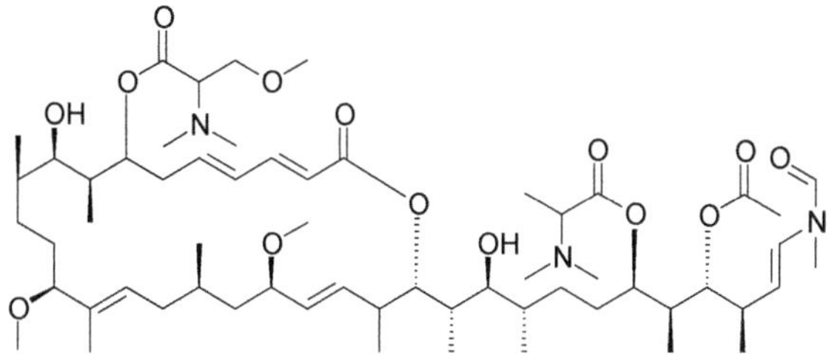

$C_{60}H_{103}N_3O_{14}$

302　Aplyronine E　海兔罗灵碱 E
Aplysia kurodai
HeLa S3, IC$_{50}$ = 0.18nmol/L

Ojika, M. et al. 2007, 2012; Yamada, K. et al. 2009 (综述).

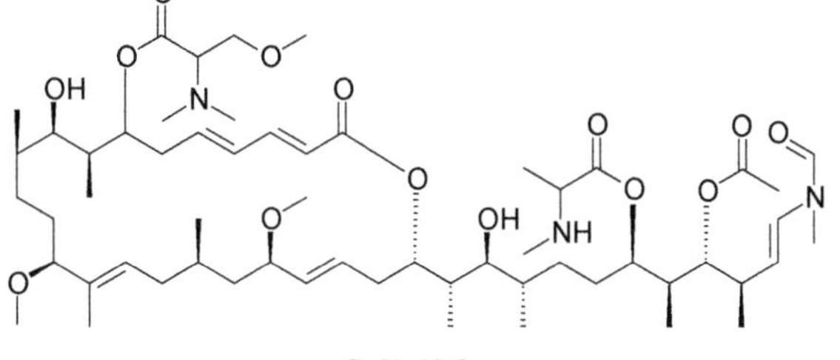

$C_{58}H_{99}N_3O_{14}$

117

303　Aplyronine F　海兔罗灵碱 F

Aplysia kurodai

HeLa S3, IC_{50} = 0.19nmol/L

Ojika, M. et al. 2007, 2012; Yamada, K. et al. 2009 (综述).

$C_{58}H_{99}N_3O_{14}$

304　Aplyronine G　海兔罗灵碱 G

Aplysia kurodai

HeLa S3, IC_{50} = 0.12nmol/L

Ojika, M. et al. 2007, 2012; Yamada, K. et al. 2009 (综述).

6 个海兔罗灵碱类的海洋天然产物分子 **299**～**304** 分别被命名为海兔罗灵碱 A、B、D、E、F 和 G。它们都源于日本三重县的软体动物黑斑海兔 *Aplysia kurodai*。这 6 个海洋天然产物对人子宫颈上皮癌 HeLa S3 细胞的抗癌体外活性，IC_{50} 分别为 0.48ng/mL、3.11ng/mL、0.075nmol/L、0.18nmol/L、0.19nmol/L 和 0.12nmol/L。

化合物 **299** 海兔罗灵碱 A 的体内抗肿瘤作用机制是和肌动蛋白相互作用，首先和单体 G-肌动蛋白形成 1:1 复合物，然后抑制 G-肌动蛋白聚合为聚合物纤维状 F-肌动蛋白，最后切断解聚 F-肌动蛋白为 G-肌动蛋白。

化合物 **299** 海兔罗灵碱 A 的体内抗肿瘤实验过程:**299** 海兔罗灵碱 A 溶于 0.08mg/mL 二甲亚砜，随后用生理盐水稀释。静脉注射 1～5 天。主要结果如下表所示:

癌症种类	剂量	试验/对照存活时间	60 天后存活数
P_{388} 白血病	0.08mg/(kg·d)	545%	4/6
	0.04mg/(kg·d)	418%	2/6
	0.02mg/(kg·d)	157%	0/6
结肠癌 C26	0.08mg/(kg·d)	255%	0/6
	0.04mg/(kg·d)	248%	0/6
	0.02mg/(kg·d)	159%	1/6

续表

癌症种类	剂量	试验/对照存活时间	60 天后存活数
Lewis 肺癌	0.08mg/(kg·d)	86%	0/6
	0.04mg/(kg·d)	556%	6/6
	0.02mg/(kg·d)	555%	4/6
B16 黑色素瘤	0.08mg/(kg·d)	43%	0/6
	0.04mg/(kg·d)	201%	0/6
	0.02mg/(kg·d)	185%	0/6
埃里希腹水癌	0.08mg/(kg·d)	80%	0/6
	0.04mg/(kg·d)	398%	2/6
	0.02mg/(kg·d)	220%	1/6

　　如果我们只看 P_{388} 白血病的结果，好像剂量和效果之间有正相关关系。但是结肠癌 C26 的结果剂量和存活时间似乎呈正相关，但是 60 天后存活数就不是正相关了。对 Lewis 肺癌、B16 黑色素瘤、埃里希腹水癌都不是正相关。这说明研究的体系关系复杂，绝非想象中那么简单! **300** 海兔罗灵碱 B 也有抗肿瘤体内实验的记录，在此不详述。

5.8　扁矛海绵内酯类

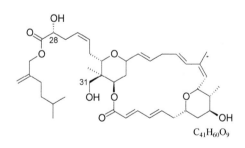

$C_{41}H_{60}O_9$

305　Lasonolide A　扁矛海绵内酯 A

Forecpia sp.

Acarnus sp.

Hemitedania sp.

Tedania sp.

Lissodendoryx sp.

A549, IC_{50} = 0.0086μmol/L

PANC1, IC_{50} = 0.089μmol/L

NCI-ADR-Res, IC_{50} = 0.49μmol/L

PKC抑制剂

细胞黏附抑制剂

信号转导剂

Horton, P. A. et al. 1994; Wright, A. E. et al. 2004; Skropeta, D. et al. 2011 (综述).

$C_{41}H_{60}O_{10}$

$C_{35}H_{50}O_9$

__306__ Lasonolide C 扁矛海绵内酯 C

Forcepia sp.

A549, IC_{50} = 0.13μmol/L

PANC1, IC_{50} = 0.38μmol/L

NCI-ADR-Res, IC_{50} = 1.12μmol/L

Wright, A. E. et al. 2004.

__307__ Lasonolide E 扁矛海绵内酯 E

Forcepia sp.

A549, IC_{50} = 0.31μmol/L

PANC1, IC_{50} = 0.57μmol/L

NCI-ADR-Res, IC_{50} > 8μmol/L

Wright, A. E. et al. 2004.

海洋天然产物化合物 __305__ 扁矛海绵内酯 A 来自多种海绵，包括钳海绵属 *Forecpia* sp.、丰肉海绵属 *Acarnus* sp.、Tedaniidae 科海绵 *Hemitedania* sp.、苔海绵属 *Tedania* sp.和扁矛海绵属 *Lissodendoryx* sp.。而 __306__ 扁矛海绵内酯 C 和 __307__ 扁矛海绵内酯 E 则只有一种生物来源，即钳海绵属 *Forcepia* sp.。三者都对人肺癌细胞 A549、人胰腺癌细胞 PANC1 和人乳腺癌细胞 NCI-ADR-Res 三种癌细胞有高活性，以化合物 __305__ 扁矛海绵内酯 A 活性为最高，对三种癌细胞的 IC_{50} 值分别为 0.0086μmol/L、0.089μmol/L 和 0.49μmol/L。其他两种化合物 __306__ 扁矛海绵内酯 C 和 __307__ 扁矛海绵内酯 E 活性要比 __305__ 扁矛海绵内酯 A 低至少一个数量级，__307__ 扁矛海绵内酯 E 活性最低，它对 NCI-ADR-Res 的 IC_{50} > 8μmol/L，已经不能算是高活化合物了。从分子结构上观察，化合物 __305__ 扁矛海绵内酯 A 和 __306__ 扁矛海绵内酯 C 骨架完全相同，只有结构式左边一个取代基有差别，__305__ 扁矛海绵内酯 A 比 __306__ 只少一个羟基。而化合物 __307__ 扁矛海绵内酯 E 左边少了一段 6 个碳原子的碳链。这样从化合物 __305__ 扁矛海绵内酯 A，到化合物 __306__ 扁矛海绵内酯 C 多出一个羟基，再到化合物 __307__ 扁矛海绵内酯 E 少了一段碳链，其抗癌活性的变化一个台阶就差了一个数量级！可见在配体小分子和受体大分子的对接过程中，微小的结构变化将会导致活性的急剧变化。化合物 __305__ 扁矛海绵内酯 A 也是 PKC 抑制剂，IC_{50} = 27nmol/L，30min 内抑制佛波醇酯促进的 EL-4 和 IL-2 对小鼠胸腺瘤细胞的黏附，是细胞黏附抑制剂；此外它还是信号转导剂。

5.9 斯芬克斯内酯类

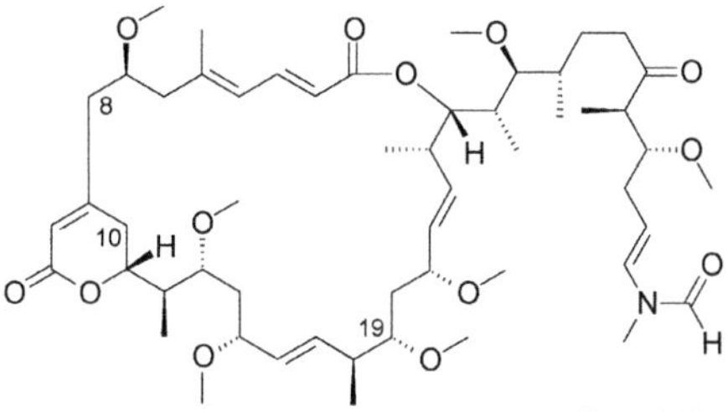

$C_{54}H_{87}NO_{13}$

308 Reidispongiolide A 新喀里多尼亚岩屑海绵内酯 A

Reidispongia coerulea
NSCLC-N6, IC$_{50}$ = 0.07μg/mL
P$_{388}$/Dox, IC$_{50}$ = 0.01μg/mL
P$_{388}$, IC$_{50}$ = 0.16μg/mL
KB, IC$_{50}$ = 0.10μg/mL
HT29, IC$_{50}$ = 0.04μg/mL
抗肿瘤
细胞凋亡诱导剂
破坏肌动蛋白细胞骨架
D'Auria, M. V. et al. 1994b; Paterson, I. et al. 2008; Wright, A. E. 2010; Winder, P. L. et al. 2011 (综述).

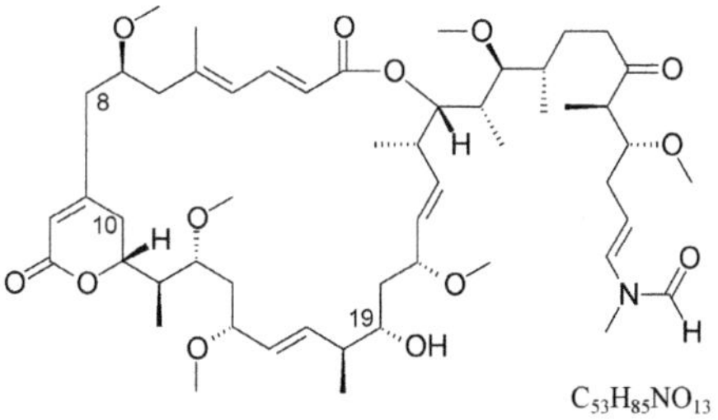

$C_{53}H_{85}NO_{13}$

309 Reidispongiolide B 新喀里多尼亚岩屑海绵内酯 B

Reidispongia coerulea
NSCLC-N6, IC$_{50}$ = 0.05μg/mL
P$_{388}$/Dox, IC$_{50}$ = 0.02μg/mL
P$_{388}$, IC$_{50}$ = 0.06μg/mL
KB, IC$_{50}$ = 0.06μg/mL
HT29, IC$_{50}$ = 0.04μg/mL
抗肿瘤
细胞凋亡诱导剂
破坏肌动蛋白细胞骨架
D'Auria, M. V. et al. 1994b; Wright, A. E. 2010.

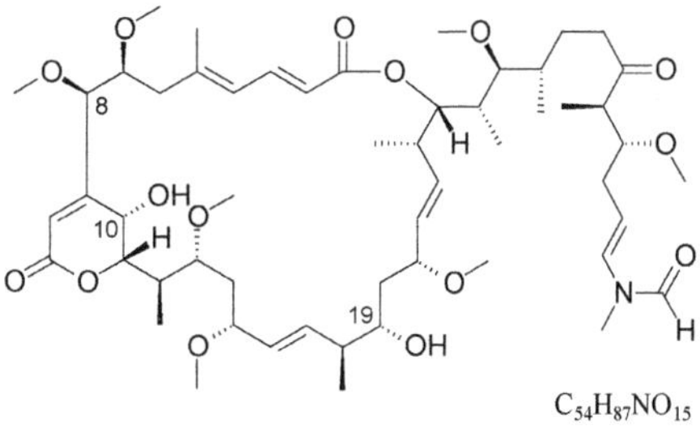

$C_{54}H_{87}NO_{15}$

310 Sphinxolide A 斯芬克斯内酯 A

Neosiphonia superstes
抗肿瘤
细胞凋亡诱导剂
破坏肌动蛋白细胞骨架
Guella, G. et al. 1989; D'Auria, M. V.

et al. 1993; Wright, A. E. 2010.

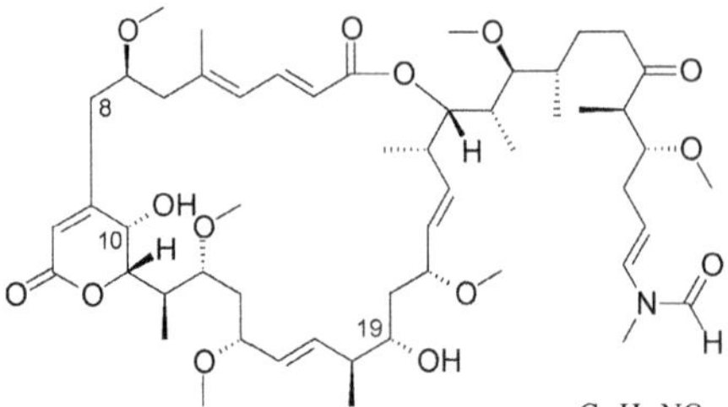

$C_{53}H_{85}NO_{14}$

311 Sphinxolide B 斯芬克斯内酯 B

Neosiphonia superstes
抗肿瘤
细胞凋亡诱导剂
破坏肌动蛋白细胞骨架
D'Auria, M. V. et al. 1993; Wright, A. E. 2010.

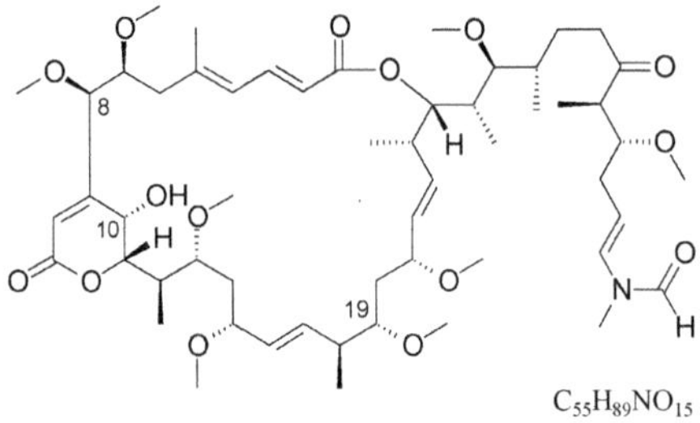

$C_{55}H_{89}NO_{15}$

312 Sphinxolide C 斯芬克斯内酯 C

Neosiphonia superstes
抗肿瘤
细胞凋亡诱导剂
破坏肌动蛋白的细胞骨架
D'Auria, M. V. et al. 1993; Wright, A. E. 2010.

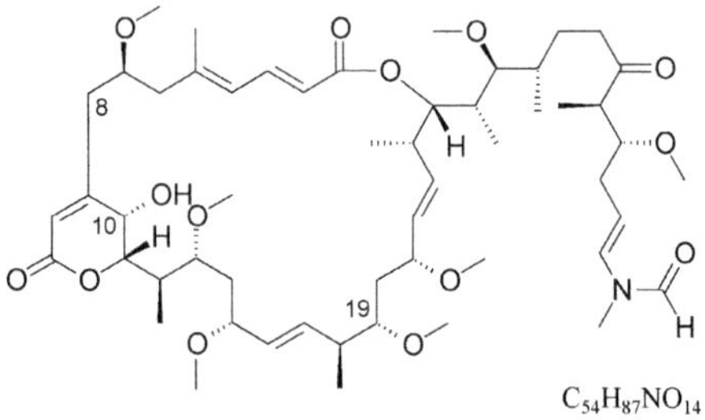

$C_{54}H_{87}NO_{14}$

313 Sphinxolide D 斯芬克斯内酯 D

Neosiphonia superstes
Reidispongia coerulea
抗肿瘤
细胞凋亡诱导剂
破坏肌动蛋白的细胞骨架
D'Auria, M. V. et al. 1993; Wright, A. E. 2010.

　　6 个斯芬克斯内酯类海洋天然产物分别为: 化合物 **308** 新喀里多尼亚岩屑海绵内酯 A，化合物 **309** 新喀里多尼亚岩屑海绵内酯 B，化合物 **310** 斯芬克斯内酯 A，化合物 **311** 斯芬克斯内酯 B，化合物 **312** 斯芬克斯内酯 C，化合物 **313** 斯芬克斯内酯 D。

　　化合物 **308**、**309** 和 **313** 都源于法属新喀里多尼亚岸外的岩屑海绵 Phymatellidae 科海绵 *Reidispongia coerulea*，化合物 **310**～**313** 都源于岩屑

海绵 Rhodomelaceae 科海绵 *Neosiphonia superstes*。化合物 **310** 还源于未鉴定的海洋软体动物裸鳃。

这 6 个分子骨架完全相同,化合物 **308** 新喀里多尼亚岩屑海绵内酯 A 的 19 位取代基是甲氧基,而化合物 **309** 新喀里多尼亚岩屑海绵内酯 B 的 19 位取代基是羟基,化合物 **310** 斯芬克斯内酯 A 的 19 位取代基也是羟基,但 8 位上多了一个甲氧基,10 位上多了一个羟基,化合物 **311** 斯芬克斯内酯 B 和 **310** 斯芬克斯内酯 A 相比只是 8 位上没有甲氧基,化合物 **312** 斯芬克斯内酯 C 在 8 位和 19 位是甲氧基,10 位上取代基是羟基,化合物 **313** 斯芬克斯内酯 D 则比 **312** 斯芬克斯内酯 C 在 8 位上少了甲氧基。这 3 个位置上取代基的小变化大体上并没有对它们的抗癌活性产生很大改变。观察化合物 **308** 新喀里多尼亚岩屑海绵内酯 A 和 **309** 新喀里多尼亚岩屑海绵内酯 B 对 5 种癌细胞的活性,大体上是一致的。可以猜测,在这个体系中,分子骨架的一致性起了决定性的作用。这和上面的扁矛海绵内酯的例子情况不同。

6 个斯芬克斯内酯都表现出破坏肌动蛋白的细胞骨架,都是细胞凋亡诱导剂,都有体内抗肿瘤作用。这是一个结构骨架同一性决定了抗癌活性机制同一性的例子。

5.10　斯氏蒂壳海绵内酯类

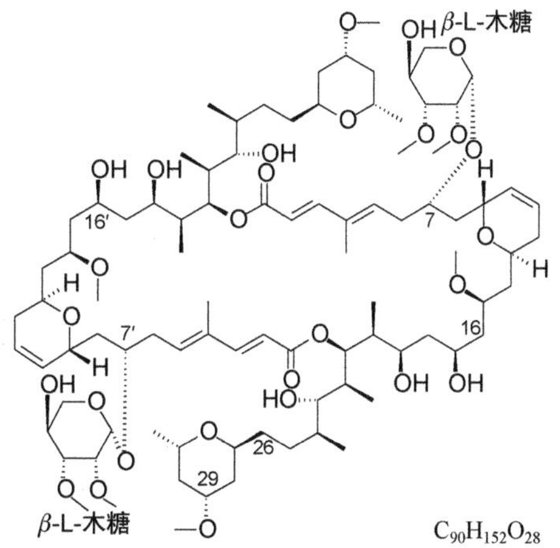

$C_{90}H_{152}O_{28}$

314　Ankaraholide A　马达加加内酯 A

Geitlerinema sp.

MDA-MB-435, IC_{50} = 8.9nmol/L

NCI-H460, IC_{50} = 119nmol/L

neuro-2a, IC_{50} = 262nmol/L

破坏肌动蛋白细胞骨架,引起丝状肌动蛋白完全损失

Andrianasolo, E. H. et al. 2005; Costa, M. et al. 2012 (综述).

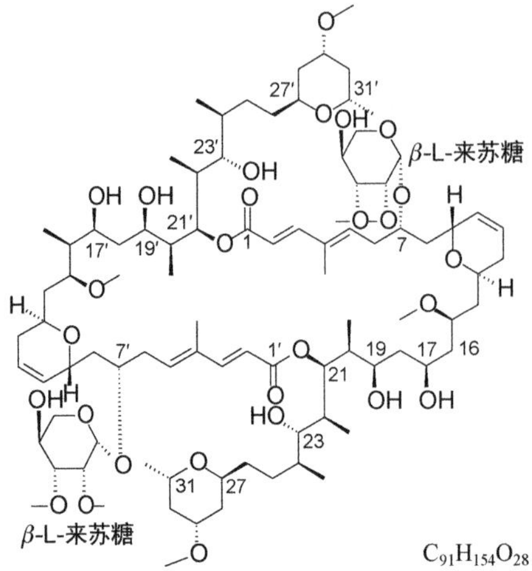

$C_{91}H_{154}O_{28}$

315 Ankaraholide B 马达加斯加内酯 B

Geitlerinema sp.

破坏肌动蛋白细胞骨架，引起丝状肌动蛋白完全损失

Andrianasolo, E. H. et al. 2005; Winder, P. L. et al. 2011 (综述).

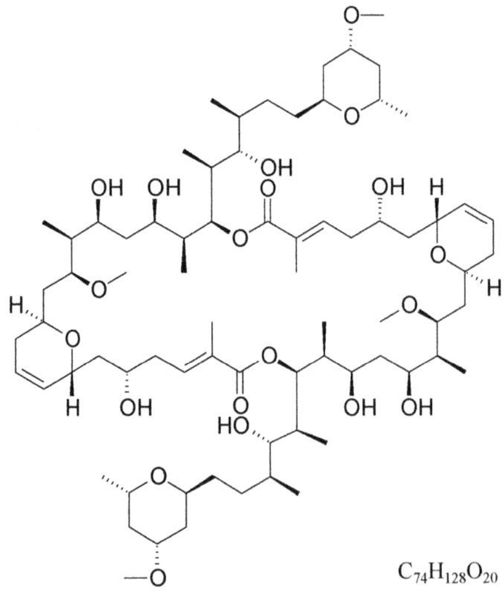

$C_{74}H_{128}O_{20}$

316 Bistheonellide A 双蒂壳海绵内酯 A

Theonella sp.

Theonella swinhoei

破坏肌动蛋白的细胞骨架

Sakai, R. et al. 1986; Higa, T. et al. 2000; Wright, A. E. 2010.

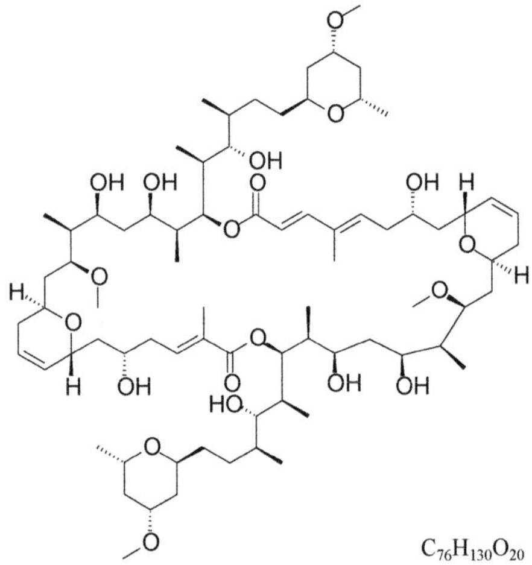

$C_{76}H_{130}O_{20}$

317 Hurghadolide A 埃及赫尔哈达内酯 A

Theonella sp.

Theonella swinhoei

HCT116, IC_{50} = 5.6nmol/L，非常有潜力

破坏肌动蛋白细胞骨架

Youssef, D. T. A. et al. 2006; Winder, P. L. et al. 2011 (综述).

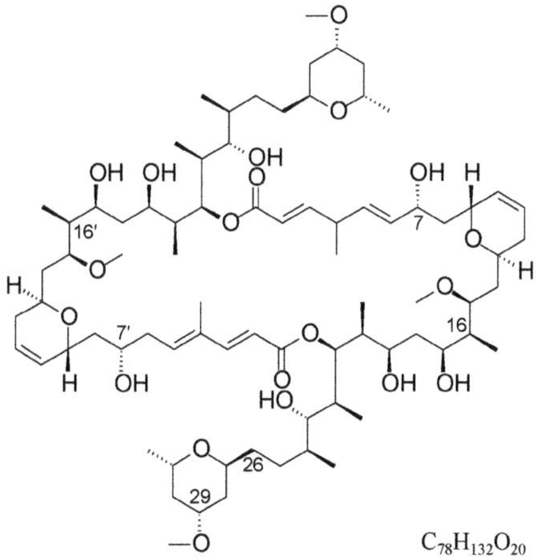

$C_{78}H_{132}O_{20}$

318　Swinholide A　斯氏蒂壳海绵内酯 A

Theonella sp.

Theonella swinhoei

Symploca cf. sp.

KB, IC_{50} = 1.2nmol/L

L_{1210}, IC_{50} = 0.03μg/mL

KB, IC_{50} = 0.04μg/mL

破坏肌动蛋白的细胞骨架

Carmely, S. et al. 1985; Winder, P. L. et al. 2011 (综述); De Marino, S. et al. 2011.

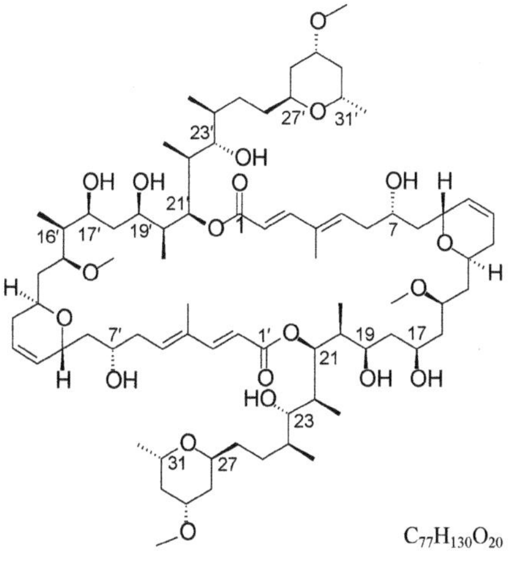

$C_{77}H_{130}O_{20}$

319　Swinholide B　斯氏蒂壳海绵内酯 B

Theonella sp.

Theonella swinhoei

KB, IC_{50} = 0.041μg/mL

Kobayashi, M. et al. 1990.

$C_{77}H_{130}O_{20}$

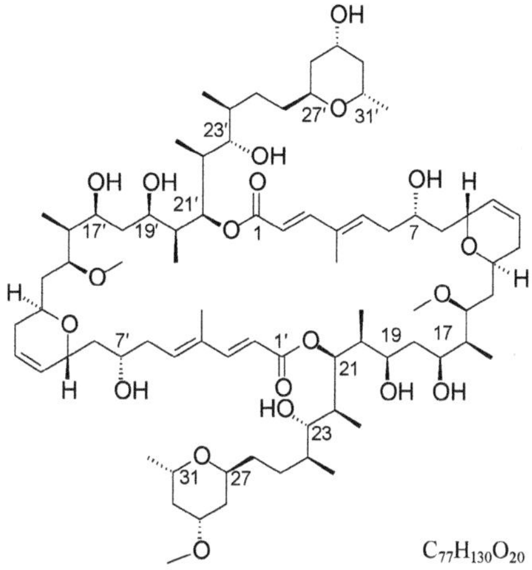

320　Swinholide C　斯氏蒂壳海绵内酯 C

Theonella sp.

Theonella swinhoei

KB, IC_{50} = 0.052μg/mL

Kobayashi, M. et al. 1990.

$C_{78}H_{132}O_{21}$

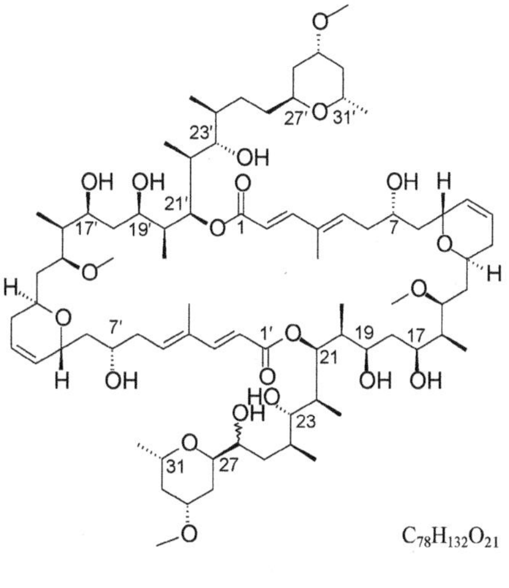

321 Swinholide I 斯氏蒂壳海绵内酯 I

Theonella sp.

Theonella swinhoei

HCT116, IC_{50} = 365nmol/L

破坏肌动蛋白的细胞骨架

Youssef, D. T. A. et al. 2006; Winder, P. L. et al. 2011 (综述).

 8 个斯氏蒂壳海绵内酯类海洋天然产物分别为：化合物 **314** 马达加斯加内酯 A，**315** 马达加斯加内酯 B，化合物 **316** 双蒂壳海绵内酯 A，化合物 **317** 埃及赫尔哈达内酯 A，化合物 **318** 斯氏蒂壳海绵内酯 A，化合物 **319** 斯氏蒂壳海绵内酯 B，化合物 **320** 斯氏蒂壳海绵内酯 C，化合物 **321** 斯氏蒂壳海绵内酯 I。

 总起来看，斯氏蒂壳海绵内酯类海洋天然产物来自海绵和海洋蓝细菌。其中，化合物 **314** 马达加斯加内酯 A 和化合物 **315** 马达加斯加内酯 B 来源于马达加斯加米特叟-安卡拉哈岛的诺西所产的盖丝藻属蓝细菌 *Geitlerinema* sp.。化合物 **318** 斯氏蒂壳海绵内酯 A 则来源于斐济产的束藻属蓝细菌 *Symploca* cf. sp.。化合物 **316**～**321** 这 6 个天然产物是来源于岩屑海绵蒂壳海绵属 *Theonella* sp.和岩屑海绵斯氏蒂壳海绵 *Theonella swinhoei*。

 在抗癌活性方面，化合物 **314** 马达加斯加内酯 A 对 MDA-MB-435、NCI-H460、neuro-2a 三种癌细胞有高活性。化合物 **317** 埃及赫尔哈达内酯 A 和 **321** 斯氏蒂壳海绵内酯 I 对 HCT116 癌细胞有高活性。化合物 **318** 斯氏蒂壳海绵内酯 A 对 L_{1210} 和 KB 癌细胞有高活性。化合物 **319** 斯氏蒂壳海绵内酯 B 和 **320** 斯氏蒂壳海绵内酯 C 对 KB 癌细胞有高活性。这一组当中，化合物 **314**～**318** 以及 **321** 的作用机制研究都得到破坏肌动蛋白细胞骨架，引起丝状肌动蛋白完全损失的同样结果。根据原文献，其中的三个天然产物化合物 **318** 斯氏蒂壳海绵内酯 A、**319** 斯氏蒂壳海绵内酯 B 和 **321** 斯氏蒂壳海绵内酯 I 有研发新药的潜力。除此以外，化合物 **317**、**318** 和 **321** 都还有抗真菌活性。

 上述 8 个斯氏蒂壳海绵内酯不仅大环骨架相同，而且还有一个有趣的结构因素是都有两个四氢吡喃环用和氧相邻的两个单键"参与"大环骨架中。看来在聚酮化合物中，四氢吡喃环和四氢呋喃环参与大环的构成是一个导致高抗癌活性的积极因素。

5.11　抽轴坡海绵内酯

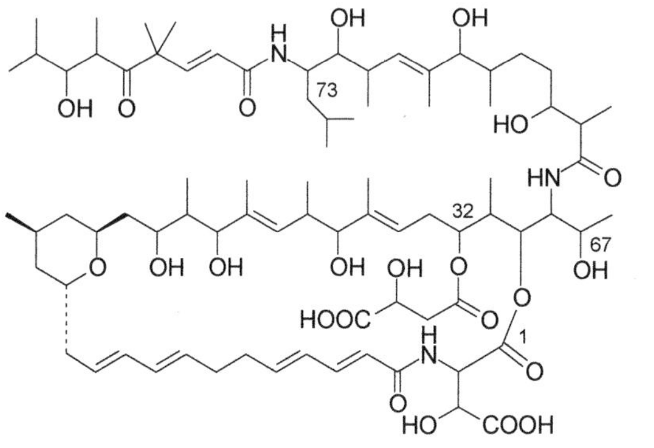

$C_{81}H_{131}N_3O_{23}$

<u>322</u>　Chondropsin C　抽轴坡海绵新 C

Ircinia sp.

Molt4, IC_{50} = 0.2ng/mL

LOX, IC_{50} = 0.8ng/mL

Rashid, M. A. et al. 2001b.

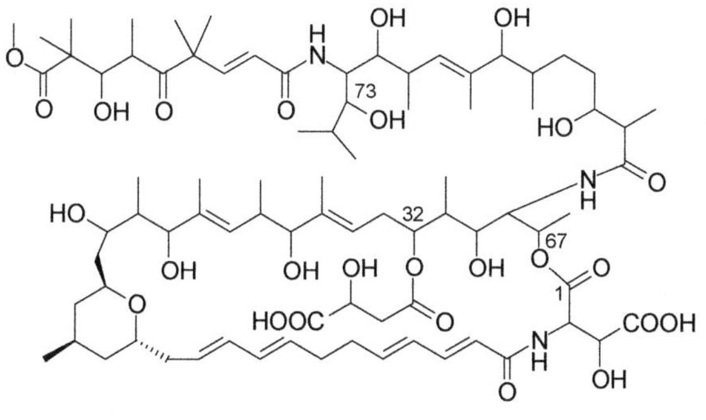

$C_{83}H_{133}N_3O_{26}$

<u>323</u> Chondropsin D   抽轴坡海绵新 D

Chondropsis sp.

LOX, IC_{50} = 10ng/mL

Molt4, IC_{50} = 250ng/mL

Rashid, M. A. et al. 2001a.

$C_{83}H_{133}N_3O_{25}$

<u>324</u> *73-Deoxychondropsin A*   73-去氧抽轴坡海绵新 A

Ircinia ramosa

Molt4, IC_{50} = 0.2ng/mL

LOX, IC_{50} = 0.8ng/mL

Rashid, M. A. et al. 2001b.

Rashid 从澳大利亚巴斯海峡沿岸的抽轴坡海绵 *Chondropsis* sp.、澳大利亚树枝羊海绵 *Ircinia ramosa* 和菲律宾羊海绵属 *Ircinia* sp.中分离出了一组抽轴坡海绵内酯天然产物，我们从中选出三个抗癌活性高的化合物 **322** 抽轴坡海绵新 C、**323** 抽轴坡海绵新 D 和 **324** 73-去氧抽轴坡海绵新 A。这些大环内酯有 33 元或 35 元大环和一个长的侧链，大环部分有四氢吡喃环参加是结构上的特点。它们对人黑色素瘤 LOX 细胞和人白血病 Molt4 细胞有高活性，化合物 **322** 抽轴坡海绵新 C 和 **324** 73-去氧抽轴坡海绵新 A 的 IC_{50} 值在亚 ng/mL 数量级，化合物 **323** 抽轴坡海绵新 D 也在 10ng/mL 数量级。

5.12 伪枝藻内酯

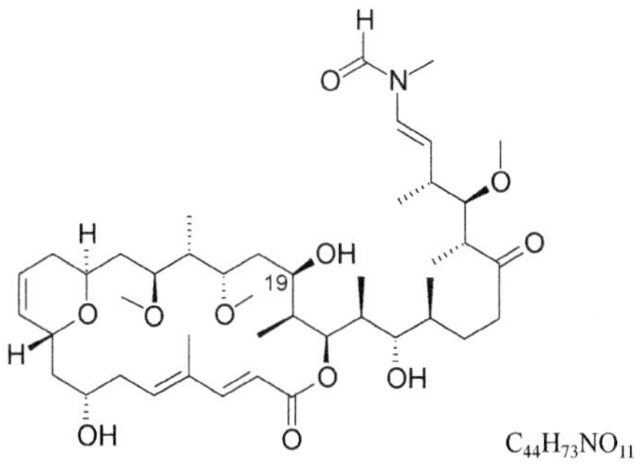

$C_{44}H_{73}NO_{11}$

325 **19-*O*-Demethylscytophy cin C** **19-*O*-去甲基伪枝藻 菲新 C**

Scytonema spp.

KB, MIC = 1～5ng/mL

LoVo, MIC =10～50ng/mL

Carmeli, S. et al. 1990.

$C_{46}H_{77}NO_{13}$

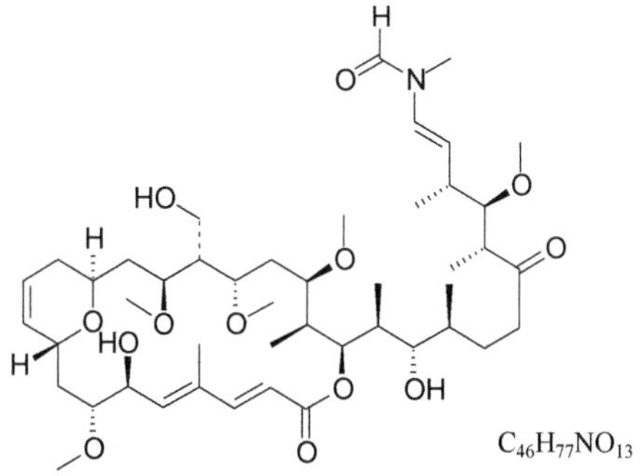

326 **6-Hydroxy-7-*O*-methyl Scytophycin E** **6-羟基- 7-*O*-甲基伪枝藻菲新 E**

Scytonema musicola

Scytonema ocellatum

Scytonema mirabile

Scytonema burmanicum

Cylindrospermum musicola

KB, MIC = 1～5ng/mL

LoVo, MIC = 10～50ng/mL

Carmeli, S. et al. 1990.

$C_{45}H_{75}NO_{12}$

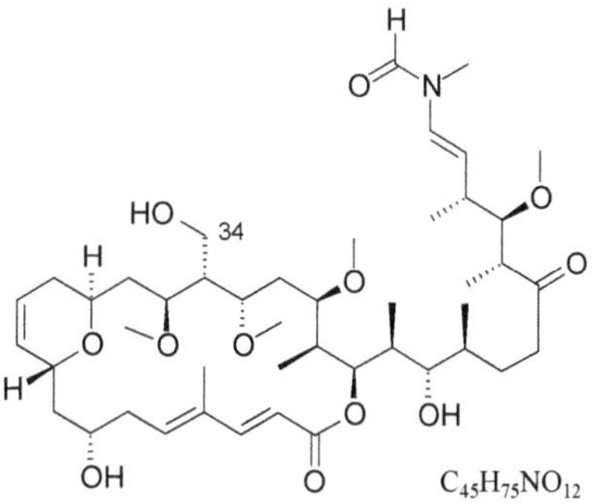

327 **Scytophycin E 伪枝藻菲新 E**

Scytonema pseudohofmanni

Cylindrospermum musicola

KB, MIC = 1～5ng/mL

LoVo, MIC = 10～50ng/mL

Ishibashi, M. et al. 1986; Carmeli, S. et al. 1990.

3 个高活伪枝藻内酯化合物 **325** 19-*O*-去甲基伪枝藻菲新 C、化合物 **326** 6-羟基-7-*O*-甲基伪枝藻菲新 E 和化合物 **327** 伪枝藻菲新 E 被收集于这一小节，它们都源自多种伪枝藻属蓝细菌 *Scytonema* spp.、*Scytonema musicola*、*Scytonema ocellatum*、*Scytonema mirabile*、*Scytonema burmanicum*、*Scytonema pseudohofmanni* 和念珠藻科简孢藻属蓝细菌 *Cylindrospermum musicola*。它们都对 KB 和 LoVo 细胞有高抗癌活性。

5.13　髌骨海鞘内酯

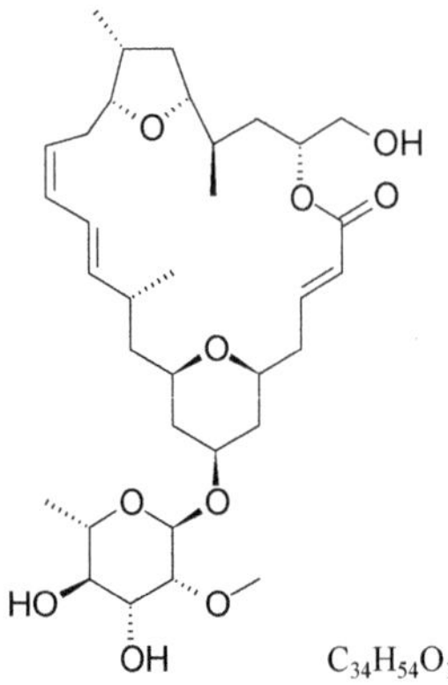

C_{34}H_{54}O_{10}

328　Mandelalide A　髌骨海鞘内酯 A

Lissoclinum sp.
NCI-H460, IC$_{50}$ (48h) = 12nmol/L
neuro-2a, IC$_{50}$ (48h) = 29nmol/L
Sikorska, J. et al. 2012.

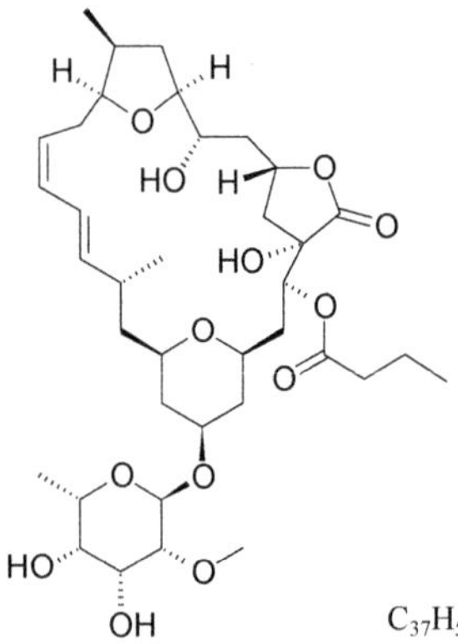

C_{37}H_{58}O_{13}

329　Mandelalide B　髌骨海鞘内酯 B

Lissoclinum sp.
NCI-H460, IC$_{50}$ (48h) = 44nmol/L
neuro-2a, IC$_{50}$ (48h) = 84nmol/L
Sikorska, J. et al. 2012; Willwacher, J. et al. 2015

2 个高活髌骨海鞘内酯类海洋天然产物化合物 **328** 髌骨海鞘内酯 A 和 **329** 髌骨海鞘内酯 B 收集于此。它们都源自南非东南海岸奥歌亚湾的髌骨海鞘属海鞘 *Lissoclinum* sp. 并对人肺癌 NCI-H460 细胞和小鼠 neuro-2a 成神经细胞瘤细胞有高抗癌活性。

5.14　角骨海绵内酯

$C_{63}H_{95}ClO_{21}$

$C_{63}H_{96}O_{21}$

330　Spongistatin 1　角骨海绵他汀 1

Spongia sp.

Hyrtios altum

NCI初级筛选, 平均GI_{50} =
　1.17×10^{-10}mol/L

针对高度耐药肿瘤子集, GI_{50}典型值 =
　$2.5 \times 10^{-11} \sim 3.5 \times 10^{-11}$mol/L

Pettit, G. R. et al. 1993a, 1993b,
　1993c; Kobayashi, M. et al. 1993a,
　1996.

331　Spongistatin 2　角骨海绵他汀 2

Spongia sp.

Hyrtios altum

KB, IC_{50} = 0.4ng/mL

L_{1210}, IC_{50} = 1.3ng/mL

Pettit, G. R. et al. 1993a, 1993c;
　Kobayashi, M. et al. 1993a, 1993b,
　1994b; Evans, D. A. et al. 1999.

$C_{61}H_{93}ClO_{21}$

<u>332</u>　Spongistatin 3　角骨海绵他汀 3

Spongia sp.

Hyrtios altum

KB, IC_{50} = 0.3ng/mL

Kobayashi, M. et al. 1993a; Pettit, G. R. et al. 1993a; Kobayashi, M. et al. 1994b.

$C_{61}H_{93}ClO_{21}$

Cinachyra sp.

L_{1210} , IC_{50} < 0.6ng/mL

NCI初级筛选，平均GI_{50} = $1.02×10^{-10}$mol/L

Fusetani, N. et al. 1993; Pettit, G. R. et al. 1993b, 1993e.

$C_{59}H_{89}ClO_{19}$

<u>333</u>　Spongistatin 4　角骨海绵他汀 4

Spirastrella spinispirulifera,

<u>334</u>　Spongistatin 5　角骨海绵他汀 5

Spirastrella spinispirulifera

NCI初级筛选，平均GI_{50} = $1.23×10^{-10}$mol/L

Pettit, G. R. et al. 1993b, 1993e.

　　本节遴选了 5 个角骨海绵内酯类高活海洋天然产物化合物 <u>330</u>～<u>334</u> 角骨海绵他汀 1～5。化合物 <u>330</u>～<u>332</u> 源自马尔代夫产角骨海绵属 *Spongia* sp.和日本产冲绳海绵 *Hyrtios altum*。化合物 <u>333</u> 和 <u>334</u> 则源于产自非洲南部海岸的璇星海绵属海绵 *Spirastrella spinispirulifera* 和产自日本水域的拟茄海绵属海绵 *Cinachyra* sp.。这些角骨海绵内酯类高活天然产物的分子结构上都有 34 元大环。

　　化合物 <u>330</u> 角骨海绵他汀 1、<u>333</u> 角骨海绵他汀 4 和 <u>334</u> 角骨海绵他汀 5 的 NCI 初级筛选试验平均 GI_{50} 值分别为 $1.17×10^{-10}$mol/L、$1.02×$

10^{-10}mol/L 和 $1.23×10^{-10}$mol/L。化合物 **330** 角骨海绵他汀 1 针对高度耐药肿瘤类型子集，例如：HL60，SR；NCI-H226，NCI-H23，NCI-H460，NCI-H522；DMS114 和 DMS273；HCT116，HT29，KM12，KM20L2 和 SW620；SF539，U251；SK-MEL-5；OVCAR-3；和 RXF-393 等癌细胞的 GI_{50} 典型值为 $2.5×10^{-11}$～$3.5×10^{-11}$ mol/L 之间。化合物 **331** 角骨海绵他汀 2 和 **332** 角骨海绵他汀 3 对 KB 细胞，以及化合物 **331** 角骨海绵他汀 2 和 **333** 角骨海绵他汀 4 对 L_{1210} 细胞都有高抗癌活性，IC_{50} 值在亚 ng/mL 数量级。

5.15 居苔海绵内酯

$C_{32}H_{50}O_{10}$

$C_{32}H_{50}O_{11}$

335 13-Deoxytedanolide
13-去氧居苔海绵内酯

Mycale adhaerens
P_{388}, IC_{50} = 94pg/mL
抗肿瘤：P_{388}, 0.125mg/kg, *T/C* = 189%
Fusetani, N. et al. 1991; Nishimura, S. et al. 2005; Dunetz, J. R. et al. 2008.

336 Tedanolide 居苔海绵内酯

Tedania ignis
Mycale sp.
Candidaspongia sp.
UACC-257, IC_{50} = 5.9nmol/L
LOX-IMVI, IC_{50} = 2.5nmol/L
M14, IC_{50} = 8.6nmol/L
MCF7, IC_{50} = 3.6nmol/L
NCI-H460, IC_{50} = 7.0nmol/L
Schmitz, F. J. et al. 1984; Dunetz, J. R. et al. 2008; Whitson, E. L. et al. 2011.

两个居苔海绵内酯类高活海洋天然产物化合物 **335** 13-去氧居苔海绵内酯和 **336** 居苔海绵内酯收集于此。它们都是有 18 元大环的聚酮内酯类化合物。较小尺寸（16 元、17 元或 18 元）的大环可能是活性高的一个原因。

化合物 **335** 13-去氧居苔海绵内酯来源于黏附山海绵 *Mycale adhaerens*，化合物 **336** 居苔海绵内酯来源于居苔海绵 *Tedania ignis*、山海绵属海绵 *Mycale* sp.和巴布亚新几内亚产的清亮海绵属海绵 *Candidaspongia* sp.。

对化合物 **335** 13-去氧居苔海绵内酯，以 P_{388} 为癌细胞靶标，体外体内试验都进行过，体外试验表明其 IC_{50} = 94pg/mL（1pg = 10^{-6}μg），体内试验在 0.125mg/kg 剂量的存活期之比 *T/C* = 189%。而化合物 **336** 居苔海绵内酯对三种黑色素瘤 UACC-257、LOX-IMVI、M14 都有高活性，IC_{50} 值在 nmol/L 数量级，对 MCF7 和 NCI-H460 两种癌细胞也有高活性。具体数据见以上数据块。

5.16　其他大环聚酮内酯

$C_{63}H_{95}BrO_{21}$

337　Altohyrtin B　冲绳钵海绵亭 B

Hyrtios altum

KB, IC_{50} = 0.02ng/mL

Kobayashi, M. et al. 1993a, 1993b, 1994b.

$C_{33}H_{52}O_{11}$

338　Caribenolide I　谷粒海绵内酯 I

Amphidinium sp. S1-36-5

HCT116及其抗药细胞HCT116/VM46，IC_{50} = 0.001μg/mL (= 1.6nmol/L)

抗肿瘤: *in vivo*, P_{388}, 0.03mg/kg, *T/C* = 150%

Bauer, I. et al. 1995.

$C_{32}H_{52}O_6$

339　Dictyostatin　缺刻网架海绵他汀

Spongia sp.

A549, IC_{50} = 0.95nmol/L

MCF7, IC_{50} = 1.5nmol/L

MES SA, IC_{50} = 4.1nmol/L

MES SA/DX5, IC_{50} = 11nmol/L

多药耐药NCI-ADR, IC_{50} = 20nmol/L

作用机制：阻止细胞循环的G_2/M阶段

作用机制：微管聚合和稳定性，有潜力的微管装配促进剂

Pettit, G. R. et al. 1994b; Isbrucker, R. A. et al. 2004; Russo, P. et al. 2016 (综述).

$C_{30}H_{42}O_7$

340　Laulimalide　劳力姆内酯

Hyattella sp.

KB, IC_{50} = 1.5ng/mL

Corley, D. G. et al. 1988.

$C_{36}H_{50}N_2O_6$

341　Superstolide B　新喀里多尼亚海绵内酯 B

Neosiphonia superstes

KB, IC_{50} = 0.005μg/mL

P_{388}, IC_{50} = 0.003μg/mL

NSCLC-N6-L16, IC_{50} = 0.039μg/mL

D'Auria, M. V. et al. 1994a.

$C_{29}H_{37}NO_6$

342　Zampanolide　冲绳残波岬海绵内酯

Cacospongia mycofijiensis

Fasciospongia rimosa

P_{388}, A549, HT29, MEL28, IC_{50} = 1～5ng/mL

Tanaka, J. et al. 1996; Smith III, A. B. et al. 2001; Field, J. J. et al. 2009.

　　这一节的 6 个大环聚酮内酯类化合物每一个都是一小类，结构不同，来源不同，活性谱也不相同。

化合物 **337** 冲绳钵海绵亭 B 源自日本冲绳水域的冲绳海绵 *Hyrtios altum*，对 KB 细胞的 IC$_{50}$ = 0.02ng/mL。

化合物 **338** 谷粒海绵内酯 I 源自美属维尔京群岛圣托马斯产的前沟藻属甲藻 *Amphidinium* sp. S1-36-5，产率为 0.026%（以干重计）。它的体外细胞毒实验是对人结肠癌 HCT116 细胞及其抗药细胞 HCT116/VM46，IC$_{50}$ = 0.001μg/mL（= 1.6nmol/L），对照以前报告最有潜力的甲藻大环内酯前沟藻内酯的 HCT116，IC$_{50}$ = 0.122μg/mL，活性又高出了 100 倍。**338** 的体内抗肿瘤实验结果是小鼠 P$_{388}$ 肿瘤，剂量 0.03mg/kg 时，存活期之比 *T/C* = 150%。

化合物 **339** 缺刻网架海绵他汀源自马尔代夫产角骨海绵属海绵 *Spongia* sp.，以及在牙买加北部海岸外，使用 Johnson Sea-Link 潜水器从深度 442m 深海中采样得到的 Neopeltidae 科岩屑海绵。它对多种人癌细胞株有高活性，包括 A549、MCF7、MES SA、多药耐药 NCI-ADR 和 MES SA/DX5，其 IC$_{50}$ 值的范围是 0.95～20nmol/L（Isbrucker，2004）。在作用机制研究方面，**339** 缺刻网架海绵他汀能阻止细胞循环的 G$_2$/M 阶段，类似于紫杉醇和圆皮海绵内酯，是有潜力的微管装配促进剂，通过微管聚合和微管稳定性实现抗癌活性。它对试验过的大部分癌细胞株，细胞毒活性比圆皮海绵内酯高 10 倍并且实际上未落入通过 P-糖蛋白流出泵产生癌细胞株多重抗药性的效能范围。**339** 缺刻网架海绵他汀还是抗 AD 症的药物，抗 AD 症临床前试验，用 CD1 小鼠做动物试验，作为 MT 稳定剂的效果是，静注 5mg/kg 后大脑的 MT 稳定性一周（MT 为亚甲基蓝的缩写，是选择性 τ 蛋白的聚集抑制剂）（Russo，2016）。

化合物 **340** 劳力姆内酯的海洋生物来源是格形海绵属海绵 *Hyattella* sp.，它对 KB 细胞有高活性，符合 18 元大环内酯有高活性的预测。

化合物 **341** 新喀里多尼亚海绵内酯 B 的海洋生物来源是法属新喀里多尼亚岸外深水域的 Phymatellidae 科海绵 *Neosiphonia superstes*。对 KB、P$_{388}$、非小细胞肺癌 NSCLC-N6-L16 有高活性，IC$_{50}$ 值低达 0.003μg/mL，符合 16 元大环内酯有高活性的预测。

化合物 **342** 冲绳残波岬海绵内酯的海洋生物来源是汤加埃瓦岛的汤加硬丝海绵 *Cacospongia mycofijiensis* 和冲绳残波岬的多裂缝束海绵 *Fasciospongia rimosa*。它对 P$_{388}$、A549、HT29、MEL28 细胞株的 IC$_{50}$ 值范围是 1～5ng/mL，也符合 18 元大环内酯有高活性的预测。

5.17 三环聚酮类

C_22H_30O_3

343 Indoxamycin A 艾多萨霉素 A

Streptomyces sp. NPS-643

HT29细胞, IC_50 = 0.59μmol/L

Sato, S. et al. 2009.

$C_{22}H_{30}O_4$

344 Indoxamycin F 艾多萨霉素 F

Streptomyces sp. NPS-643

HT29细胞, IC_50 = 0.31μmol/L

Sato, S. et al. 2009.

本章最后 2 个天然产物化合物是 **343** 艾多萨霉素 A 和 **344** 艾多萨霉素 F，它们都源于日本高知港沉积物导出的链霉菌属 *Streptomyces* sp. NPS-643，对 HT29 细胞有亚 μmol/L 数量级的高活性。

第**6**章

氧杂环类化合物

6.1　内酯类

A498, IC_{50} = 0.011μmol/L

HCC2998, IC_{50} = 0.018μmol/L

RXF-393, IC_{50} = 0.023μmol/L

melanoma SNB75, IC_{50} =

　0.032μmol/L

NCI-H522, IC_{50} = 0.043μmol/L

CCRF-CEM, IC_{50} > 100μmol/L

DU145, IC_{50} > 100μmol/L

NCI 60种癌细胞试验,

　平均GI_{50} < 0.011μmol/L

LOX-IMVI, GI_{50} < 0.011μmol/L

HOP-92, GI_{50} < 0.011μmol/L

OVCAR-3, GI_{50} < 0.011μmol/L

PC3, GI_{50} < 0.011μmol/L

HCT116, GI_{50} = 0.035μmol/L

Williams, P. G. et al. 2005.

$C_{15}H_{20}ClNO_4$

345　Salinosporamide A　热带盐水孢菌酰胺 A

Salinispora tropica CNB-392

NCI-H226, IC_{50} < 0.011μmol/L

SK-MEL-28, IC_{50} < 0.011μmol/L

MDA-MB-435, IC_{50} < 0.011μmol/L

CNS cancer SNB75, IC_{50} <

　0.011μmol/L

$C_{17}H_{22}O_6$

$C_{22}H_{24}O_6$

346 Nodulisporacid A methyl ester 多节孢酸 A 甲酯

Nodulisporium sp. CRIF 1

P_{388}, $IC_{50} = 0.77\mu g/mL$

HL60, $IC_{50} = 1.01\mu g/mL$

T47D, $IC_{50} = 1.70\mu g/mL$

KB, $IC_{50} = 2.20\mu g/mL$

HuCCA-1, $IC_{50} = 2.30\mu g/mL$

HepG2, $IC_{50} = 2.30\mu g/mL$

MDA-MB-231, $IC_{50} = 2.50\mu g/mL$

HeLa, $IC_{50} = 2.70\mu g/mL$

HCC S102, $IC_{50} = 6.00\mu g/mL$

A549, $IC_{50} = 7.50\mu g/mL$

Kasettrathat, C. et al. 2008.

347 Nodulisporacid A phenyl ester 多节孢酸 A 苯酯

Nodulisporium sp. CRIF 1

T47D, $IC_{50} = 0.14\mu g/mL$

MDA-MB-231, $IC_{50} = 0.38\mu g/mL$

P_{388}, $IC_{50} = 0.70\mu g/mL$

HL60, $IC_{50} = 1.18\mu g/mL$

HepG2, $IC_{50} = 2.00\mu g/mL$

HuCCA-1, $IC_{50} = 2.10\mu g/mL$

A549, $IC_{50} = 2.20\mu g/mL$

HeLa, $IC_{50} = 2.60\mu g/mL$

KB, $IC_{50} = 3.20\mu g/mL$

HCC S102, $IC_{50} = 4.80\mu g/mL$

Kasettrathat, C. et al. 2008.

β-内酯类化合物 **345** 热带盐水孢菌酰胺 A 来自海洋导出的放线菌 *Salinispora tropica* CNB-392，而丁内酯类化合物 **346** 多节孢酸 A 甲酯和 **347** 多节孢酸 A 苯酯来自海洋导出的真菌多节孢属 *Nodulisporium* sp. CRIF 1。这 3 个化合物的抗癌活性谱数据丰富、活性高，详见以上数据块。

6.2 吡喃酮类

$C_{32}H_{54}O_7$

348 19-Deaminocarbonyldis-codermolide 19-去氨基羧基圆皮海绵内酯

Discodermia sp.

A549, IC_{50} = 0.074μmol/L

P_{388}, IC_{50} = 0.128μmol/L

Gunasekera, S. P. et al. 2002;

    Winder, P. L. et al. 2011 (综述).

$C_{32}H_{53}NO_8$

349　2-Demethyldiscodermolide 2-去甲基圆皮海绵内酯

Discodermia sp.

A549, IC_{50} = 0.120μmol/L

P_{388}, IC_{50} = 0.172μmol/L

Gunasekera, S. P. et al. 2002;

    Winder, P.L. et al. 2011 (综述).

$C_{33}H_{55}NO_8$

350　Discodermolide　圆皮海绵内酯

Discodermia dissoluta

A549, IC_{50} = 0.0135μmol/L

P_{388}, IC_{50} = 0.035μmol/L

HT29, GI_{50} = 0.015μmol/L

A549, GI_{50} = 0.020μmol/L

MDA-MB-231, GI_{50} = 0.029μmol/L

Gunasekera, S. P. et al. 1990, 1991;

    Winder, P. L. et al. 2011 (综述).

$C_{18}H_{16}O_6$

351　Vermistatin　沃米他汀

Guignardia sp. 4382

Kandelia candel

KB, IC_{50} = 90.2μg/mL

Fuska, J. et al. 1986; Xia, X. K. et al. 2007.

遴选出三个高活 2-吡喃酮类和一个低活 4-吡喃酮类，用于讨论产地、结构和活性高低的相互关系。2-吡喃酮类化合物 **348** 19-去氨基羰基圆皮海绵内酯、**349** 2-去甲基圆皮海绵内酯和 **350** 圆皮海绵内酯，均来自用 Johnson Sea-Link 潜水器采集的岩屑海绵圆皮海绵属 *Discodermia* sp.和 *Discodermia dissoluta* 海绵，采样地点有巴哈马、大巴哈马岛外海、加勒比海等多处地方，都不离开加勒比海。而 4-吡喃酮类的化合物 **351** 沃米他汀则是来自远在中国南海的红树秋茄树 *Kandelia candel* 导出的球座菌属 *Guignardia* sp. 4382 真菌，其分子中羰基在环上氧原子的对位，巴哈马的三个产品则是羰基在环上氧原子的邻位，可谓远隔万里而结构相异。实验表明，三个巴哈马产品的活性相当高，最高达到 GI_{50} = 0.015μmol/L，而

南海产品化合物 **351** 沃米他汀活性要低很多。看来，"产地决定结构，结构决定活性"在许多情况下很可能是规律性的认识！我们将进一步通过更多的实例关注这种重要的关系。建议研究者对天然产物的研究不应仅仅关注结构和活性的关系，还应同时关注海域产地、结构和活性三者的关系。

在抗癌作用机制方面，化合物 **351** 沃米他汀能阻止细胞循环的 G_2/M 期，以微管蛋白聚合和超稳定化来抑制细胞增殖，对有紫杉醇抗性的肿瘤有活性，是有潜力的微管蛋白装配的促进剂以及免疫抑制剂。化合物 **351** 沃米他汀对 EAC 和 P_{388} 细胞，是作为弹性蛋白酶抑制剂的 RNA 合成抑制剂，和 **350** 圆皮海绵内酯作用机制也不相同。此外，**351** 沃米他汀还是对各种香蕉的植物毒素。

这四个吡喃酮的抗癌活性具体分布详见以上数据块。

6.3　螺缩酮类

B16, IC_{50} = 0.10μg/mL
P_{388}, IC_{50} = 0.20μg/mL
HT29, IC_{50} = 0.32μg/mL
KB, IC_{50} = 0.53μg/mL
抑制细胞循环（降低细胞循环中的S阶段并部分阻碍G阶段）
Foster, M. P. et al. 1992 (结构修正);
　　Biard, J. F. et al. 1994.

352　Bistramide A　二条纹髌骨海鞘酰胺 A

Lissoclinum bistratum
Trididemnum cyclops
NSCLC-N6, IC_{50} = 0.03μg/mL
P_{388}/Dox, IC_{50} = 0.05μg/mL
MRC5CVI, IC_{50} = 0.07μg/mL
T-24, IC_{50} = 0.07μg/mL

$C_{40}H_{70}N_2O_8$

353 Bistramide B 二条纹髌骨海鞘酰胺 B

Lissoclinum bistratum

P$_{388}$, IC$_{50}$ = 0.20μg/mL

NSCLC-N6, IC$_{50}$ = 0.32μg/mL

HT29, IC$_{50}$ = 0.71μg/mL

P$_{388}$/Dox, IC$_{50}$ = 1.16μg/mL

B16, IC$_{50}$ = 1.20μg/mL

KB, IC$_{50}$ = 2.10μg/mL

抑制细胞循环（降低细胞循环中的S
阶段并部分阻碍G阶段）

Biard, J. F. et al. 1994.

$C_{40}H_{70}N_2O_8$

354 Bistramide D 二条纹髌骨海鞘酰胺 D

Lissoclinum bistratum

Trididemnum cyclops

B16, IC$_{50}$ = 0.10μg/mL

P$_{388}$, IC$_{50}$ = 0.36μg/mL

HT29, IC$_{50}$ = 2.76μg/mL

NSCLC-N6, IC$_{50}$ = 3.43μg/mL

P$_{388}$/Dox, IC$_{50}$ = 5.82μg/mL

KB, IC$_{50}$ = 10.0μg/mL

抑制细胞循环（降低细胞循环中的S
阶段并部分阻碍G阶段）

Biard, J. F. et al. 1994; Bauder, C. et
al. 2006.

$C_{42}H_{70}N_2O_9$

355 Bistratene B 条纹髌骨海鞘烯 B

Lissoclinum bistratum

MRC5CVI, IC$_{50}$ = 0.09μg/mL

T-24, IC$_{50}$ = 0.09μg/mL

Foster, M. P. et al. 1992 (结构修正);
Dunkel, R. et al. 1992.

$C_{23}H_{31}Cl_2NO_4$

356 Gymnastatin A 小裸囊菌斯他汀 A

Gymnascella dankaliensis

Halichondria japonica

P$_{388}$, ED$_{50}$ = 0.018μg/mL

Amagata, T. et al. 1998; Gurjar, M. K.
et al. 2000.

$C_{24}H_{35}Cl_2NO_5$

357　Gymnastatin B　小裸囊菌斯他汀 B

Gymnascella dankaliensis
Halichondria japonica
P~388~, ED$_{50}$ = 0.108μg/mL
Amagata, T. et al. 1998.

$C_{24}H_{37}Cl_2NO_6$

358　Gymnastatin C　小裸囊菌斯他汀 C

Gymnascella dankaliensis
Halichondria japonica
P$_{388}$, ED$_{50}$ = 0.106μg/mL
Amagata, T. et al. 1998.

$C_{40}H_{68}N_2O_8$

359　39-Oxobistramide K　39-氧代二条纹髋骨海鞘酰胺 K

Trididemnum cyclops
A2780, IC$_{50}$ = 0.34μmol/L
Murphy, B. T. et al. 2009.

$C_{20}H_9ClO_8$

360　Spiroxin A　螺缩酮新 A

未鉴定海洋真菌LL-37H248
未鉴定软珊瑚
25种不同的癌细胞, IC$_{50}$ = 0.09μg/mL
裸小鼠卵巢恶性上皮肿瘤抗肿瘤体内
　*in vivo*实验
McDonald, L. A. et al. 1999; Wang, T.
　et al. 2001; Krohn, K. 2003 (综述).

　　本节遴选了 9 个高活螺缩酮类抗癌天然产物 **352**～**360**, 活性都达到了 "更高" 级别。螺缩酮类海洋天然产物的抗癌活性分布详见上面数据块。化合物 **352**～**355** 来自二条纹髋骨海鞘 *Lissoclinum bistratum* 和膜海鞘属 *Trididemnum cyclops*, 产地为斐济和法属新喀里多尼亚, 化合物 **356**～**358** 来自日本软海绵 *Halichondria japonica* 导出的小裸囊菌属真菌 *Gymnascella dankaliensis*。化合物 **359** 39-氧代二条纹髋骨海鞘酰胺 K 产自马达加斯加膜海鞘属海鞘 *Trididemnum cyclops*, 而化合物 **360** 螺缩酮新 A 来自一种未鉴定的海洋真菌 LL-37H248 和一种未鉴定的软珊瑚。

在作用机制方面，化合物 **352** 二条纹髌骨海鞘酰胺 A、**353** 二条纹髌骨海鞘酰胺 B 和 **354** 二条纹髌骨海鞘酰胺 D 有值得注意的抑制细胞循环活性，能降低细胞循环中的 S 阶段并部分阻碍 G 阶段。在体内实验 *in vivo* 方面，化合物 **360** 螺缩酮新 A 对裸小鼠卵巢恶性上皮肿瘤做过抗肿瘤体内 *in vivo* 实验，21 天后抑制其生长的 59%。

第 **7** 章

甾醇类化合物

7.1 胆甾烷类甾醇

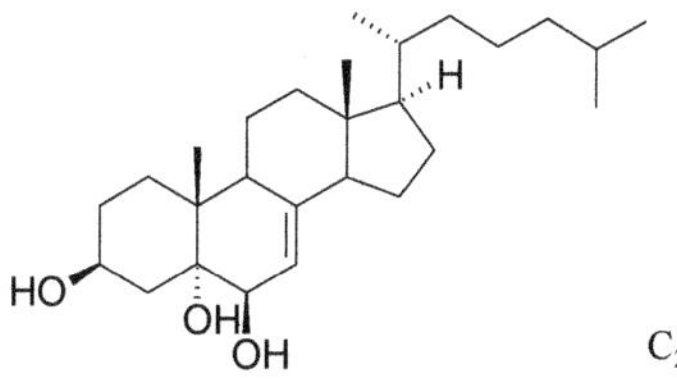

$C_{27}H_{46}O_3$

<u>361</u> Cholest-7-ene-3,5,6-triol
胆甾-7-烯-3,5,6-三醇

Patinopecten yessoensis and
  Aplysia juliana

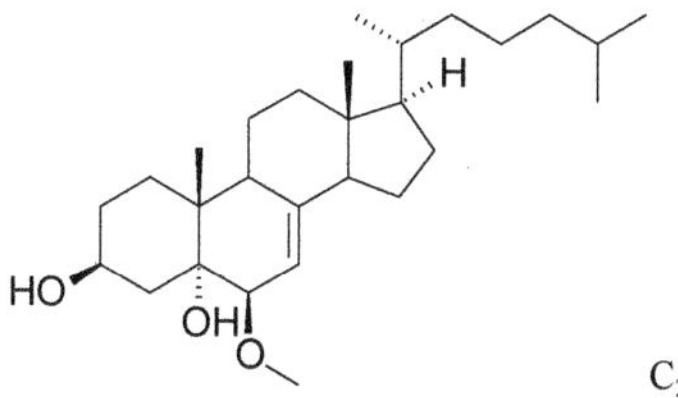

HeLa S3, IC_{50} = 0.00016ng/mL

Yamaguchi, Y. et al. 1992.

$C_{28}H_{48}O_3$

<u>362</u> 6-Methoxycholest-7-
ene-3,5-diol 6-甲氧基胆
甾-7-烯-3,5-二醇

Aplysia juliana

HeLa S3, IC_{50} = 0.28μg/mL

Yamaguchi, Y. et al. 1992.

　　2个胆甾烷类甾醇化合物 **361** 胆甾-7-烯-3,5,6-三醇和 **362** 6-甲氧基胆甾-7-烯-3,5-二醇被收集于此。化合物 **361** 胆甾-7-烯-3,5,6-三醇源自两种

软体动物：双壳纲扇贝科虾夷盘扇贝 *Patinopecten yessoensis* 和海兔属 *Aplysia juliana*，其对人子宫颈上皮癌 HeLa S3 细胞的 IC_{50} 值为 0.00016ng/mL，活性极高，同样源自海兔属 *Aplysia juliana* 的化合物 **362** 6-甲氧基胆甾-7-烯-3,5-二醇在结构上仅仅是羟基改变为甲氧基，活性就降低很多。

7.2 呋甾烷类甾醇

$C_{30}H_{48}O_7$

363 3-Acetyl-2-desacetyl-22*S*-*epi*-hippurin 1
3-乙酰基-2-去乙酰基-22*S*-*epi*-粗枝竹节柳珊瑚林 1

Isis hippuris
MDA-MB-231, IC_{50} = 0.74μg/mL
Hep3B, IC_{50} = 1.46μg/mL
HepG2, IC_{50} = 2.06μg/mL
MCF7, IC_{50} = 2.41μg/mL
Chao, C. H. et al. 2005.

$C_{30}H_{48}O_7$

364 3-Acetyl-2-desacetyl-22*R*-*epi*-hippurin-1

3-乙酰基-2-去乙酰基-22*R*-epi-粗枝竹节柳珊瑚林 1

Isis hippuris
MDA-MB-231, IC_{50} = 0.21μg/mL
Hep3B, IC_{50} = 0.46μg/mL
HepG2, IC_{50} = 0.72μg/mL
MCF7, IC_{50} = 1.07μg/mL
Chao, C.H. et al. 2005.

$C_{30}H_{48}O_7$

365 3-Acetyl-22-*epi*-hippuristanol 3-乙酰基-22-*epi*-粗枝竹节柳珊瑚甾烷醇

Isis hippuris
A549, IC_{50} = 0.125μg/mL
MEL28, IC_{50} = 0.125μg/mL
HT29, IC_{50} = 0.5μg/mL
P_{388}, IC_{50} = 1μg/mL
Gonzalez, N. et al. 2001.

$C_{28}H_{46}O_6$

366 2-Desacetyl-22S-epi-hippurin 1,2-去乙酰基-22 S-epi-粗枝竹节柳珊瑚林 1

Isis hippuris

MCF7, IC_{50} = 0.59μg/mL

HepG2, IC_{50} = 0.62μg/mL

Hep3B, IC_{50} = 0.77μg/mL

MDA-MB-231, IC_{50} = 0.75μg/mL

Higa, T. et al. 1981; Chao, C.H. et al. 2005.

$C_{30}H_{48}O_7$

367 Hippurin 1 粗枝竹节柳珊瑚林 1

Isis hippuris

Hep3B, IC_{50} = 0.10μg/mL

MDA-MB-231, IC_{50} = 0.41μg/mL

MCF7, IC_{50} = 0.53μg/mL

HepG2, IC_{50} = 0.56μg/mL

Kazlauskas, R. et al. 1977; Chao, C. H. et al. 2005.

$C_{30}H_{48}O_7$

368 22-epi-Hippurin 122-epi-粗枝竹节柳珊瑚林 1

Isis hippuris

Hep3B, IC_{50} = 0.68μg/mL

MDA-MB-231, IC_{50} = 2.64μg/mL

HepG2, IC_{50} = 4.64μg/mL

MCF7, IC_{50} = 4.54μg/mL

Higa, T. et al. 1981; Chao, C.H. et al. 2005.

$C_{28}H_{46}O_5$

369 Hippuristanol 粗枝竹节柳珊瑚甾烷醇

Isis hippuris

P_{388}, IC_{50} = 0.1μg/mL

A549, IC_{50} = 0.1μg/mL

HT29, IC_{50} = 0.1μg/mL

MEL28, IC_{50} = 0.1μg/mL

Higa, T. et al. 1981; Rao, C. B. et al. 1988; Gonzalez, N. et al. 2001.

$C_{28}H_{48}O_7$

370 22-epi-Hippuristanol 22-epi-粗枝竹节柳珊瑚甾烷醇

Isis hippuris

HepG2, IC$_{50}$ = 0.08μg/mL

Hep3B, IC$_{50}$ = 0.10μg/mL

P$_{388}$, IC$_{50}$ = 0.1μg/mL

A549, IC$_{50}$ = 0.1μg/mL

HT29, IC$_{50}$ = 0.1μg/mL

MEL28, IC$_{50}$ = 0.1μg/mL

MDA-MB-231, IC$_{50}$ = 0.13μg/mL

MCF7, IC$_{50}$ = 0.20μg/mL

Higa, T. et al. 1981; Gonzalez, N. et al. 2001; Chao, C.H. et al. 2005.

本节收集了 8 个呋甾烷类甾醇化合物 **363**～**370**，它们都来源于海洋生物粗枝竹节柳珊瑚 *Isis hippuris*，部分产自印度尼西亚。它们的中文命名分别为：化合物 **363** 3-乙酰基-2-去乙酰基-22*S-epi*-粗枝竹节柳珊瑚林 1，化合物 **364** 3-乙酰基-2-去乙酰基-22*R-epi*-粗枝竹节柳珊瑚林 1，化合物 **365** 3-乙酰基-22-*epi*-粗枝竹节柳珊瑚甾烷醇，化合物 **366** 2-去乙酰基-22*S-epi*-粗枝竹节柳珊瑚林 1，化合物 **367** 粗枝竹节柳珊瑚林 1，化合物 **368** 22-*epi*-粗枝竹节柳珊瑚林 1，化合物 **369** 粗枝竹节柳珊瑚甾烷醇，化合物 **370** 粗枝竹节柳珊瑚甾烷醇。

每一个化合物都对 4 种或 4 种以上的癌细胞表现出高活性，对不同的癌细胞，IC$_{50}$ 在 0.1～1.0μg/mL 一个数量级的范围内。其中，以 **369** 粗枝竹节柳珊瑚甾烷醇和 **370** 粗枝竹节柳珊瑚甾烷醇两个化合物活性最高，对多种癌细胞的活性都达到 0.1μg/mL 数量级。从结构上看，8 个分子的分子骨架都相同，但是较大的乙酰氧取代基看来对活性不利，而只有三个羟基取代基的分子 **369** 粗枝竹节柳珊瑚甾烷醇和 **370** 粗枝竹节柳珊瑚甾烷醇有最高的活性。可以看出，分子结构对活性的影响有两个不同的层次，首先是由骨架表现出来，这里骨架相同，活性的数量级也就相同，IC$_{50}$ 都是一个数量级的范围内。而取代基的性质和数量的不同则进一步影响到活性会有较大的差别。

7.3 麦角甾烷类甾醇

C$_{28}$H$_{42}$O$_3$

371 3β,15a-Dihydroxy-(22*E*, 24*R*)-ergosta-5,8(14),22-trien-7-one　3β,15a-二羟基-(22*E*,24*R*)-麦角甾-5,8(14),22-三烯-7-酮

Rhizopus sp.

Bugula sp.

MTT试验: HL60, IC_{50} = 0.3μmol/L

P$_{388}$, IC_{50} = 1.48μmol/L

SRB试验: A549, IC_{50} = 4.9μmol/L

Bel7402, IC_{50} = 5.2μmol/L

Wang, F. et al. 2008.

$C_{28}H_{42}O_3$

<u>372</u> **3β,15β-Dihydroxy-(22E, 24R)-ergosta-5,8(14),22-trien-7-one**

3β,15β-二羟基-(22E,24R)-麦角甾-5,8(14),22-三烯-7-酮

Rhizopus sp.

Bugula sp.

MTT试验: HL60, IC_{50} = 0.5μmol/L

P$_{388}$, IC_{50} = 1.8μmol/L

SRB试验: A549, IC_{50} = 36.1μmol/L

Bel7402, IC_{50}= 38.5μmol/L

Wang, F. et al. 2008.

$C_{28}H_{40}O_2$

<u>373</u> **15α-Hydroxy-(22E,24R)-ergosta-3,5,8(14),22-tetraen-7-one**

15α-羟基-(22E,24R)-麦角

甾-3,5,8(14),22-四烯-7-酮

Aspergillus aculeatus HTTM-Z07002

Acanthus ebracteatus

锥虫蓝试验: P$_{388}$, IC_{50} = 0.02μmol/L

MTT试验: PC3, IC_{50} = 0.7μmol/L

HL60, IC_{50} = 0.04μmol/L

Wang, Y. et al. 2014.

$C_{28}H_{44}O_3$

<u>374</u> **Stoloniferone E 葡匐珊瑚酮 E**

Clavularia viridis

P$_{388}$, ED_{50} = 0.00012μg/mL

A549, ED_{50} = 0.00032μg/mL

HT29, ED_{50} = 0.0091μg/mL

Duh, C. Y. et al. 2002b.

$C_{28}H_{44}O_4$

<u>375</u> **Yonarasterol E 优那拉甾醇 E**

Clavularia viridis

Molt4, IC_{50}= 0.01μg/mL

DLDH, IC_{50}= 0.02μg/mL

Iwashima, M. et al. 2000, 2001.

　　5 个麦角甾烷类天然产物被收集于此，它们都有共同的分子骨架。其中文名称为：**371** 3*β*,15*a*-二羟基-(22*E*,24*R*)-麦角甾-5,8(14),22-三烯-7-酮，**372** 3*β*,15*β*-二羟基-(22*E*,24*R*)-麦角甾-5,8(14),22-三烯-7-酮，**373** 15*a*-羟基-(22*E*,24*R*)-麦角甾-3,5,8(14),22-四烯-7-酮，**374** 匍匐珊瑚酮 E，**375** 优那拉甾醇 E。其中 **371** 和 **372** 源于海洋导出的真菌根霉属 *Rhizopus* sp. 这种真菌又是来自中国水域的苔藓动物多室草苔虫属 *Bugula* sp.。**373** 源自海洋导出的真菌曲霉菌属 *Aspergillus aculeatus* HTTM-Z07002，这种真菌又来自中国南海产老鼠簕属红树 *Acanthus ebracteatus*。**374** 匍匐珊瑚酮 E 和 **375** 优那拉甾醇 E 都来源于匍匐珊瑚目的绿色羽珊瑚 *Clavularia viridis*。

　　以麦角甾烷为骨架的这类海洋天然产物 **371**～**375** 总的抗癌活性比上述呋甾烷类骨架天然产物的要高，取代基最少的化合物 **374** 匍匐珊瑚酮 E 活性最高，ED_{50} 值达到 0.0001μg/mL 数量级，3 位没有取代基的 **373** 15*a*-羟基-(22*E*,24*R*)-麦角甾-3,5,8(14),22-四烯-7-酮和 **375** 优那拉甾醇 E 活性也很高，但是 3 位上有羟基取代的 **371** 和 **372** 活性就比较低了。由此看来，取代基少些、个头小些可能有利于高活性。

7.4　豆甾烷类甾醇

$C_{41}H_{62}O$

376　Pandaroside G methyl ester
　　　加勒比潘达柔斯海绵糖苷 G 甲酯

L-6, IC_{50} = 0.22μmol/L

Regalado, E. L. et al. 2010.

Pandaros acanthifolium

豆甾烷类甾醇类高抗癌活性天然产物本书只收集了 1 个化合物，即化合物 **376** 加勒比潘达柔斯海绵糖苷 G 甲酯，它源自加勒比海法属马提尼克岛产的 Microcionidae 科海绵 *Pandaros acanthifolium*，对大白鼠骨骼肌肌母细胞 L-6 的 $IC_{50} = 0.22\mu mol/L$，属于"更高"级别的活性物。除抗癌活性外，化合物 **376** 加勒比潘达柔斯海绵糖苷 G 甲酯还有抗疟、抗锥虫、抗利什曼原虫活性。

7.5　阿拉古甾醇

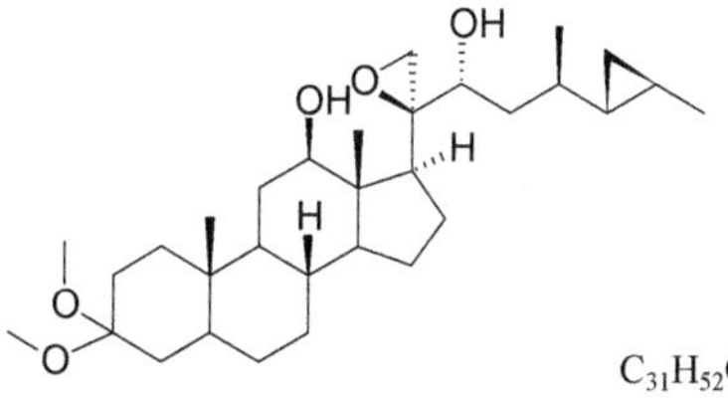

$C_{31}H_{52}O_5$

377　Aragusteroketal A　阿拉古甾醇缩酮 A

Xestospongia sp.

KB, $IC_{50} = 0.004\mu g/mL$

Kobayashi, M. et al. 1996.

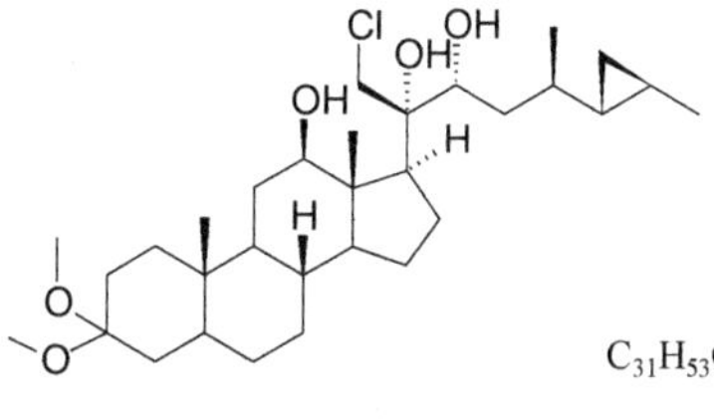

$C_{31}H_{53}ClO_5$

378　Aragusteroketal C　阿拉古甾醇缩酮 C

Xestospongia sp.

KB, $IC_{50} = 0.004\mu g/mL$

Kobayashi, M. et al. 1996.

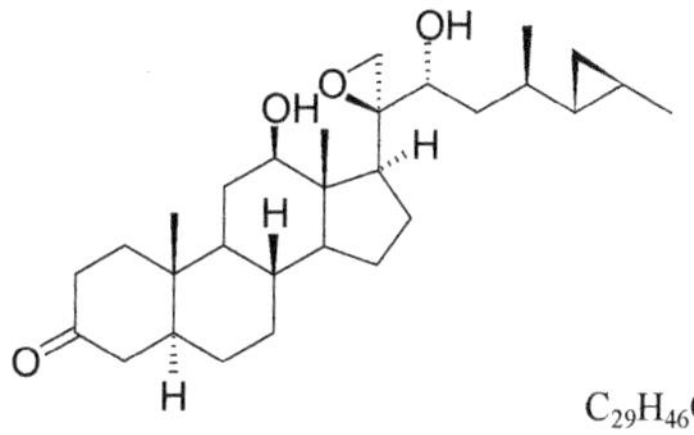

$C_{29}H_{46}O_4$

379　Aragusterol A　阿拉古甾醇 A

Xestospongia sp.

LoVo, $IC_{50} = 0.0079\mu g/mL$

P388, $IC_{50} = 0.022\mu g/mL$

KB, $IC_{50} = 0.042\mu g/mL$

HeLa S3, $IC_{50} = 0.16\mu g/mL$

抗肿瘤：P388, 6.25mg/kg, *T/C* = 172%

　　L1210, *in vivo*, 1.6mg/kg, *T/C* = 220%

Iguchi, K. et al. 1993.

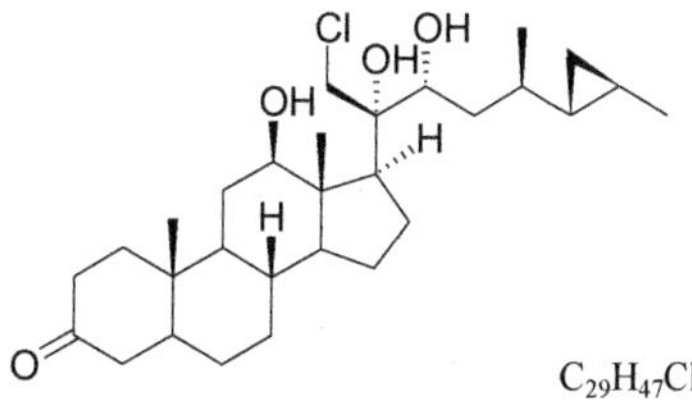

$C_{29}H_{47}ClO_4$

<u>380</u> Aragusterol C 阿拉古甾醇 C   257%

Xestospongia sp.

KB, IC$_{50}$ = 0.041μg/mL

抗肿瘤: *in vivo*, L$_{1210}$, 1.6mg/kg, *T/C* =

Shimura, H. et al. 1994; Iguchi, K. et
al. 1994.

　　这是一类不太常见的甾醇，分子侧链上有不常见的碳三元环。4 个阿拉古甾醇类活性抗癌物分别被命名为 <u>**377**</u> 阿拉古甾醇缩酮 A、<u>**378**</u> 阿拉古甾醇缩酮 A、<u>**379**</u> 阿拉古甾醇 A 和 <u>**380**</u> 阿拉古甾醇 C。它们对于 KB 癌细胞和其他某些癌细胞的 IC$_{50}$ 值在 0.004～0.16μg/mL 之间。化合物 <u>**379**</u> 阿拉古甾醇 A 和 <u>**380**</u> 阿拉古甾醇 C 还经历过抗肿瘤体内实验。两篇原始文献发表于 1993 年和 1994 年，此后，就编者所知，未见进一步文章发表。

第8章

肽类化合物

8.1　二酮哌嗪类

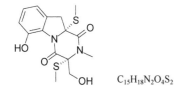

$C_{15}H_{18}N_2O_4S_2$

381　Bis(dethio)bis-(methylthio)-5a,6-didehydrogliotoxin

双(去硫)双-(甲硫基)-5a,6-双去氢胶霉毒素

Penicillium sp.

P_{388}, $IC_{50} = 0.11\mu mol/L$

组蛋白甲基转移酶 (HMT) G9A抑制剂

Sun, Y. et al. 2011.

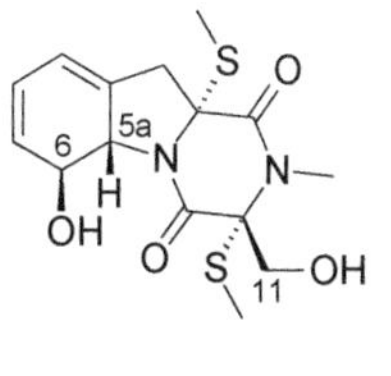

$C_{15}H_{20}N_2O_4S_2$

382　Bis(dethio)bis(methylthio)gli-otoxin

双(去硫)双(甲硫基)胶霉毒素

Aspergillus fumigatus
Pseudallescheria sp. MFB165
Penicillium sp. JMF034
Colletotrichum gloeosporioides
Gliocladium deliquescens
P_{388}, $IC_{50} = 0.11\mu mol/L$

组蛋白甲基转移酶 (HMT) G9A抑制剂
血小板聚合因子PAF诱导的血小板聚集抑制剂

Kirby, G. W. et al. 1980; Afiyatullov,
S. S. et al. 2005; Li, X. et al. 2006;
Sun, Y. et al. 2011.

　　本节收录了两个二酮哌嗪类海洋天然产物 **381** 双(去硫)双-(甲硫基)-5a,6-双去氢胶霉毒素和 **382** 双(去硫)双(甲硫基)胶霉毒素。**381** 双(去硫)双(甲硫基)-5a,6-双去氢胶霉毒素源自日本骏河湾沉积物导出的深海真菌青霉属 *Penicillium* sp. JMF034，对 P_{388} 癌细胞的 IC_{50} 值为 $0.11\mu mol/L$，属于"更高"级别的抗癌活性物，它还是组蛋白甲基转移酶 (HMT) G9A 抑制剂。**382** 双(去硫)双(甲硫基)胶霉毒素有多重海洋和陆地的生物来源，包括海洋导出的真菌烟曲霉菌 *Aspergillus fumigatus*，海洋导出的真菌假霉样真菌属 *Pseudallescheria* sp. MFB165，日本骏河湾沉积物导出的深海真菌青霉属 *Penicillium* sp. JMF034，以及陆地真菌 *Colletotrichum gloeosporioides* 和 *Gliocladium deliquescens*。它对 P_{388} 癌细胞的 IC_{50} 值亦为 $0.11\mu mol/L$，也属于"更高"级别的抗癌活性物，它还是组蛋白甲基转移酶 (HMT) G9A 抑制剂和血小板聚合因子 PAF 诱导的血小板聚集抑制剂，并有抗菌作用。

8.2　三肽

$C_{30}H_{46}N_4O_4$

383　Hemiasterlin　合米特林
Hemiasterella minor
OVCAR-3, $IC_{50} = 0.000001\mu g/mL$

NCI-H460, $IC_{50} = 0.000001\mu g/mL$
Colon205, $IC_{50} = 0.0001\mu g/mL$
SF539, $IC_{50} = 0.0013\mu g/mL$
MDA-MB-435, $IC_{50} = 0.0154\mu g/mL$
A498, $IC_{50} = 0.0224\mu g/mL$
LOX, $IC_{50} = 1.5984\mu g/mL$
微管形成抑制剂
Talpir, P. et al. 1994; Andersen, R. J.

et al. 1997; Gamble, W. R. et al.
1999.

$C_{29}H_{44}N_4O_4$

384　Hemiasterlin A　合米特林 A

Cymbastela sp.

NCI-H460, IC_{50} = 0.0001μg/mL

Colon205, IC_{50} = 0.0009μg/mL

OVCAR-3, IC_{50} = 0.0024μg/mL

SF539, IC_{50} = 0.0061μg/mL

HEY, ED_{50} = 0.0076μg/mL

U373, ED_{50} = 0.015μg/mL

A498, IC_{50} = 0.3158μg/mL

Coleman, J. E. et al. 1995; Gamble,
　W. R. et al. 1999.

$C_{28}H_{42}N_2O_4$

385　Hemiasterlin B　合米特林 B

Cymbastela sp.

P_{388}, ED_{50} = 0.007μg/mL

MCF7, ED_{50} = 0.066μg/mL

HEY, ED_{50} = 0.016μg/mL

Coleman, J. E. et al. 1995.

$C_{38}H_{51}BrN_4O_7$

386　(+)-Jasplakinolide Z_3
　　　(+)-碧玉海绵类似内酯 Z_3

Jaspis splendens

HCT116, GI_{50} = 0.28μmol/L

MDA-MB-231, GI_{50} = 0.74μmol/L

NCI 60种癌细胞筛选：

　NCI-H522, GI_{50} = 0.04μmol/L

　U251, GI_{50} = 0.05μmol/L

　LOX-IMVI, GI_{50} = 0.16μmol/L

　IGROV1, GI_{50} = 0.17μmol/L

　A498, GI_{50} = 0.44μmol/L

　DU145, GI_{50} = 3.72μmol/L

Senderowicz, A. M. J. et al. 1995;
Watts, K. R. et al. 2011.

　　四个三肽类天然产物 **383** 合米特林、**384** 合米特林 A、**385** 合米特林 B 和 **386** (+)-碧玉海绵类似内酯 Z_3 是收集于本书的高活三肽抗癌物，**383** 合米特林源自 Hemiasterellidae 科海绵 *Hemiasterella minor*，**384** 合米特林 A 和 **385** 合米特林 B 源自巴布亚新几内亚产小轴海绵科海绵 *Cymbastela* sp.，而 **386** (+)-碧玉海绵类似内酯 Z_3 源自斐济科罗沃湾产光亮碧玉海绵 *Jaspis splendens*。

在分子结构方面，前三个化合物属于同一个系列，最后一个结构有较大差别。

由上述数据块可知，**383** 合米特林是微管形成抑制剂，对 7 种癌细胞除 LOX 外的 6 种都有高抗癌活性，（Gamble, 1999）。**384** 合米特林 A 则对 7 种癌细胞都有高抗癌活性（Coleman, 1995; Gamble, 1999）。**385** 合米特林 B 对 3 种癌细胞有高抗癌活性（Coleman, 1995）。**386** (+)-碧玉海绵类似内酯 Z_3 则对 8 种癌细胞除 DU145 外的 7 种都有高抗癌活性（Senderowicz, A. M. J. et al. 1995; Watts, K. R. et al. 2011）。

8.3 线型寡肽 5

$C_{51}H_{72}BrN_7O_8S$

387 Bisebromoamide 比斯溴酰胺

Lyngbya sp.
HeLa S3细胞，IC_{50} = 0.040μg/mL
一组39种人癌细胞株（称为JFCR39），平均GI_{50} = 0.040μmol/L
抗癌细胞效应（模型：正常大白鼠肾癌细胞，胞外信号管理蛋白激酶；机制：抑制蛋白激酶）
抗癌细胞效应（模型：人HeLa上皮细胞癌；机制：稳定肌动蛋白丝）

蛋白激酶抑制剂
Teruya, T. et al. 2009; Gao, X. et al. 2010 (结构修正); Sasaki, H. et al. 2011 (结构修正); Sumiya, E. et al. 2011

$C_{36}H_{58}N_8O_5$

388 Criamide B 科瑞酰胺 B

Cymbastela sp.
P_{388}, ED_{50} = 0.0073μg/mL
LoVo, ED_{50} = 0.15μg/mL
HEY, ED_{50} = 0.19μg/mL

U373, ED_{50} = 0.27μg/mL

A549, ED_{50} = 0.29μg/mL

MCF7, ED_{50} = 6.8μg/mL

Coleman, J. E. et al. 1995.

$C_{43}H_{70}N_6O_6S$

389　Dolastatin 15　尾海兔素 15

Dolabella auricularia

P_{388}, ED_{50} = 0.0024μg/mL

微管抑制剂, 抗疟疾

Pettit, G. R. et al. 1989b 1993f, 1994e; Akaji, K. et al. 1999; Fennell, B. J. et al. 2003.

$C_{45}H_{68}N_6O_9$

390　Norbisebromoamide 去甲双溴酰胺

Lyngbya sp.

HeLa S3, IC_{50} = 0.045μg/mL

Sasaki, H. et al. 2011.

$C_{50}H_{70}BrN_7O_8S$

391　Symplostatin 1　束藻他汀 1

Phormidium spp.

Symploca hydnoides

KB, IC_{50} = 0.3ng/mL

微管蛋白聚合抑制剂

抗癌细胞效应（模型：大白鼠主动脉 A-10和人HeLa细胞；机制：抑制细胞循环）

抗癌细胞效应（模型：大白鼠主动脉 A-10细胞；机制：微管解聚）

抗癌细胞效应（模型：MDA-MB-435；机制：Bcl-2蛋白磷酸化）

抗癌细胞效应（模型：MDA-MB-435, 机制：刺激半胱氨酸天冬氨酸蛋白酶-3蛋白活性）

抗肿瘤: PS, ED_{50} = 0.000046μg/mL, NCI人黑色素瘤异种移植, 小鼠*in vivo*

Pettit, G. R. et al. 1987a; Harrigan, G.G. et al. 1998; Luesch, H. et al. 2001; Mooberry, S. L. et al. 2003; Salavador, L. A. et al. 2010; Costa,M. et al. 2012 (综述).

本节包含 5 个高活线型寡肽天然产物的结构、产地和抗癌活性谱信息。它们是 **387** 比斯溴酰胺、**388** 科瑞酰胺 B、**389** 尾海兔素 15、**390** 去甲双溴酰胺和 **391** 束藻他汀 1。这 5 个线型寡肽其氨基酸残基不尽相同，连接顺序也不尽相同，因此分属不同结构系列。

这些高活线型寡肽主要来自海洋蓝细菌藻类，也来自海绵和海兔。具体产地和来源生物则不尽相同。**387** 比斯溴酰胺源自日本冲绳产蓝细菌鞘丝藻属 *Lyngbya* sp.，**388** 科瑞酰胺 B 源自巴布亚新几内亚小轴海绵科海绵 *Cymbastela* sp. *Cymbastela* sp.，**389** 尾海兔素 15 源自印度洋软体动物耳形尾海兔 *Dolabella auricularia* 和一种未鉴定的蓝细菌，**390** 去甲双溴酰胺源自蓝细菌鞘丝藻属 *Lyngbya* sp.，**391** 束藻他汀 1 则源自蓝细菌席藻属 *Phormidium* spp. 和蓝细菌藓状束藻 *Symploca hydnoides*。

387 比斯溴酰胺对 HeLa S3 细胞的 IC_{50} = 40ng/mL，对一组 39 种人癌细胞株（称为 JFCR39）的平均 GI_{50} = 40nmol/L，有两组关于抗癌细胞效应的实验结果，作用机制是抑制蛋白激酶和稳定肌动蛋白丝，详见上面数据块。此外，它还是蛋白激酶抑制剂，用血小板导出的生长因子 PDGF 刺激，选择性抑制在 NRK 细胞中胞外信号调节蛋白激酶 ERK 的磷酸化作用，0.1～10μmol/L；对 AKT、PKD、PLCγ1 或 S6 核糖体蛋白没有作用。

388 科瑞酰胺 B 对 6 种癌细胞中的 5 种（MCF7 除外）有抗癌高活性。

389 尾海兔素 15 仅对 P388 有抗癌高活性，ED_{50} = 0.0024μg/mL，它是微管抑制剂，还有抗疟疾作用。

390 去甲双溴酰胺只对 HeLa S3 有高活性，IC_{50} = 45ng/mL。

391 束藻他汀 1 的活性谱信息相当丰富，对 KB 的 IC_{50} = 0.3ng/mL。它是微管蛋白聚合抑制剂。抗肿瘤实验对 PS 细胞的 ED_{50} = 0.046ng/mL，用小鼠 *in vivo* 对 NCI 人黑色素瘤做了异种移植实验。还有 4 组抗癌细胞效应的实验结果，得出各自体系的反应机制是：抑制细胞循环、微管解聚微管解聚、Bcl-2 蛋白磷酸化和刺激半胱氨酸天冬氨酸蛋白酶-3 蛋白活性，详见上面数据块和其中的原始文献。

8.4　线型多肽

$C_{82}H_{142}N_{18}O_{16}$

392　Efrapeptin Eα　依夫拉肽亭 Eα

Acremonium sp.

H125, IC_{50} = 1.3nmol/L

Boot, C. M. et al. 2007.

$C_{83}H_{143}N_{18}O_{16}$

393　Efrapeptin G　依夫拉肽亭 G

Acremonium sp.

H125, IC_{50} = 1.3nmol/L

荧光素酶抑制剂

Boot, C. M. et al. 2006, 2007;
　Hayakawa, Y. et al. 2008.

$C_{81}H_{139}N_{18}O_{16}$

394　Efrapeptin J　依夫拉肽亭 J

Tolypocladium sp. AMB18

H125, IC_{50} = 18nmol/L

抑制分子伴侣GRP78的蛋白表达

细胞死亡诱导剂

荧光素酶抑制剂

Hayakawa, Y. et al. 2008.

159

　　3 个高活线型多肽都源自海洋真菌，**392** 依夫拉肽亭 Eα、**393** 依夫拉肽亭 G 和 **394** 依夫拉肽亭 J 被收集于本节。其中，前面两个化合物 **392** 依夫拉肽亭 Eα 和 **393** 依夫拉肽亭 G 源自海洋导出的真菌枝顶孢属 *Acremonium* sp.，**394** 依夫拉肽亭 J 源自日本水域海泥导出的真菌弯颈霉属 *Tolypocladium* sp. AMB18。

　　这些线型多肽的分子结构骨架相同，但有不同的取代基，不同处仅在于一两个亚甲基的有无或位置不同，看来这对它们抗人结直肠癌 H125 细胞并未产生明显的影响，其 IC_{50} 值分别为 1.3nmol/L、1.3nmol/L 和 18nmol/L。**393** 依夫拉肽亭 G 和 **394** 依夫拉肽亭 J 还是荧光素酶的抑制剂，抑制 2-脱氧葡萄糖诱导的荧光素酶的表达，报道基因试验剂量相关，10mmol/L 的 2-脱氧葡萄糖处理 HT1080 细胞 18 小时提高荧光素酶活性大约是对照物的 5 倍，抑制剂 IC_{50} = 3.3nmol/L。**394** 依夫拉肽亭 J 对人纤维肉瘤 HT1080 在内质网压力下是细胞死亡诱导剂，并对人纤维肉瘤 HT1080 细胞和人胃癌 MKN74 细胞抑制其分子伴侣 GRP78 的蛋白表达。

8.5　简单环肽

$C_{39}H_{58}N_8O_8$

395　Axinastatin 2　小轴海绵他汀 2

Axinella sp.

OVCAR-3, GI_{50} = 0.058μg/mL
SK-MEL-5, GI_{50} = 0.068μg/mL
NCI-H460, GI_{50} = 0.19μg/mL
KM20L2, GI_{50} = 0.23μg/mL
SF295, GI_{50} = 0.35μg/mL

A498, GI_{50} = 0.38μg/mL
Pettit, G. R. et al. 1994c.

$C_{40}H_{60}N_8O_8$

396　Axinastatin 3　小轴海绵他汀 3

Axinella sp.

OVCAR-3, GI_{50} = 0.0072μg/mL
SK-MEL-5, GI_{50} = 0.012μg/mL

NCI-H460, GI_{50} = 0.033μg/mL

KM20L2, GI_{50} = 0.055μg/mL

A498, GI_{50} = 0.11μg/mL

SF295, GI_{50} = 0.18μg/mL

Pettit, G. R. et al. 1994c.

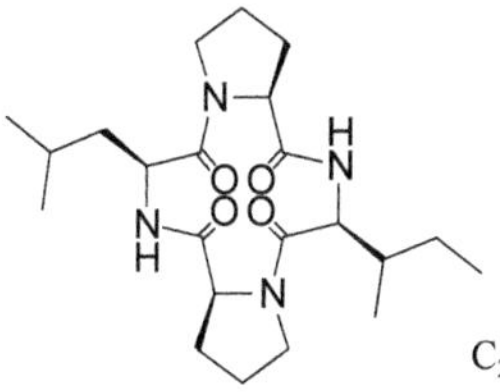

$C_{22}H_{36}N_4O_4$

397 Cyclo(isoleucylprolylleucyl-prolyl) 环（异亮酰胺脯酰胺亮酰胺脯酰胺）

Nocardiopsis sp.

K562，粗提取物LC_{50} < 0.05μg/mL；纯化合物无活性

Shin, J. et al. 2003; Lebar, M. D. et al. 2007 (综述).

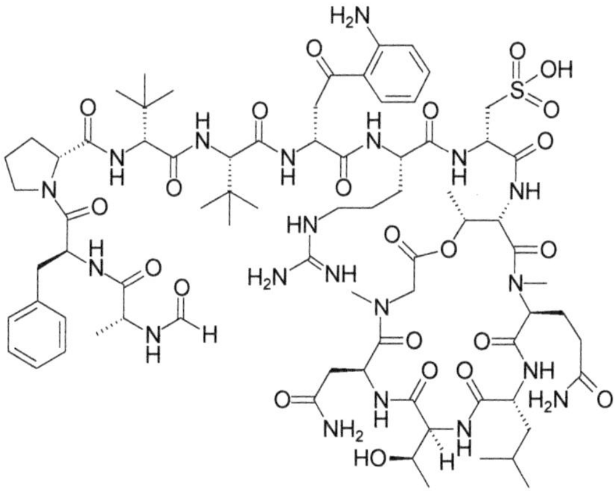

$C_{76}H_{116}N_{20}O_{23}S$

398 Discodermin E 圆皮海绵素 E

Discodermia kiiensis

P_{388}, IC_{50} = 0.02μg/mL

抑制海星发育

Matsunaga, S. et al. 1985; Ryu, G. et al. 1994a, 1994b.

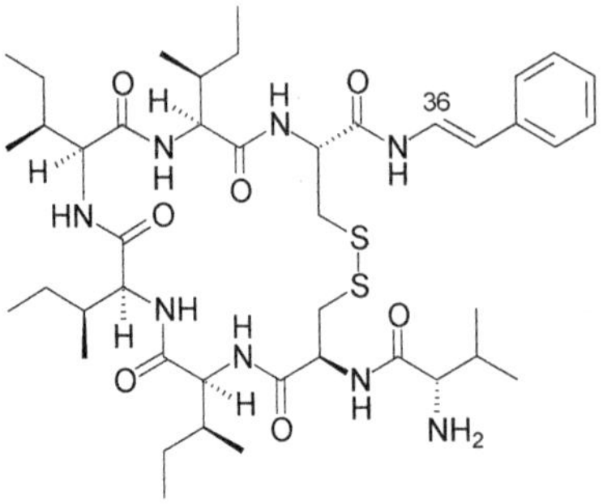

$C_{43}H_{70}N_8O_7S_2$

399　Microcionamide A　海绵酰胺 A

Thalysias abietina [Syn. *Clathria abietina*]

MCF7, IC_{50} = 125nmol/L

SKBR3, IC_{50} =98nmol/L

诱导细胞凋亡

抗结核

Davis, R. A. et al. 2004.

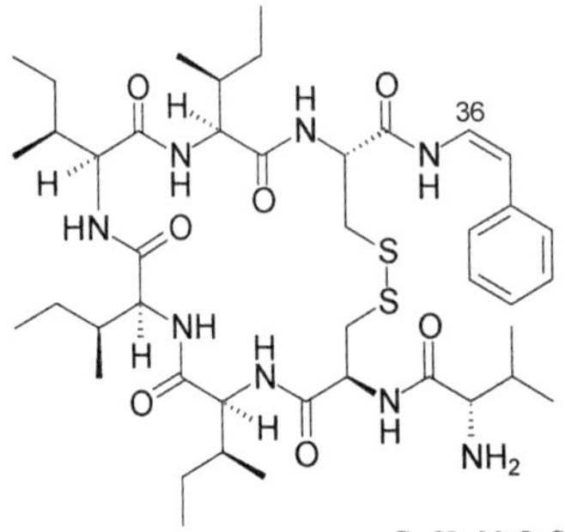

$C_{43}H_{70}N_8O_7S_2$

400　Microcionamide B　海绵酰胺 B

Thalysias abietina [Syn. *Clathria abietina*]

MCF7, IC_{50} = 177nmol/L

SKBR3, IC_{50} = 172nmol/L

诱导细胞凋亡

抗结核

Davis, R. A. et al. 2004.

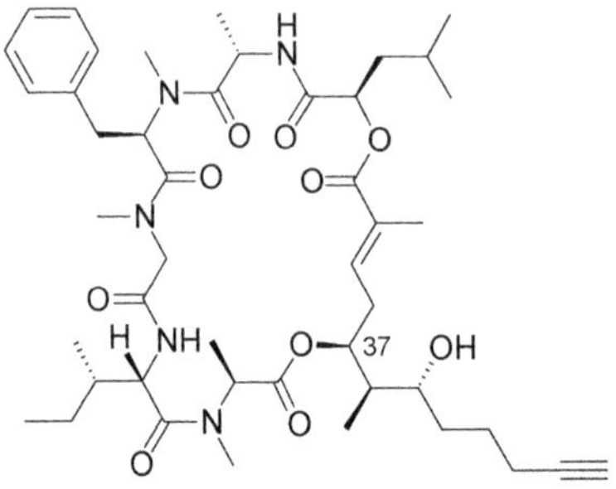

$C_{46}H_{69}N_5O_{10}$

401　Palauamide　帕劳酰胺

Lyngbya sp.

KB, IC_{50} =13nmol/L

Horgen, F. D. et al. 2002; Williams, P. G. et al. 2003; Sugiyama, H. et al. 2009.

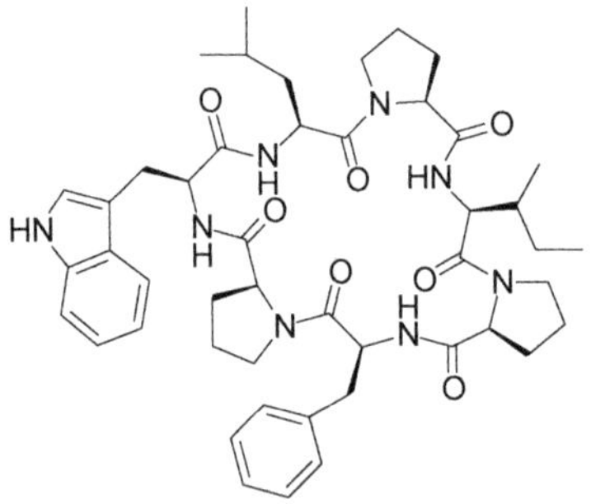

$C_{47}H_{62}N_8O_7$

402　Phakellistatin 6　扁海绵他汀 6

Phakellia costata

P_{388}, ED_{50} = 0.185μg/mL

NCI-H460, GI_{50} =0.019μg/mL

KM20L2, GI_{50} = 0.021μg/mL

OVCAR-3; GI_{50} = 0.025μg/mL

SK-MEL S, GI$_{50}$ = 0.032μg/mL　　　　　A498, GI$_{50}$ = 0.078μg/mL

SF295; GI$_{50}$ = 0.041μg/mL　　　　　　　Pettit, G. R. et al. 1994a.

　　本节收集了 8 个高活简单环肽，分别是：**395** 小轴海绵他汀 2、**396** 小轴海绵他汀 3、**397** 环(异亮酰胺脯酰胺亮酰胺脯酰胺)、**398** 圆皮海绵素 E、**399** 海绵酰胺 A、**400** 海绵酰胺 B、**401** 帕劳酰胺和 **402** 扁海绵他汀 6。

　　它们大部分产自各种海绵，也有源于放线菌 [**397** 环(异亮酰胺脯酰胺亮酰胺脯酰胺)] 和蓝细菌 （**401** 帕劳酰胺）。**395** 小轴海绵他汀 2 和 **396** 小轴海绵他汀 3 来源于科摩罗群岛和帕劳产的小轴海绵属海绵 *Axinella* sp.。**397** 环(异亮酰胺脯酰胺亮酰胺脯酰胺)来源于太平洋冷水域沉积物中的嗜冷生物海洋放线菌拟诺卡氏放线菌属 *Nocardiopsis* sp., 采样深度为 3000m。**398** 圆皮海绵素 E 来源于日本水域岩屑海绵圆皮海绵属 *Discodermia kiiensis*。**399** 海绵酰胺 A 和 **400** 海绵酰胺 B 来源于格海绵属 *Thalysias abietina* [Syn. *Clathria abietina*]。**401** 帕劳酰胺来源于大洋洲和帕劳产的鞘丝藻属蓝细菌 *Lyngbya* sp.。而 **402** 扁海绵他汀 6 则源自密克罗尼西亚联邦特鲁克岛产的中脉扁海绵 *Phakellia costata*。

　　观察这些简单环肽结构天然产物的抗癌活性谱，可以看出，**395** 小轴海绵他汀 2、**396** 小轴海绵他汀 3 和 **402** 扁海绵他汀 6 有多重细胞靶标的抗癌活性谱：**395** 小轴海绵他汀 2 对 6 种癌细胞都有高活性，**396** 小轴海绵他汀 3 同样对 6 种癌细胞都有高活性，且活性比 **395** 小轴海绵他汀 2 更高。**402** 扁海绵他汀 6 则对 7 种癌细胞都有高活性，详见上述数据块。一般来说，这种有多重细胞靶标的抗癌活性谱数据比较珍贵，有较大的参考价值。

　　397 环（异亮酰胺脯酰胺亮酰胺脯酰胺）对人慢性骨髓性白血病 K562 细胞，其粗提取物有活性，LC$_{50}$ < 0.05μg/mL，而纯化合物无活性，这个例子具体说明了一个相当普遍的规律。

　　398 圆皮海绵素 E 仅对 P$_{388}$ 有活性,能抑制海星发育,参考价值不大。**399** 海绵酰胺 A 和 **400** 海绵酰胺 B 对 MCF7 和 SKBR3 两种癌细胞有高活性（具体数据见上述数据块），它们都能诱导细胞凋亡，对 MCF7 细胞在 5.7μmol/L 于 24h 内诱导细胞凋亡，此外还有抗结核作用。**401** 帕劳酰胺仅对 KB 有活性，参考价值不大。

8.6　含噻唑的环肽

$C_{29}H_{40}N_8O_6S_2$

$C_{30}H_{31}N_7O_3S_4$

403　Dolastatin 3　尾海兔素 3

Lyngbya majuscula

Dolabella auricularia

Aplysia pulmonica

P_{388}, $ED_{50} = 1{\times}10^{-7}{\sim}1{\times}10^{-4}\mu g/mL$

PS, $ED_{50} = 0.16{\sim}0.17\mu g/mL$

HIV-1 整合酶抑制剂

Pettit, G. R. et al. 1982, 1987b.

404　Marthiapeptide A　马西亚肽 A

Marinactinospora thermotolerans

　SCSIO 00652

SF268, $IC_{50} = 0.38\mu mol/L$

MCF7, $IC_{50} = 0.43\mu mol/L$

NCI-H460, $IC_{50} = 0.47\mu mol/L$

HepG2, $IC_{50} = 0.52\mu mol/L$

Zhou, X. et al. 2012.

　　这里收集的 2 个高活含噻唑的环肽是 **403** 尾海兔素 3 和 **404** 马西亚肽 A。前者大环中含 2 个五元噻唑环，后者则含 4 个五元噻唑环。前者 **403** 尾海兔素 3 源于蓝细菌稍大鞘丝藻 *Lyngbya majuscula*、印度洋软体动物耳形尾海兔 *Dolabella auricularia* 和软体动物网纹海兔 *Aplysia pulmonica*，后者 **404** 马西亚肽 A 仅源于南海深海沉积物导出的细菌耐高温海放射孢菌 *Marinactinospora thermotolerans* SCSIO 00652。

　　403 尾海兔素 3 对 P_{388} 和 PS 细胞有高活性，而且它是 HIV-1 整合酶抑制剂。**404** 马西亚肽 A 则对 4 种癌细胞都有高活性，且有抗菌活性。

8.7 简单环状缩酚酸肽

这一节我们收集了 46 个简单环状缩酚酸肽结构的高活海洋天然产物，是本书中同一节结构中化合物数量最大的。**405**～**450** 是这 46 个环状缩酚酸肽海洋天然产物的唯一代码。为便于阅读消化丰富的内容，进一步根据结构或是生物来源划分为 7 个小类别。

8.7.1 念珠藻环肽

$C_{35}H_{43}ClN_2O_8$

405 Cryptophycin 1 念珠藻环肽 1

Nostoc sp. GSV 224

Nostoc spp.

KB, IC_{50} = 5pg/mL

LoVo, IC_{50} = 3pg/mL

高潜力的微管动力学抑制剂：

　KB, IC_{50} = 0.0092nmol/L

　LoVo, IC_{50} = 0.010nmol/L

　SK-OV-3, IC_{50} = 0.020nmol/L

抗癌细胞效应（模型：MDA-MB-435；机制：半胱氨酸天冬氨酸蛋白酶-3 蛋白活化）

抗癌细胞效应（模型：MDA-MB-435，SK-OV-3；机制：抑制细胞循环）

Patterson, G. M. L. et al. 1991; Golatoki, T. et al. 1995; CRC

Press, 2012; Costa, M. et al. 2012 (综述).

$C_{35}H_{44}N_2O_8$

406 Cryptophycin 2 念珠藻环肽 2

Nostoc sp. GSV 224

KB, IC_{50} = 0.073nmol/L

LoVo, IC_{50} = 0.110nmol/L

SK-OV-3, IC_{50} = 0.057nmol/L

Trimurtulu, G. et al. 1994; Golatoki, T. et al. 1995.

$C_{35}H_{43}ClN_2O_7$

407　Cryptophycin 3　念珠藻环肽 3

Nostoc sp. GSV 224

KB, IC_{50} = 3.13nmol/L

LoVo, IC_{50} = 1.88nmol/L

SK-OV-3, IC_{50} = 4.36nmol/L

Trimurtulu, G. et al. 1994; Golatoki, T. et al. 1995.

$C_{34}H_{41}ClN_2O_8$

408　Cryptophycin 16　念珠藻环肽 16

Nostoc sp. GSV 224

KB, IC_{50} = 0.359nmol/L

LoVo, IC_{50} = 0.273nmol/L

SK-OV-3, IC_{50} = 0.606nmol/L

Golatoki, T. et al. 1995; CRC Press, 2012.

$C_{34}H_{41}ClN_2O_8$

409　Cryptophycin 21　念珠藻环肽 21

Nostoc sp. GSV 224

KB, IC_{50} = 0.017nmol/L

LoVo, IC_{50} = 0.019nmol/L

SK-OV-3, IC_{50} = 0.050nmol/L

Golatoki, T. et al. 1995.

$C_{34}H_{40}Cl_2N_2O_8$

410　Cryptophycin 23　念珠藻环肽 23

Nostoc sp. GSV 224

KB, IC_{50} = 3.12nmol/L

LoVo, IC_{50} = 0.59nmol/L

SK-OV-3, IC_{50} = 2.52nmol/L

Golatoki, T. et al. 1995.

$C_{34}H_{42}N_2O_8$

411　Cryptophycin 24　念珠藻环肽 24

Nostoc sp. ATCC 53789

Dysidea arenaria

KB, IC_{50} = 0.198nmol/L

LoVo, IC_{50} = 0.157nmol/L

SK-OV-3, IC_{50} = 0.499nmol/L

KB, IC_{50} = 5pg/mL

抗有丝分裂

微管组装抑制剂

Kobayashi, M. et al. 1993a, 1994a, 1994c, 1995; Golatoki, T. et al. 1995; Koiso, Y. et al. 1996; White, J. D. et al. 1998, 1999.

$C_{35}H_{42}Cl_2N_2O_8$

412 Cryptophycin 31 念珠藻环肽 31

Nostoc sp. GSV 224

KB, IC_{50} = 2.62nmol/L

LoVo, IC_{50} = 0.218nmol/L

SK-OV-3, IC_{50} = 1.23nmol/L

Golatoki, T. et al. 1995.

$C_{34}H_{41}ClN_2O_8$

413 Cryptophycin 40 念珠藻环肽 40

Nostoc sp. GSV 224

KB, IC_{50} = 0.61nmol/L

LoVo, IC_{50} = 0.625nmol/L

SK-OV-3, IC_{50} = 2.63nmol/L

Golatoki, T. et al. 1995.

$C_{34}H_{42}N_2O_7$

414 Cryptophycin 43 念珠藻环肽 43

Nostoc sp. GSV 224

KB, IC_{50} = 1.22nmol/L

LoVo, IC_{50} = 1.36nmol/L

SK-OV-3, IC_{50} = 1.88nmol/L

Trimurtulu, G. et al. 1994; Golatoki, T. et al. 1995.

$C_{34}H_{40}Cl_2N_2O_7$

415 Cryptophycin 45 念珠藻环肽 45

Nostoc sp. GSV 224

KB, IC_{50} = 3.5nmol/L

LoVo, IC_{50} = 3.6nmol/L

SK-OV-3, IC_{50} = 2.48nmol/L

Golatoki, T. et al. 1995.

$C_{34}H_{41}ClN_2O_7$

416 Cryptophycin 49 念珠藻环肽 49

Nostoc sp. GSV 224

KB, IC_{50} = 2.24nmol/L

LoVo, IC_{50} = 3.04nmol/L

SK-OV-3, IC_{50} = 1.82nmol/L

Golatoki, T. et al. 1995.

$C_{34}H_{41}ClN_2O_8$

417　Cryptophycin 50　念珠藻环肽 50

Nostoc sp. GSV 224
KB, IC_{50} = 0.047nmol/L
LoVo, IC_{50} = 0.094nmol/L
SK-OV-3, IC_{50} = 0.607nmol/L
Golatoki, T. et al. 1995.

$C_{35}H_{43}ClN_2O_8$

418　Cryptophycin 54　念珠藻环肽 54

Nostoc sp. GSV 224
KB, IC_{50} = 1.22nmol/L
LoVo, IC_{50} = 3.36nmol/L
SK-OV-3, IC_{50} = 3.33nmol/L
Golatoki, T. et al. 1995.

$C_{33}H_{39}ClN_2O_8$

419　Cryptophycin 176　念珠藻环肽 176

Nostoc sp. ATCC 53789
KB, LoVo, SK-OV-3, IC_{50} = 1.3～
　　1.6nmol/L
Subbaraju, G. V. et al. 1997.

　　这 15 个念珠藻环肽分为一小类，不是根据传统方法观察相同的分子结构骨架得出的。因为在 50 个大环分子结构中，要同时目视观察出相同的大环骨架结构不很容易。这里我们尝试用一种新的方法，即按照天然产物的海洋生物来源来分类。把所有来源于念珠藻的化合物放在一起，马上看出它们的分子骨架是完全相同，只有少数取代基有所不同。这种按照海洋生物来源来进行分类的方法，暂时称为"生物来源分类法"，在简单环状缩酚酸肽这一节中，还有几组化合物都是用此方法成功分类的，包括下面的碧玉海绵类似内酯、钵海绵内酯、濑良垣酰胺、芽孢杆菌内酯等。

　　近二三十年来，人们热衷于谈论、关注和研究"生物多样性"的概念，这无疑是人类认识世界的一大进步。对天然产物研究而言，由此延伸出来的其实是有三个多样性的规律，即"生物来源多样性、分子结构多样性和药理活性多样性"。其中药理活性多样性包括药理活性的类别多样性和活性高低两个方面。

然而，在这里我们愿意提醒大家，还有另外三个和多样性互补的性质应该同样受到关注。就是涉及"同一性"的三个概念，严格来说是涉及相近性或相似性的三个概念。即："生物来源同一性，分子结构相近性，药理活性相似性"。换句话说："产生于同一种海洋生物的若干天然产物，其分子结构基本骨架是相同的，而它们的药理活性类别和活性高低范围也大体相似"。对于同一性和多样性这两个方面都应该同等重视，不应偏废任何一方。多样性，强调的是事物的差别；同一性，强调的是事物的共性。我们研究或讨论任何事物，归根结底，无非是论及它们有哪些相同之处，哪些不同之处，如此而已。

回到当前具体讨论的念珠藻环肽类天然产物来。15 个念珠藻环肽的化合物唯一代码分别是 **405**～**419**，由本书编者给出的中文名称分别为念珠藻环肽 1、念珠藻环肽 2、念珠藻环肽 3、念珠藻环肽 16、念珠藻环肽 21、念珠藻环肽 23、念珠藻环肽 24、念珠藻环肽 31、念珠藻环肽 40、念珠藻环肽 43、念珠藻环肽 45、念珠藻环肽 49、念珠藻环肽 50、念珠藻环肽 54 和念珠藻环肽 174。由其名称编号不连续可知，在原始的研究论文中是包括更多的化合物的，只是由于我们采用严格的高活性标准来遴选，只有这 15 个在本书中详细讨论。读者想知道更全面的信息可以参看相关的原始论文。

如上所述，我们建议的方法论是：从共性和不同两个方面分别进行如下的讨论。这样做的好处是条理分明、头绪清爽、便于理解和掌握。

先讨论它们的共同性：第一，这 15 个念珠藻环肽类化合物的天然海洋生物来源都是念珠藻属蓝细菌 *Nostoc* sp.，有的化合物来源于不止一种念珠藻，例如化合物 **405** 念珠藻环肽 1 就是从多种念珠藻属 *Nostoc* spp. 产生的，但仍然是来自性质非常相近的同属海洋生物。其次，它们的分子大环骨架完全相同，主要的取代基也都相同，只有少数取代基有所差别。第三，它们的抗癌药理活性谱非常相近。几乎所有化合物都对 KB、LoVo、SK-OV-3 三种癌细胞有高活性。而代表其活性高低的 IC_{50} 值对 KB 细胞，在 0.0092～3.5nmol/L 之间；对 LoVo 细胞，在 0.019～3.6nmol/L 之间；对 SK-OV-3 细胞，在 0.020～4.36nmol/L 之间。高活性靶标细胞的种类也大体相同，活性高低范围也大体相近。

随后讨论它们的特性。首先，化合物 **405** 念珠藻环肽 1 是最值得我们重视的化合物，它不但对多种癌细胞有最高的活性，还进行了数种作用机制研究，证明了它是高潜力的微管动力学抑制剂。在 G_2/M 阶段阻断细胞循环，化合物 **405** 念珠藻环肽 1 比当前提供的抗癌药物如紫杉醇或长春碱活性高出 100～1000 倍（Patterson, 1991）。另一组抗癌细胞效应研究采用 MDA-MB-435 细胞为模型，得出作用机制为半胱氨酸天冬氨酸蛋白酶-3 蛋白活化。其次，化合物 **411** 念珠藻环肽 24 这个天然产物还来源于多沙掘海绵 *Dysidea arenaria*，除有高抗癌活性外，它还有抗有丝分裂、抗真菌作用，同时也是微管组装抑制剂。

8.7.2　碧玉海绵类似内酯

$C_{36}H_{45}BrN_4O_6$

420　Jasplakinolide　碧玉海绵类似内酯

Jaspis sp.
Jaspis splendens
Auletta sp. 02137
Jaspis johnstoni
Auletta cf. *constricta*
Hemiasterella minor
Cymbastela sp.
MCF7, IC_{50} = 0.019μmol/L
HT29, IC_{50} = 0.035μmol/L
NCI 60种癌细胞选择筛选（1）：
　786-0, GI_{50} = 0.020μmol/L
　RPMI8226, GI_{50} = 0.031μmol/L

OVCAR-3, GI_{50} = 0.040μmol/L
M14, GI_{50} = 0.056μmol/L
HOP-62, GI_{50} = 0.15μmol/L
SF539, GI_{50} = 0.30μmol/L
HCT15, GI_{50} = 0.69μmol/L
NCI 60癌细胞选择筛选（2）：
　LOX-IMVI, GI_{50} = 0.01μmol/L
　IGROV1, GI_{50} = 0.02μmol/L
　NCI-H522, GI_{50} = 0.03μmol/L
　DU145, GI_{50} = 0.03μmol/L
　A498, GI_{50} = 0.03μmol/L
　U251, GI_{50} = 0.07μmol/L
NCI发展治疗学程序：HCT116, GI_{50} = 0.1μmol/L
抗癌细胞效应（模型：CA46, IC_{50} = 0.03μmol/L；PtK2, IC_{50} = 0.3μmol/L。机制：抑制细胞循环）
肌动蛋白聚合作用促进剂
细胞微丝断裂
Zabriskie, T. M. et al. 1986; Crews, P. et al. 1986b; Braekman, J. C. et al. 1987; Chu, K. S. et al. 1991;

Rao, A.V.R. et al. 1993; Du, L. et al. 2001; Marquez, B. L. et al. 2002; Tanaka, C. et al. 2006; Pettit, G. R. et al. 2008; Gala, F. et al. 2009; Robinson, S. J. et al. 2010; Watts, K. R. et al. 2011.

$C_{37}H_{47}BrN_4O_6$

422 Jasplakinolide D 碧玉海绵类似内酯 D

Jaspis splendens

HCT116, GI_{50} = 0.02μmol/L

MDA-MB-231, GI_{50} = 0.02μmol/L

MCF7, IC_{50} = 0.05μmol/L

HT29, IC_{50} = 0.08μmol/L

NCI 60种癌细胞选择筛选（2）：

A498, GI_{50} = 0.002μmol/L

LOX-IMVI, GI_{50} = 0.003μmol/L

IGROV1, GI_{50} = 0.008μmol/L

U251, GI_{50} = 0.01μmol/L

DU145, GI_{50} = 0.02μmol/L

NCI-H522, GI_{50} = 0.03μmol/L

Gala, F. et al. 2008, 2009; Watts, K. R. et al. 2011.

$C_{36}H_{43}BrN_4O_7$

421 Jasplakinolide B 碧玉海绵类似内酯 B

Auletta sp. 02137

Jaspis splendens

NSCLC-N6, IC_{50} = 3.3μg/mL

NCI 60种癌细胞选择筛选：

RPMI8226, GI_{50} = 0.0019μmol/L

M14, GI_{50} = 0.053μmol/L

SF539, GI_{50} = 0.064μmol/L

OVCAR-3, GI_{50} = 0.11μmol/L

HOP-62, GI_{50} = 0.14μmol/L

786-0, GI_{50} = 0.51μmol/L

HCT15, GI_{50} = 6.6μmol/L

NCI发展治疗学程序:

HCT116, GI_{50} < 0.001μmol/L

MCF7, GI_{50} = 0.13μmol/L

Zampella, A. et al. 1999; Robinson, S. J. et al. 2010.

$C_{36}H_{45}BrN_4O_7$

423 Jasplakinolide E 碧玉海绵类似内酯 E

Auletta sp. 02137

Jaspis splendens

MCF7, IC_{50} = 0.02μmol/L

HT29, IC_{50} = 0.02μmol/L

NCI 60种癌细胞选择筛选（1）：

RPMI8226, GI_{50} = 0.022μmol/L

M14, GI_{50} = 0.078μmol/L

HOP-62, GI_{50} = 0.14μmol/L

SF539, GI_{50} = 0.17μmol/L

786-0, GI_{50} = 0.18μmol/L

OVCAR-3, GI_{50} = 0.53μmol/L

HCT15, GI_{50} = 0.97μmol/L

NCI发展的治疗学程序：

HCT116, GI_{50} = 0.14μmol/L

MCF7, GI_{50} = 0.18μmol/L

Gala, F. et al. 2007, 2008, 2009; Robinson, S. J. et al. 2010.

$C_{36}H_{43}BrN_4O_6$

424 Jasplakinolide M 碧玉海绵类似内酯 M

Jaspis splendens

MCF7, IC_{50} = 0.10μmol/L

HT29, IC_{50} = 0.18μmol/L

HCT116, GI_{50} = 0.13μmol/L

MDA-MB-231, GI_{50} = 0.21μmol/L

NCI 60种癌细胞选择筛选（2）：

LOX-IMVI, GI_{50} = 0.02μmol/L

IGROV1, GI_{50} = 0.03μmol/L

U251, GI_{50} = 0.06μmol/L

A498, GI_{50} = 0.17μmol/L

NCI-H522, GI_{50} = 0.20μmol/L

DU145, GI_{50} = 0.25μmol/L

Gala, F. et al. 2009; Watts, K. R. et al. 2011.

$C_{36}H_{46}N_4O_6$

425 Jasplakinolide Q 碧玉海绵类似内酯 Q

Jaspis splendens

HCT116, GI_{50} = 0.05μmol/L

MDA-MB-231, GI_{50} = 0.07μmol/L

L5178Y, IC_{50} < 0.1μg/mL

NCI 60种癌细胞选择筛选（2）：

IGROV1, GI_{50} = 0.01μmol/L

LOX-IMVI, GI_{50} = 0.02μmol/L

U251, GI_{50} = 0.03μmol/L

A498, GI_{50} = 0.08μmol/L

DU145, GI_{50} = 0.10μmol/L

NCI-H522, GI_{50} = 0.16μmol/L

Watts, K. R. et al. 2011; Ebada, S. S. et al. 2009.

　　本节收录了源自碧玉海绵属海绵 *Jaspis* sp.的 6 个碧玉海绵类似内酯 **420**～**425**。其中，化合物 **420** 碧玉海绵类似内酯来源于多种海绵，包括产地分别为印度尼西亚孟加锡、马来西亚东海岸和马来西亚古达等地的 5 种碧玉海绵属海绵，其中光亮碧玉海绵 *Jaspis splendens* 产率高达 6.6%，可以从中直接分离一定数量的天然产物纯品，以供研究之用。化合物 **420** 碧玉海绵类似内酯还来源于 2 种笛海绵属海绵 *Auletta* sp. 02137 和 *Auletta* cf. *constricta*，以及 Hemiasterellidae 科海绵 *Hemiasterella minor* 和小轴海绵科海绵 *Cymbastela* sp.。**421**～**425** 碧玉海绵类似内酯 B、D、E、M 和 Q 都源于瓦努阿图等地的光亮碧玉海绵 *Jaspis splendens*。化合物 **421** 碧玉海绵类似内酯 B 和 **423** 碧玉海绵类似内酯 E 还源于笛海绵属海绵 *Auletta* sp. 02137。

　　这 6 个碧玉海绵类似内酯化合物 **420**～**425** 都有多重抗癌高活性。其中，化合物 **420** 碧玉海绵类似内酯的 NCI 60 种癌细胞选择筛选 （1） 实验中，对 7 种癌细胞的 GI_{50} 值范围在 0.020～0.069μmol/L；另一组 NCI 60 癌细胞选择筛选 （2） 实验中，对 6 种癌细胞的 GI_{50} 值范围在 0.01～0.07μmol/L。化合物 **420** 碧玉海绵类似内酯的抗癌细胞效应实验用 CA46 和 PtK2 细胞为模型，确定了抑制细胞循环的作用机制。**420** 碧玉海绵类似内酯还是肌动蛋白聚合作用促进剂，有细胞微丝断裂、抗真菌、驱蠕虫、杀线虫、杀昆虫等作用。

　　化合物 **421** 碧玉海绵类似内酯 B 的 NCI 60 种癌细胞选择筛选 （1） 实验中，对 6 种癌细胞的 GI_{50} 值范围在 0.0019～0.51μmol/L，只对 HCT15 细胞未显示高活性，它的 NCI 发展治疗学程序实验中对 HCT116 细胞的 $GI_{50} < 0.001$μmol/L，对 MCF7 细胞的 $GI_{50} = 0.13$μmol/L。

　　化合物 **422** 碧玉海绵类似内酯 D 的 NCI 60 种癌细胞选择筛选 （2） 实验中，对 6 种癌细胞的 GI_{50} 值范围在 0.02～0.03μmol/L，这一组数据结果比 **420** 碧玉海绵类似内酯还要好，非常珍贵，另外 4 种癌细胞单独实验的结果也很好，$GI_{50} = 0.02$～0.08μmol/L。

　　化合物 **423** 碧玉海绵类似内酯 E 的 NCI 60 种癌细胞选择筛选 （1） 实验中，对 7 种癌细胞的 GI_{50} 值范围在 0.022～0.97μmol/L，它的 NCI 发展的治疗学程序实验中对 HCT116 和 MCF7 的结果以及单独实验 MCF7 和 HT29d 结果都与此类似。

　　化合物 **424** 碧玉海绵类似内酯 M 的 NCI 60 种癌细胞选择筛选 （2）

实验中，对 6 种癌细胞的 GI_{50} 值范围在 $0.02\sim0.25\mu mol/L$，4 种癌细胞单独实验的结果与此类似。

化合物 **425** 碧玉海绵类似内酯 Q 的 NCI 60 种癌细胞选择筛选（2）实验中，对 6 种癌细胞的 GI_{50} 值范围在 $0.01\sim0.06\mu mol/L$，3 种癌细胞单独实验的结果与此类似。

8.7.3 尾海兔内酯

$C_{44}H_{75}N_5O_{10}$

426 Aurilide 耳形尾海兔内酯

Dolabella auricularia

HeLa S3, IC_{50} = 0.011μg/mL

Suenaga, K. et al. 2004.

$C_{44}H_{75}N_5O_{10}$

427 Aurilide B
耳形尾海兔内酯 B

Lyngbya majuscula

MTT试验: H460和neuro-2a, LC_{50} =

$0.01\sim0.13\mu mol/L$

NCI 60种癌细胞筛选程：平均$GI_{50} <$ 10nmol/L，对白血病、肾癌和前列腺癌有特别的活性

抗癌细胞效应（模型：大白鼠主动脉 A-10细胞；机制：细胞微丝断裂）

Han, B. et al. 2006; Costa, M. et al. 2012 (综述).

$C_{50}H_{80}N_8O_{12}$

428 Dolastatin 11 尾海兔素 11

Lyngbya majuscula

Schizothrix calcicola

Dolabella auricularia

P_{388}, ED_{50} = 2.7×10^{-3}μg/mL

Carter, D. C. et al. 1984; Peddit, G. R. et al. 1989; Bates, R. B. et al. 1997.

$C_{50}H_{80}N_8O_{11}$

的破坏）

Peddit, G. R. et al. 1989; Harrigan, G. G. 1998; Catassi, A. et al. 2006; CRC Press, 2012.

$C_{27}H_{41}IN_2O_6$

429　Dolastatin 12　尾海兔素 12

Lyngbya majuscula
Schizothrix calcicola
Leptolyngbya sp.
Dolabella auricularia
PS, ED_{50} = $7.5×10^{-2}$μg/mL
抗癌细胞效应（模型：大白鼠主动
　脉A-10细胞；机制：细胞微纤丝

430　Doliculide　尾海兔内酯

Dolabella auricularia
HeLa S3, IC_{50} = 0.001μg/mL
Ishiwata, H. et al. 1994a, 1994b.

　　源自耳形尾海兔 *Dolabella auricularia* 和蓝细菌稍大鞘丝藻 *Lyngbya majuscula* 的 5 个尾海兔内酯为：**426** 耳形尾海兔内酯，**427** 耳形尾海兔内酯 B，**428** 尾海兔素 11，**429** 尾海兔素 12，**430** 尾海兔内酯。其中 **428** 尾海兔素 11 还来源于蓝细菌钙生裂须藻 *Schizothrix calcicola*，**429** 尾海兔素 12 还来源于蓝细菌钙生裂须藻 *Schizothrix calcicola* 和 Leptolyngbyoideae 亚科蓝细菌 *Leptolyngbya* sp.。

　　化合物 **426** 耳形尾海兔内酯对人子宫颈上皮癌 HeLa S3 细胞的 IC_{50} = 0.011μg/mL；**427** 耳形尾海兔内酯 B 对人肺癌 H460 和 neuro-2a 细胞的 LC_{50} = 0.01~0.13μmol/L，**428** 尾海兔素 11 对小鼠淋巴细胞白血病 P_{388} 细胞的 ED_{50} = 0.0027μg/mL，**429** 尾海兔素 12 对小鼠淋巴细胞白血病 PS 细胞的 ED_{50} = 0.075μg/mL，**430** 尾海兔内酯对人子宫颈上皮癌 HeLa S3 细胞的 IC_{50} = 0.001μg/mL。

　　427 耳形尾海兔内酯 B 对 NCI 60 种癌细胞筛选程序显示高水平细胞毒活性，平均 GI_{50} < 10nmol/L，对白血病、肾癌和前列腺癌有特别的活性，其抗癌细胞效应实验以大白鼠主动脉 A-10 细胞为模型，确定了反应

机制为细胞微丝断裂。**429** 尾海兔素 12 用同样的抗癌细胞效应实验模型也确定了同样的细胞微丝破坏的反应机制。

8.7.4 钵海绵内酯

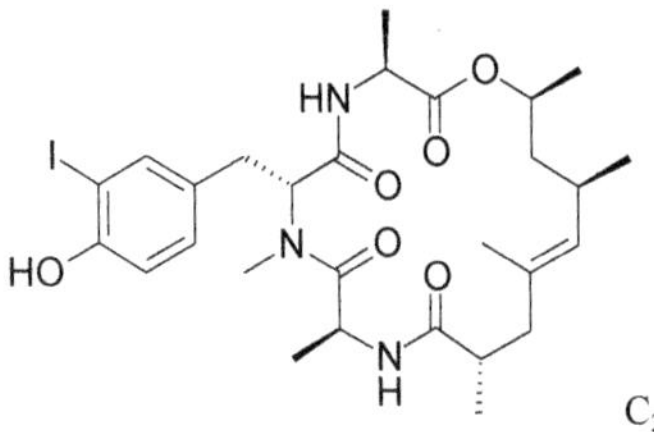

$C_{28}H_{40}IN_3O_6$

431 Geodiamolide A 钵海绵内酯 A

Geodia sp.

Cymbastela sp.

L_{1210}, ED_{50} = 0.0032μg/mL

Chan, W. R. et al. 1987; Dilip de Silva E. et al. 1990; Imaeda, T. et al. 1994; Hirai, Y. et al. 1994; Shioiri, T. et al. 1997.

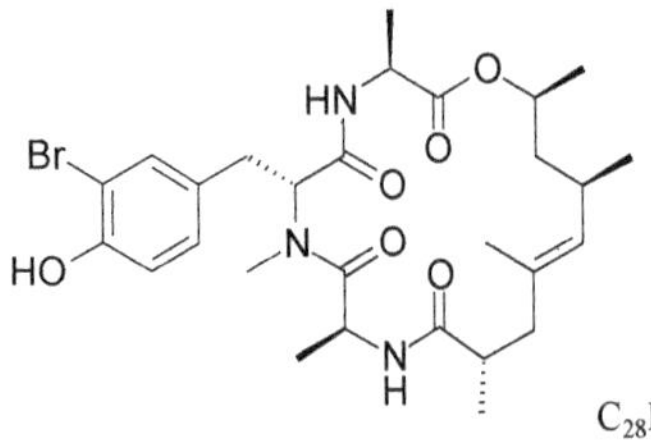

$C_{28}H_{40}BrN_3O_6$

432 Geodiamolide B 钵海绵内酯 B

Geodia sp.

Cymbastela sp

L_{1210}, ED_{50} = 0.0026μg/mL

Chan, W. R. et al. 1987; Dilip de

Silva, E. et al. 1990.

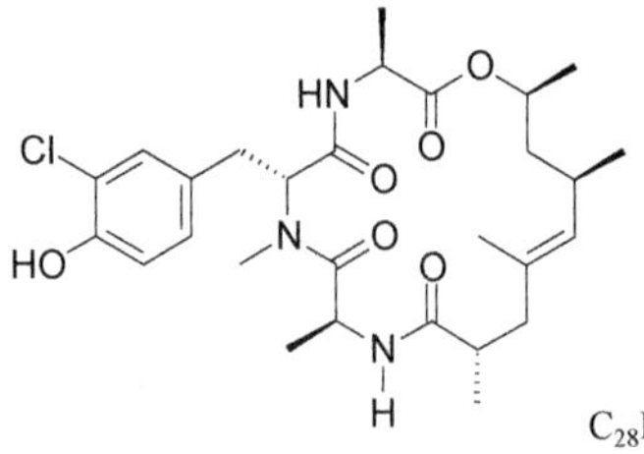

$C_{28}H_{40}ClN_3O_6$

433 Geodiamolide C 钵海绵内酯 C

Pseudaxinyssa sp.

Cymbastela sp.

L_{1210}, ED_{50} = 0.0025μg/mL

Dilip de Silva, E. et al. 1990; Tanaka, C. et al. 2006.

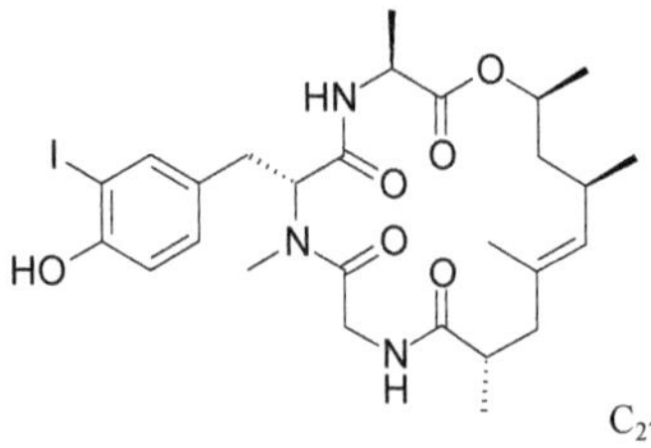

$C_{27}H_{38}IN_3O_6$

434 Geodiamolide D 钵海绵内酯 D

Pseudaxinyssa sp.

Cymbastela sp.

L_{1210}, ED_{50} = 0.0039μg/mL

Dilip de Silva, E. et al. 1990.

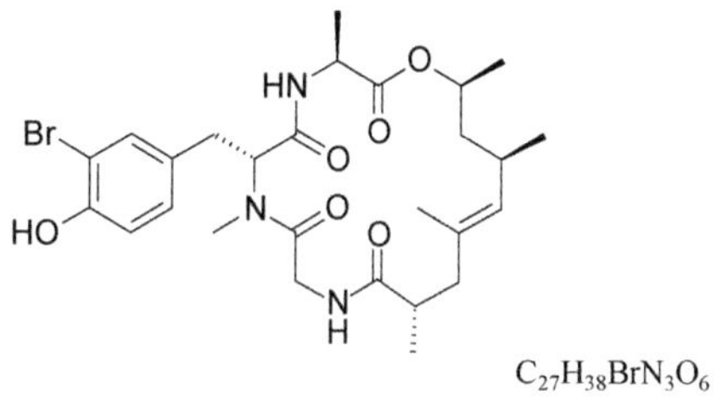

$C_{27}H_{38}BrN_3O_6$

$C_{27}H_{38}ClN_3O_6$

435　Geodiamolide E　钵海绵内酯 E

Pseudaxinyssa sp.

Cymbastela sp.

L_{1210}, ED_{50} = 0.0014μg/mL

Dilip de Silva, E. et al. 1990.

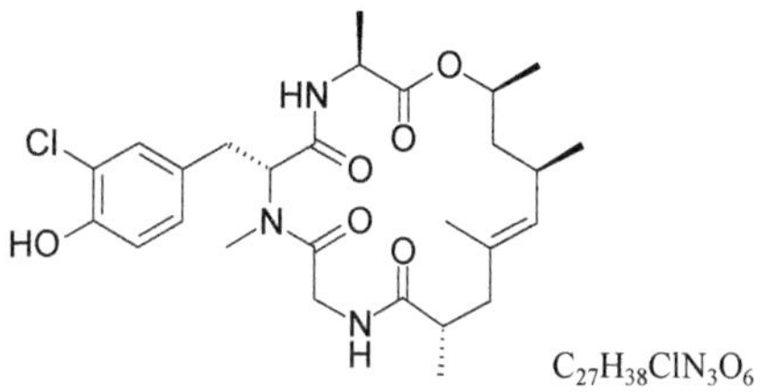

436　Geodiamolide F　钵海绵内酯 F

Pseudaxinyssa sp.

Cymbastela sp.

L_{1210}, ED_{50} = 0.0006μg/mL

Dilip de Silva, E. et al. 1990.

　　本节收集了 6 个钵海绵内酯 A～F（**431**～**436**），小轴海绵科海绵 *Cymbastela* sp.是它们共同的海洋生物来源。**431** 钵海绵内酯 A 和 **432** 钵海绵内酯 B 还来自西印度群岛特立尼达和多巴哥的鲁斯特湾水域深度 25m 的海水中的钵海绵属海绵 *Geodia* sp.。**433**～**436** 四个天然产物还来自假海绵科海绵 *Pseudaxinyssa* sp.。

　　这6个钵海绵内酯对小鼠淋巴细胞白血病L_{1210}细胞都有高抗癌活性，ED_{50} 值的范围在 0.0006～0.0032μg/mL 之间。

8.7.5　濑良垣酰胺

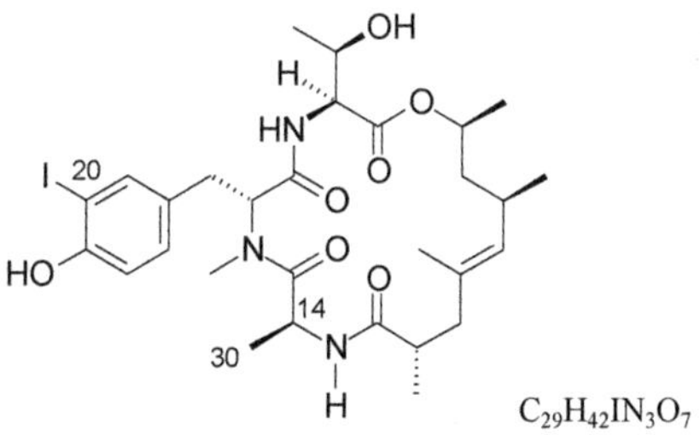

437　Seragamide A　濑良垣酰胺 A

Suberites japonicas

NBT-T2 (BRC-1370), IC_{50} = 0.064μmol/L

引起细胞多核化的形成

Tanaka, C. et al. 2006.

$C_{29}H_{42}IN_3O_7$

$C_{29}H_{42}BrN_3O_7$

438　Seragamide B　濑良垣酰胺 B

Suberites japonicas

MTT试验: NBT-T2 (BRC-1370), $IC_{50} =$
　0.12μmol/L

0.02μmol/L引起细胞多核化的形成
Tanaka, C. et al. 2006.

$C_{29}H_{42}ClN_3O_7$

439　Seragamide C　濑良垣酰胺 C

Suberites japonicas

MTT试验: NBT-T2(BRC-1370), $IC_{50} =$
　0.10μmol/L

0.01μmol/L引起细胞多核化的形成
Tanaka, C. et al. 2006.

$C_{28}H_{40}IN_3O_7$

440　Seragamide D　濑良垣酰胺 D

Suberites japonicas

MTT试验: NBT-T2(BRC-1370), $IC_{50} =$
　0.18μmol/L

0.01μmol/L引起细胞多核化的形成
Tanaka, C. et al. 2006.

　　4 个海洋天然产物 **437**～**440** 濑良垣酰胺 A～D 都来源于冲绳濑良垣岛产出的日本皮海绵 *Suberites japonicas*。

　　MTT 实验结果表明，**437**～**440** 对大鼠膀胱上皮细胞 NBT-T2（BRC-1370）的 IC_{50} 值分别为 0.064μmol/L、0.12μmol/L、0.10μmol/L 和 0.18μmol/L，均属 "更高" 活性级别。这 4 个化合物在 0.01～0.02μmol/L 浓度范围引起细胞多核化的形成。

　　437 濑良垣酰胺 A 还被证明是球肌动蛋白聚合促进剂，在 Prodan-肌动蛋白试验中，20～200nmol/L 的濑良垣酰胺 A 促进 1μmol/L 的球肌动蛋白聚合；**437** 濑良垣酰胺 A 还是 F-肌动蛋白长丝稳定剂，Prodan-肌动蛋白试验表明，100nmol/L 的 **437** 抑制 F-肌动蛋白解聚。

8.7.6　芽孢杆菌内酯

$C_{57}H_{96}N_6O_{18}$

<u>441</u>　Bacillistatin 1　芽孢杆菌他
汀 1

Bacillus silvestris
未鉴定的太平洋蟹
SF268, GI_{50} = 0.00045μg/mL
MCF7, GI_{50} = 0.00061μg/mL
KM20L2, GI_{50} = 0.00087μg/mL
BXPC3, GI_{50} = 0.00095μg/mL
DU145, GI_{50} = 0.00150μg/mL
NCI-H460, GI_{50} = 0.00230μg/mL
P_{388}, ED_{50} = 0.023μg/mL
Pettit, G. R. et al. 2009.

$C_{57}H_{96}N_6O_{18}$

<u>442</u>　Bacillistatin 2　芽孢杆菌他
汀 2

Bacillus silvestris
未鉴定的太平洋蟹
KM20L2, GI_{50} = 0.00026μg/mL
MCF7, GI_{50} = 0.00031μg/mL
BXPC3, GI_{50} = 0.00034μg/mL
NCI-H460, GI_{50} = 0.00045μg/mL
DU145, GI_{50} = 0.00086μg/mL
SF268, GI_{50} = 0.00180μg/mL
P_{388}, ED_{50} = 0.013μg/mL
Pettit, G. R. et al. 2009.

　　2 个芽孢杆菌内酯类海洋天然产物 <u>441</u>～<u>442</u> 被分别命名为芽孢杆菌他汀 1 和芽孢杆菌他汀 2。它们来源于 2 种海洋生物，一种是海洋导出的细菌林芽孢杆菌 *Bacillus silvestris*，这种菌又来自智利奇洛埃岛克永港的未鉴定的太平洋蟹。

　　比较 <u>441</u> 芽孢杆菌他汀 1 和 <u>442</u> 芽孢杆菌他汀 2 的分子结构，大环骨架结构完全相同，只是在结构图的右上角处取代丁基略有不同。

　　<u>441</u> 芽孢杆菌他汀 1 和 <u>442</u> 芽孢杆菌他汀 2 对 7 种癌细胞有更高级别

的活性，**441** 芽孢杆菌他汀 1 对人脑癌 SF268 活性最高，GI_{50} = 0.00045μg/mL，**442** 芽孢杆菌他汀 2 对人结直肠癌 KM20L2 活性最高，GI_{50} = 0.00026μg/mL，数据的详细分布见上述数据块。其对多重细胞的抗癌活性指标是从上到下按照活性从高到低顺序排列的。这两个天然产物的多重抗癌数据都很珍贵。此外，**441** 芽孢杆菌他汀 1 和 **442** 芽孢杆菌他汀 2 还有抗菌活性。

8.7.7 其他简单环状缩酚酸肽

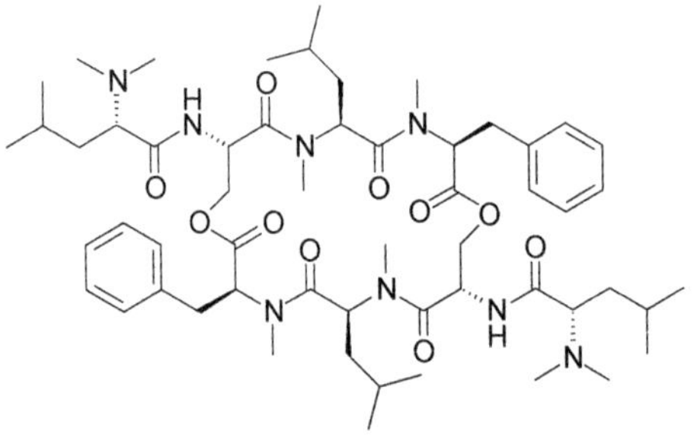

$C_{56}H_{88}N_8O_{10}$

443 **Antibiotics IB 01212** 抗生素 IB 01212

Clonostachys sp. ESNA-A009

14种人癌细胞中，LNCaP, SKBR3,

HT29和HeLa的GI_{50}在 1.0×10^{-8}mol/L数量级

Cruz, L. J. et al. 2006.

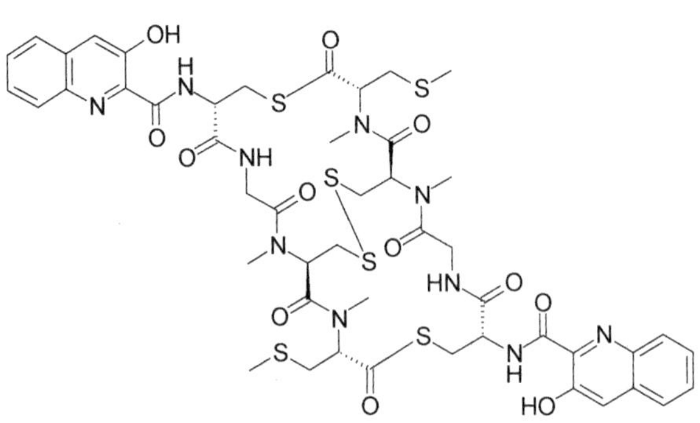

$C_{48}H_{56}N_{10}O_{12}S_6$

444　Thiocoraline　赛可拉林

Micromonospora sp.
　L-13-ACM2-092
Verrucosispora sp.
Chondrilla caribensis f. *caribensis*
L_{1210}, $IC_{50} = 200pmol/L$
A549, $EC_{50} = 0.0095\mu mol/L$

RNA合成抑制剂, HIV-1逆转录酶抑
　制剂
捆绑键合DNA(高亲和力双插入反应)
Romero, F. et al. 1997; Baz, J. P. et
　al. 1997; Boger, D. L. et al. 2000,
　2001; Wyche, T. P. et al. 2011.

$C_{36}H_{50}N_4O_6$

445　Zygosporamide　接柄孢酰胺

Zygosporium masonii
未鉴定的蓝细菌
SF268, $GI_{50} = 6.5nmol/L$, 高选择性

RXF-393, $GI_{50} = 5.0nmol/L$, 高选择性
NCI 60种癌细胞, 中值$GI_{50} =$
　$9.1\mu mol/L$
Oh, D. C. et al. 2006.

　　这一小节的 3 个天然产物列入其他简单环状缩酚酸肽一类, 它们的产地、结构、活性谱都各不相同, 每一个都是一个独立的类别, 分别讨论如下:

　　化合物 **443** 抗生素 IB 01212 来自海洋导出的真菌黏帚霉属 *Clonostachys* sp. ESNA-A009, 以及日本水域一种未鉴定的海绵。它对 14 种不同的人癌细胞中的 4 种 (LNCaP、SKBR3、HT29 和 HeLa 细胞) 的 GI_{50} 在 $1.0\times10^{-8}mol/L$ 数量级。

　　化合物 **444** 赛可拉林源自海洋细菌小单孢菌属 *Micromonospora* sp. L-13-ACM2-092、海洋细菌疣孢菌属 *Verrucosispora* sp., 这种细菌又来自美国佛罗里达礁的岩屑海绵谷粒海绵属 *Chondrilla caribensis* f. *caribensis*。它对 L_{1210} 的体外细胞毒活性为 $IC_{50} = 200pmol/L$, 对 A549 的 $EC_{50} = 0.0095\mu mol/L$。**444** 赛可拉林还是 RNA 合成抑制剂、HIV-1 逆转录酶抑制剂 (低活性), 有捆绑键合 DNA 活性 (高亲和力双插入反应)。

181

化合物 **445** 接柄孢酰胺的海洋生物来源是海洋真菌接柄孢属 *Zygosporium masonii*，以及产自美国夏威夷毛伊岛外海的一种未鉴定的海洋蓝细菌。它的体外细胞毒活性是：对 SF268 细胞，GI_{50} = 6.5nmol/L，有高选择性；对 RXF-393 细胞，GI_{50} = 5.0nmol/L，也有高选择性。对一组 NCI 60 种癌细胞的中值 GI_{50} = 9.1μmol/L。这样优良的选择性活性很可能和它有 16 元的大环结构有关。在活性环肽分子中，16 元的大环可能是最小的。

8.8　环状脂缩酚酸肽类

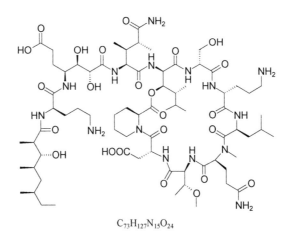

$$C_{73}H_{127}N_{15}O_{24}$$

446　Homophymine A　岩屑海绵胺 A

Homophymia sp.

未感染的正常人周围血单核细胞 PBMC细胞，IC_{50} = 1.19μmol/L

感染的正常人周围血单核细胞PBMC细胞，效力约16倍

PC3, IC_{50} = 4.2nmol/L

Vero, IC_{50} = 5.0nmol/L

OVCAR-8, IC_{50} = 5.4nmol/L

HCT116, IC_{50} = 6.0nmol/L

KB, IC_{50} = 7.3nmol/L

SK-OV-3, IC_{50} = 7.5nmol/L

正常的MRC-5细胞，IC_{50} = 11.0nmol/L

HCT15, IC_{50} = 22.5nmol/L

抗性MCF7, IC_{50} = 22.9nmol/L

MCF7, IC_{50} = 23.6nmol/L

HL60, IC_{50} = 24.1nmol/L

HT29, IC_{50} = 70.0nmol/L

抗恶性细胞增生：

EPC, IC_{50} = 5.0nmol/L

A549, IC_{50} = 8.3nmol/L

SF268, IC_{50} = 9.9nmol/L

MDA231, IC_{50} = 10.9nmol/L

抗性HL60, IC_{50} = 22.4nmol/L

K562, IC_{50} = 24.0nmol/L

MiaPaCa, IC_{50} = 31.4nmol/L

MDA435, IC_{50} = 39.0nmol/L

HepG2, IC_{50} = 68.6nmol/L

包括人癌细胞和绿猴肾肿瘤Vero细胞的一组癌细胞, IC_{50} = 2～100nmol/L, 对PC3和SK-OV-3特别

有潜力

作用机制: 经由和半胱氨酸天冬氨酸蛋白酶无关途径经历细胞凋亡

抗HIVs

细胞保护剂

Zampella, A. et al. 2008; Wright, A. E. 2010; Winder, P. L. et al. 2011 (综述).

$$C_{74}H_{129}N_{15}O_{24}$$

447 Homophymine C 岩屑海绵胺 C

Homophymia sp.

PC3, IC_{50} = 3.0nmol/L

SK-OV-3, IC_{50} = 3.7nmol/L

Vero, IC_{50} = 4.2nmol/L

OVCAR-8, IC_{50} = 4.3nmol/L

HCT116, IC_{50} = 4.9nmol/L

KB, IC_{50} = 8.5nmol/L

MCF7, IC_{50} = 8.8nmol/L

抗性MCF7, IC_{50} = 10.8nmol/L

正常的MRC-5细胞, IC_{50} = 16.8nmol/L

HCT15, IC_{50} = 19.2nmol/L

HL60, IC_{50} = 23.0nmol/L

HT29, IC_{50} = 62.8nmol/L

抗恶性细胞增生:

A549, IC_{50} = 8.3nmol/L

EPC, IC_{50} = 9.3nmol/L

SF268, IC_{50} = 13.6nmol/L

MDA231, IC_{50} = 16.2nmol/L

K562, IC_{50} = 22.5nmol/L

抗性HL60, IC_{50} = 23.5nmol/L

MiaPaCa, IC_{50} = 25.9nmol/L

MDA435, IC_{50} = 35.0nmol/L   Zampella, A. et al. 2009.
HepG2, IC_{50} = 72.1nmol/L

446 岩屑海绵胺 A 和 **447** 岩屑海绵胺 B 这一对环状脂缩酚酸肽类海洋天然产物来源于产自新喀里多尼亚东岸外浅水域的同形虫属海绵 *Homophymia* sp.，它属于岩屑海绵 Neopeltidae 科。环状部分是一个四肽环，长链部分是一个四肽的主链。

446 岩屑海绵胺 A 和 **447** 岩屑海绵胺 B 的抗癌活性谱信息非常丰富。**446** 岩屑海绵胺 A 对未感染的正常人周围血单核细胞 PBMC 细胞的 IC_{50} = 1.19μmol/L，而对感染的 PBMC 细胞，其效力约 16 倍，这一数据在新药开发方面很有意义。上面所列的 **446** 岩屑海绵胺 A 数据块中按照活性从高到低列出了 12 种细胞（11 种癌细胞、1 种正常的人双倍体胚胎细胞 MRC-5 细胞）的 IC_{50} 值，同样 **447** 岩屑海绵胺 B 数据块中也按照活性从高到低列出了这 12 种细胞 IC_{50} 值。很有趣的是，二者对这 12 种细胞的活性顺序大体上相同，但并不完全相同。仔细观察两个分子的结构图，发现其不同之处仅仅在于化合物 **446** 岩屑海绵胺 A 的分子在图中左下角处少一个亚甲基，除此之外其他部分结构完全相同。一个碳原子的差异就能引起其抗癌活性谱的微妙变化，可见配体小分子（在这里就是 **446** 岩屑海绵胺 A 和 **447** 岩屑海绵胺 C）和不同癌细胞的不同受体蛋白大分子的相互对接（docking）作用是十分精细和微妙的。

进一步观察抗恶性细胞增生的一组 9 种癌细胞的数据，活性顺序也是大体相同，但并不完全相同。由此说明这种规律性并非偶然。

446 岩屑海绵胺 A 的药理实验做的比 **447** 岩屑海绵胺 C 要多，另外还发现了 **446** 其他的活性，包括人癌细胞和绿猴肾肿瘤 Vero 细胞的一组癌细胞，得到 IC_{50} = 2~100nmol/L，对人前列腺癌 PC3 细胞和卵巢腺癌 SK-OV-3 细胞特别有潜力的结果。比较可知，这一结果和上述 12 种细胞的一组实验的结果是一致的（PC3 都在第 1 位，SK-OV-3 则分别在第 5 和第 2 位）。还发现了 **446** 岩屑海绵胺 A 的抗癌作用机制是经由和半胱氨酸天冬氨酸蛋白酶无关的途径经历细胞凋亡。此外，**446** 岩屑海绵胺 A 还是一种细胞保护剂，并有抗 HIVs 活性，用 HIV-1 IIIB 菌株感染的 PBMC 细胞做了试验。

8.9　含噻唑的环状缩酚酸肽类

$C_{45}H_{69}N_5O_8S$

448　Apratoxin A　阿普拉毒素 A

Lyngbya majuscula

KB, IC_{50} = 0.52nmol/L

LoVo, IC_{50} = 0.36nmol/L

U2OS, IC_{50} = 10nmol/L

HT29, IC_{50} = 1.4nmol/L

HeLa, IC_{50} = 10nmol/L

HCT116, IC_{50} = 1ng/mL

抗癌细胞效应（模型：HeLa细胞株；
机制：抑制细胞循环）

抗癌细胞效应［模型：U2OS细胞株；
机制：通过防止染色体共转译易位
（指染色体可逆地抑制分泌）途径］,
阻断细胞循环G_1期

细胞凋亡诱导剂

Luesch, H. et al. 2002; Ma, D. et al.
2006; Matthew, S. et al. 2008; Liu,
Y. et al. 2009; Tidgewell, K. et al.
2010; Choi, H. et al. 2010.

$C_{29}H_{42}N_4O_5S_3$

449　Largazole　拉格噻唑

Symploca sp.

MDA-MB-231, GI_{50} = 7.7nmol/L

NMuMG, GI_{50} = 122nmol/L

U2OS, GI_{50} = 55nmol/L

NIH3T3, GI_{50} = 480nmol/L

组蛋白去乙酰化酶抑制剂

抗恶性细胞增生

Taori, K. et al. 2008; Zeng, X. et al.
2010.

　　2 个含噻唑的环状缩酚酸肽类的海洋天然产物 **448** 阿普拉毒素 A 和
449 拉格噻唑收集于此。**448** 阿普拉毒素 A 来源于鞘丝藻属蓝细菌
Lyngbya majuscula。**449** 拉格噻唑来源于束藻属蓝细菌 *Symploca* sp.。

　　在抗癌药理活性方面，天然产物 **448** 阿普拉毒素 A 有较多的实验结
果：KB，IC_{50} = 0.52nmol/L；LoVo，IC_{50} = 0.36nmol/L（Luesch，2002）；

U2OS, IC_{50} = 10nmol/L；HT29, IC_{50} = 1.4nmol/L；HeLa, IC_{50} = 10nmol/L（Matthew，2008）；HCT116, IC_{50} = 1ng/mL（1.21nmol/L）（Tidgewell，2010）。两个研究组进行了抗癌细胞效应研究，Ma 等于 2006 年用 HeLa细胞株模型确定了抑制细胞循环的作用机制，Liu 等于 2009 年用 U2OS细胞株模型确定了通过防止染色体共转译易位的作用机制，染色体可逆地抑制分泌途径。除此以外，**448** 阿普拉毒素 A 还阻断细胞循环 G_1 期，是细胞凋亡诱导剂。

449 拉格噻唑有一个 16 元大环，它对 MDA-MB-231 细胞的抗癌活性是 GI_{50} = 7.7nmol/L，达到 nmol/L 数量级。估计以 IC_{50} 为标准时，拉格噻唑抗癌活性将为 10nmol/L 数量级，即 0.01μmol/L 数量级。由此引申，我们进行一项十分有趣的观察和讨论，讨论大环的尺寸大小和活性级别的关系。

和其他许多环肽类比较，16 元大环是最小的大环，**449** 拉格噻唑活性高达 nmol/L 数量级和这个最小的大环 16 元大环有直接关系。我们回顾前面陈述的化合物，**430** 尾海兔内酯也是有 16 元大环的环肽，它的活性级别是 IC_{50} = 1ng/mL，而 **405**～**419** 这一组 15 个念珠藻环肽，也都有最小的 16 元大环，其活性更是高达 0.01nmol/L 数量级！可以推论，有 16 元大环结构的环肽极可能有高抗癌活性。我们猜想，这可能与受体蛋白的对接（docking）空腔的一般大小有关。当然，这并不是说大环越小活性越高，更大的大环环肽也有许多是有很高活性的。我们是说，16 元或稍大一些的大环环肽极有可能有高抗癌活性。

8.10　含哒嗪的缩酚酸肽类

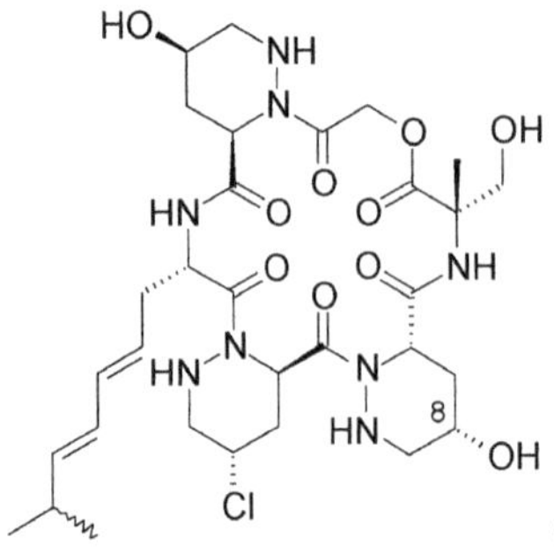

$C_{31}H_{47}ClN_8O_{10}$

450　Piperazimycin A　哌嗪霉素 A

Streptomyces sp. CNQ-593和Act8015

36种癌细胞单分子层增殖试验：

膀胱癌：BXF-T24, IC_{50} = 0.098μg/mL, IC_{70} = 0.159μg/mL

　　　　BXF-1218L, IC_{50} = 0.113μg/mL, IC_{70} = 0.176μg/mL

恶性胶质瘤：CNXF-498NL, IC_{50} = 0.088μg/mL, IC_{70} = 0.149μg/mL

　　　　　　CNXF SF268, IC_{50} = 0.097μg/mL, IC_{70} = 0.156μg/mL

结肠癌：CXF-HT29, IC_{50} = 0.098μg/mL, IC_{70} = 0.154μg/mL

　　　　CXF-HCT116, IC_{50} = 0.105μg/mL, IC_{70} = 0.163μg/mL

胃癌：GXF-251L, IC_{50} = 0.123μg/mL, IC_{70} = 0.201μg/mL

头颈癌：HNXF-536L, IC_{50} = 0.871μg/mL, IC_{70} = 1.405μg/mL

肺癌：LXF-H460, IC_{50} = 0.098μg/mL, IC_{70} = 0.154μg/mL

　　　LXF-1121L, IC_{50} = 0.105μg/mL, IC_{70} = 0.167μg/mL

　　　LXF-289L, IC_{50} = 0.117μg/mL, IC_{70} = 0.187μg/mL

　　　LXF-526L, IC_{50} = 0.123μg/mL, IC_{70} = 0.190μg/mL

　　　LXF-529L, IC_{50} = 0.103μg/mL, IC_{70} = 0.167μg/mL

　　　LXF-629L, IC_{50} = 0.102μg/mL, IC_{70} = 0.166μg/mL

乳腺癌：MAXF-MCF7, IC_{50} = 0.103μg/mL, IC_{70} = 0.165μg/mL

　　　　MAXF-401NL, IC_{50} = 0.110μg/mL, IC_{70} = 0.177μg/mL

黑色素瘤：MEXF-394NL, IC_{50} = 0.098μg/mL, IC_{70} = 0.158μg/mL

　　　　　MEXF-276L, IC_{50} = 0.127μg/mL, IC_{70} = 0.207μg/mL

　　　　　MEXF-462NL, IC_{50} = 0.107μg/mL, IC_{70} = 0.175μg/mL

　　　　　MEXF-514L, IC_{50} = 0.125μg/mL, IC_{70} = 0.186μg/mL

　　　　　MEXF-520L, IC_{50} = 0.111μg/mL, IC_{70} = 0.182μg/mL

卵巢癌：OVXF-OVCAR3, IC_{50} = 0.113μg/mL, IC_{70} = 0.184μg/mL

　　　　OVXF-1619L, IC_{50} = 0.127μg/mL, IC_{70} = 0.202μg/mL

　　　　OVXF-899L, IC_{50} = 1.102μg/mL, IC_{70} = 1.818μg/mL

胰腺癌：PAXF-PANC1, IC_{50} = 0.100μg/mL, IC_{70} = 0.163μg/mL

　　　　PAXF-1657L, IC_{50} = 0.125μg/mL, IC_{70} = 0.212μg/mL

前列腺癌：PRXF-22RV1, IC_{50} = 0.092μg/mL, IC_{70} = 0.157μg/mL

　　　　　PRXF-DU145, IC_{50} = 0.105μg/mL, IC_{70} = 0.163μg/mL

　　　　　PRXF-LNCAP, IC_{50} = 0.118μg/mL, IC_{70} = 0.176μg/mL

　　　　　PRXF-PC3M, IC_{50} = 0.099μg/mL, IC_{70} = 0.157μg/mL

间皮细胞瘤：PXF-1752L, IC_{50} = 0.110μg/mL, IC_{70} = 0.173μg/mL

肾癌：RXF-944L, IC_{50} = 0.096μg/mL, IC_{70} = 0.161μg/mL

RXF-1781L, IC_{50} = 0.143μg/mL, IC_{70} = 0.252μg/mL

RXF-393NL, IC_{50} = 0.103μg/mL, IC_{70} = 0.163μg/mL

RXF-486L, IC_{50} = 1.129μg/mL, IC_{70} = 1.798μg/mL

子宫癌：UXF-1138L, IC_{50} = 0.101μg/mL, IC_{70} = 0.162μg/mL

平均IC_{50} = 0.130μg/mL，平均IC_{70} = 0.210μg/mL

Miller, E. D. et al. 2007; Shaaban, K. A. et al. 2008.

　　本书收集的最后一个海洋天然产物是源自两种海洋导出的链霉菌 *Streptomyces* sp. CNQ-593 和 Act8015，含哒嗪的缩酚酸肽类结构的化合物 **450** 哌嗪霉素 A，它是一个 18 元的环肽，也属于较小的环肽。根据上面我们的讨论，也应该是有高活性。

　　由上数据块中的数据可见，这个海洋天然产物 **450** 哌嗪霉素 A 对 36 种癌细胞的单分子层增殖试验表明，对这些细胞靶标都有高抗癌活性，IC_{50} 值都在 0.1μg/mL 的数量级，属于"更高"的活性级别。值得提出的是，这里还有大多数文献很少提供的全部的 IC_{70} 实验数据，大体上都在 0.2μg/mL 数量级。

　　至此，我们已经对 450 个严格拣选出来的有高抗癌活性的海洋天然产物用"图形+数据"进行规范化引导，进而夹叙夹议的方式，按照其结构类别，逐一分组进行了介绍和讨论。下面最后一章给出编者推荐的抗癌新药全合成模板以及抗癌新药先导候选物的初步建议。

第 **9** 章

推荐的抗癌新药先导候选物和全合成模板

　　根据我们的工作，本章向新药研制者推荐如下 12 个抗癌新药先导候选物和全合成模板。其中分子式中碳原子数超过 30 个的，比较适合作为新药全合成的模板，分子式中碳原子数低于 30 个的比较适合作为先导化合物的候选物。有研究条件的读者联系本书编者可以无偿得到这些候选结构的 2D 可编辑分子文件。进一步自己产生 3D 分子可编辑文件后，就可以和已有 3D 结构的受体大分子蛋白做 3D 对接实验，以期真正发现确实和特定目标蛋白能发生对接作用的先导候选物。

　　推荐的 6 个先导候选物名单如下表：

代码	类别	中文名称	分子式	主要根据
13	倍半萜类	环氧聚马林甲	$C_{22}H_{32}O_5$	36 种癌细胞： 平均 IC_{50} 值 $= 0.114 \mu g/mL$
49	二倍半萜类	直立异线海绵素	$C_{29}H_{44}O_6$	4 种癌细胞靶标的 IC_{50} 值： DLD-1, $IC_{50} = 0.001 \mu mol/L$ HCT116, $IC_{50} = 0.001 \mu mol/L$ T47D, $IC_{50} = 0.001 \mu mol/L$ K562, $IC_{50} = 0.001 \mu mol/L$
133	生物碱类	海鞘得明	$C_{18}H_9N_3O$	4 种癌细胞靶标的 IC_{50} 值： P_{388}, $IC_{50} = 0.35 \mu mol/L$ A549, $IC_{50} = 0.02 \mu mol/L$ HT29, $IC_{50} = 0.35 \mu mol/L$ SK-MEL-28, $IC_{50} = 0.004 \mu mol/L$

续表

代码	类别	中文名称	分子式	主要根据
237	苯并吡喃类	11-*epi*-毛壳鲷鱼林 I	$C_{22}H_{27}ClO_5$	4 种癌细胞靶标的 IC_{50} 值： P_{388}, $IC_{50} = 0.7pmol/L$ HL60, $IC_{50} = 1.0pmol/L$ KB, $IC_{50} = 1.2pmol/L$ L_{1210}, $IC_{50} = 1.6pmol/L$
374	麦角甾烷类	匐匐珊瑚酮 E	$C_{28}H_{44}O_3$	3 种癌细胞靶标的 IC_{50} 值： P_{388}, $ED_{50} = 0.00012\mu g/mL$ A549, $ED_{50} = 0.00032\mu g/mL$ HT29, $ED_{50} = 0.0091\mu g/mL$ Duh, C.-Y. et al. 2002
383	三肽	合米特林	$C_{30}H_{46}N_4O_4$	7 种癌细胞靶标的 IC_{50} 值： OVCAR-3, $IC_{50} = 0.000001\mu g/mL$ NCI-H460, $IC_{50} = 0.000001\mu g/mL$ Colon205, $IC_{50} = 0.0001\mu g/mL$ SF539, $IC_{50} = 0.0013\mu g/mL$ MDA-MB-435, $IC_{50} = 0.0154\mu g/mL$ A498, $IC_{50} = 0.0224\mu g/mL$ LOX, $IC_{50} = 1.5984\mu g/mL$

推荐的 6 个全合成模板名单如下表：

代码	类别	中文名称	分子式	主要根据
77	生物碱类	象耳海绵定 24	$C_{34}H_{26}Br_6N_4O_9$	36 种人肿瘤细胞，平均 $IC_{50} = 1.8\mu g/mL$；下列 5 种有选择性活性： CNXF-SF268, $IC_{50} = 0.38\mu g/mL$ LXFA-629L, $IC_{50} = 0.37\mu g/mL$ MAXF-401NL, $IC_{50} = 0.55\mu g/mL$ MEXF-276L, $IC_{50} = 0.59\mu g/mL$ PRXF-22RV1, $IC_{50} = 0.46\mu g/mL$
154	生物碱类	海鞘素 729	$C_{38}H_{41}N_3O_{11}S$	极高活性 5 重靶标： P_{388}, $IC_{50} = 0.2ng/mL$ A549, $IC_{50} = 0.2ng/mL$ HT29, $IC_{50} = 0.5ng/mL$ CV-1, $IC_{50} = 2.5ng/mL$ MEL28, $IC_{50} = 5.0ng/mL$

续表

代码	类别	中文名称	分子式	主要根据
288	聚酮类	前沟藻内酯 B_4	$C_{32}H_{50}O_7$	极高活性多重靶标： L_{1210}，$IC_{50} = 0.00012\mu g/mL$ KB，$IC_{50} = 0.001\mu g/mL$ 培养癌细胞，$IC_{50} = 0.00014 \sim 0.0045\mu g/mL$
339	聚酮类	缺刻网架海绵他汀	$C_{32}H_{52}O_6$	极高活性 5 重靶标： A549，$IC_{50} = 0.95nmol/L$ MCF7，$IC_{50} = 1.5nmol/L$ MES-SA，$IC_{50} = 4.1nmol/L$ MES-SA/DX5，$IC_{50} = 11nmol/L$ 多药耐药 NCI-ADR，$IC_{50} = 20nmol/L$
350	吡喃酮类	圆皮海绵内酯	$C_{33}H_{55}NO_8$	极高活性 5 重靶标： A549，$IC_{50} = 0.0135\mu mol/L$ P_{388}，$IC_{50} = 0.035\mu mol/L$ HT29，$GI_{50} = 0.015\mu mol/L$ A549，$GI_{50} = 0.020\mu mol/L$ MDA-MB-231，$GI_{50} = 0.029\mu mol/L$
405	环肽类	念珠藻环肽 1	$C_{35}H_{43}ClN_2O_8$	极高活性 5 重靶标： KB，$IC_{50} = 5pg/mL$ LoVo 人结直肠癌细胞，$IC_{50} = 3pg/mL$ KB，$IC_{50} = 0.0092nmol/L$ LoVo，$IC_{50} = 0.010nmol/L$ SK-OV-3，$IC_{50} = 0.020nmol/L$

有关这 12 个推荐化合物的结构，详细数据及参考文献详见相应各章节，可从这些化合物在本书中的唯一代码（上表第一列）方便地查到。

参 考 文 献

同一作者同一年的不同文献在年份后面分别加 a, b 等标识符来区分，例如 1998a,
1998b 等。同一年对应相同刊物的，也采用分别加 a, b 等标识符的相同方法处理。

Abbas, S. Mar. Drugs, 2011, 9, 2423 (综述).

Abdel-Lateff, A. et al. JNP, 2003, 66, 706.

Abou Shoer, M. I. et al. JNP, 2008, 71,
1464.

Afiyatullov, S. S. et al. Chem. Nat. Compd.
(Engl. Transl.), 2005, 41, 236.

Aicher, T. D. et al. JACS, 1992, 114, 3162.

Akaji, K. et al. JOC, 1999, 64, 405.

Albericci, M. et al. Tetrahedron Lett., 1979,
2687.

Albericci, M. et al. Tetrahedron, 1982, 38,
1881.

Allingham, J. S. et al. Org. Lett., 2004, 6,
597.

Alvarez-Manzaneda, E. et al. Org. Lett.,
2010, 12, 4450.

Amagata, T. et al. JCS Perkin Trans. Ⅰ,
1998, 3585.

Andersen, R. J. et al. Tetrahedron Lett.,
1997, 38, 317.

Andrianasolo, E. H. et al. Org. Lett., 2005,
7, 1375.

Andrianasolo, E. H. et al. JNP, 2011, 74,
842.

Aoki, S. et al. JACS, 2006, 128, 3148.

Aoki, S. et al. Tetrahedron Lett., 2007, 48,
4485.

Baker, B. J. et al. JACS, 1985, 107, 2976.

Baker, B. J. et al. JNP, 1994, 57, 1346.

Bates, R. B. et al. JACS, 1997, 119, 2111.

Bauder, C. et al. Org. Biomol. Chem., 2006,
4, 1860.

Bauer, I. et al. JOC, 1995, 60, 1084.

Baz, J. P. et al. J. Antibiot., 1997, 50, 738.

Berman, F. W. et al. Toxicon, 1999, 37,
1645.

Biard, J. F. et al. JNP, 1994, 57, 1336.

Boehlow, T. R. et al. JOC, 2001, 66, 3111.

Boger, D. L. et al. JACS, 2000, 122, 2956.

Boger, D. L. et al. JACS, 2001, 123, 561.

Bokesch, H. R. et al. Tetrahedron Lett.,
1996, 37, 3259.

Boot, C. M. et al. JNP, 2006, 69, 83.

Boot, C. M. et al. Tetrahedron, 2007, 63,
9903.

Braekman, J. C. et al. JNP, 1987, 50, 994.

Brogan, J. T. et al. ACS Chem. Neurosci.
2012, 3, 658.

Canedo, L. M. et al. J. Antibiot. 1997, 50,
175.

Carbone, M. et al. Org. Lett. 2011, 13, 2516.

Carmeli, S. et al. JNP, 1990, 53, 1533.

Carmely, S. et al. Tetrahedron Lett. 1985, 26, 511.

Carter, D. C. et al. JOC, 1984, 49, 236.

Catassi, A. et al. Cell. Mol. Life Sci. 2006, 63, 2377.

Chan, W. R. et al, JOC, 1987, 52, 3091.

Chang, Y. C. et al. Mar. Drugs, 2012, 10, 987.

Chao, C. H. et al. JNP, 2005, 68, 880.

Chattopadhyay, S. K. et al. JCS Perkin I, 2000, 2429.

Chen, C. Y. et al, JNP, 1999, 62, 573.

Chen, L. et al. Acta Pharm. Sin. (Zhongguo Yaoli Xuebao), 2010, 45, 1275.

Chiang, P. C. et al. J. Hepatol. 2005, 43, 679.

Choi, H. et al. JNP, 2010, 73, 1411.

Chu, K. S. et al. JOC, 1991, 56, 5196.

Ciavatta, M. L. et al. Tetrahedron Lett. 2004, 45, 7745.

Ciufolini, M. A. et al. JOC, 1998, 63, 1668.

Coleman, J. E. et al. Tetrahedron, 1995, 51, 10653.

Corley, D. G. et al. JOC, 1988, 53, 3644.

Costa, M. et al. Mar. Drugs, 2012, 10, 2181 (综述).

CRC press, DNP on DVD, 2012, version 20. 2.

Crews, P. et al. JNP, 1986a, 49, 1041.

Crews, P. et al. Tetrahedron Lett., 1986b, 27, 2797.

Cruz, L. J. et al. JOC, 2006, 71, 3335 + 3339.

D'Auria, M. V. et al. JNP, 1994a, 57, 1595.

D'Auria, M. V. et al. Tetrahedron, 1993, 49, 8657 + 10439.

D'Auria, M. V. et al. Tetrahedron, 1994b, 50, 4829.

Davies-Coleman, M. T. et al. JNP, 2000, 63, 1411.

Davies-Coleman, M. T. et al. Mar. Drugs, 2015, 13, 6366 (综述).

Davis, R. A. et al. JOC, 2004, 69, 4170.

De Marino, S. et al. Mar. Drugs, 2011, 9, 1133.

Deng, S. Z. et al. Chin. J. Chem., 2001, 19, 362.

Dilip de Silva, E. et al. Tetrahedron Lett., 1990, 31, 489.

Du, L. et al, Curr. Opin. Drug Discovery Dev., 2001, 4, 215.

Du, L. et al. Tetrahedron, 2007, 63, 1085.

Du, L. et al. JNP, 2008a, 71, 1837.

Du, L. et al. Tetrahedron, 2008b, 64, 4657 (corrigendum).

Duh, C. Y. et al. JNP, 1998, 61, 844.

Duh, C. Y. et al. JNP, 2000, 63, 884.

Duh, C. Y. et al. JNP, 2002a, 65, 1429.

Duh, C. Y. et al. JNP, 2002b, 65, 1535.

Dumdei, E. J. et al. JOC, 1997, 62, 2636.

Dunetz, J. R. et al. JACS, 2008, 130, 16407.

Dunlop, R. W. et al. Aust. J. Chem., 1979,

193

32, 1345.

Durán, R. et al. Tetrahedron, 2000, 56, 6031.

Ebada, S. S. et al. Mar. Drugs, 2009, 7, 435.

Ebada, S. S. et al. BoMC, 2011, 19, 4644.

Egami, Y. et al. Bioorg. Med. Chem. Lett., 2014, 24, 5150.

El-Gamal, A. A. H. et al. JNP, 2005, 68, 1336.

El-Sayed, K. A. et al. JNP, 2001, 64, 522.

Evans, D. A. et al. Tetrahedron, 1999, 55, 8671.

Fagerholm, A. E. et al. Mar. Drugs, 2010, 8, 122.

Feng, Y. et al. Tetrahedron Lett., 2010, 51, 2477.

Fennell, B. J. et al, J. Antimicrob. Chemother., 2003, 51, 833.

Field, J. J. et al. JMC, 2009, 52, 7328.

Fontana, A. et al. Tetrahedron Lett., 2000, 41, 429.

Fontana, A. et al. JMC, 2001, 44, 2362.

Forsyth, C. J. et al. JACS, 1998, 120, 5597.

Foster, M. P. et al. JACS, 1992, 114, 1110 (结构修正).

Franklin, M. A. et al. J. Nat. Prod. 1996, 59, 1121.

Fu, P. et al. Org. Lett., 2012, 14, 6194.

Fu, X. et al. Tetrahedron, 1997, 53, 799.

Fu, X. et al. JOC, 1998, 63, 7957.

Fukuzawa, S. et al. JOC, 1995a, 60, 608.

Fukuzawa, S. et al. Tetrahedron, 1995b, 51,

6707.

Fukuzawa, S. et al. JOC, 1997, 62, 4484.

Furusato, A. et al. Org. Lett., 2014, 16, 3888.

Fusetani, N. et al. JOC, 1991, 56, 4971.

Fusetani, N. et al. JOC, 1992, 57, 3828.

Fusetani, N. et al. JACS, 1993, 115, 3977.

Fuska, J. et al. J. Antibiot., 1986, 39, 1605.

Gala, F. et al. Tetrahedron, 2007, 63, 5212.

Gala, F. et al. Tetrahedron, 2008, 64, 7127.

Gala, F. et al. Tetrahedron, 2009, 65, 51.

Gamble, W. R. et al. Bioorg. Med. Chem., 1999, 7, 1611.

Gao, X. et al. Org. Lett., 2010, 12, 3018 (结构修正).

Garrido, L. et al. JOC, 2003, 68, 293.

Golatoki, T. et al. JACS, 1995, 117, 12030.

Gonzalez, N. et al. Tetrahedron, 2001, 57, 3487.

Govindam, S. V. S. et al. BoMC, 2012, 20, 687.

Graillet, C. et al. Oceanis, 1991, 17, 229; CA, 1992, 116, 16939.

Greve, H. et al. JNP, 2008, 71, 309.

Gschwendt, M. et al. Carcinogenesis (London), 1988, 9, 555.

Guella, G. et al. Helv. Chim. Acta, 1989, 72, 237.

Gunasekera, S. P. et al. JOC, 1990, 55, 4912.

Gunasekera, S. P. et al. JOC, 1991, 56, 1346.

Gunasekera, S. P. et al. JNP, 2002, 65, 1643.

Gurjar, M. K. et al. Heterocycles, 2000, 53,

143.

Han, B. et al. JNP, 2006, 69, 572.

Harrigan, G. G. JNP, 1998, 61, 1221.

Hayakawa, Y. et al. J. Antibiot. 2008, 61, 365.

Hickford, S. J. H. et al. BoMC, 2009, 17, 2199.

Higa, T. et al. Chem. Lett., 1981, 1647.

Higa, T. et al. ACS Symp. Ser., 2000, 745, 12.

Hirai, Y. et al. Heterocycles, 1994, 39, 603.

Hirano, K. et al. CPB, 2000, 48, 974.

Hirata, Y. et al. Pure Appl. Chem., 1986, 58, 701.

Hitora, Y. et al. Tetrahedron, 2011, 67, 4530.

Hitora, Y. et al. Tetrahedron, 2013, 69, 11070.

Hong, C. Y. et al. JOC, 1990, 55, 4242.

Hood, K. A. et al. Apoptosis, 2001, 6, 207.

Horgen, F. D. et al. JNP, 2002, 65, 487.

Horton, P. A. et al. JACS, 1994, 116, 6015.

Iguchi, K. et al. Tetrahedron Lett., 1985, 26, 5787.

Iguchi, K. et al. Chem. Comm., 1986, 981.

Iguchi, K. et al. Tetrahedron Lett., 1993, 34, 6277.

Iguchi, K. et al. JOC, 1994, 59, 7499.

Imaeda, T. et al. Tetrahedron Lett., 1994, 35, 591.

Isbrucker, R. A. et al. Biochem. Pharmacol., 2004, 66, 75.

Ishibashi, M. et al. JOC, 1986, 51, 5300.

Ishibashi, M. et al. J. Chem. Soc., Chem. Commun., 1994, 1455.

Ishiwata, H. et al. JOC, 1994a, 59, 4712.

Ishiwata, H. et al. Tetrahedron, 1994b, 50, 12853.

Iwamoto, C. et al. Tetrahedron, 1999, 55, 14353.

Iwashima, M. et al. Steroids, 2000, 65, 130.

Iwashima, M. et al. Steroids, 2001, 66, 25.

Jackson, K. L. et al. Chem. Rev., 2009, 109, 3044 (综述).

Jiang, C. S. et al. BoMCL, 2015, 25, 216.

Jimeno, J. et al. Mar. Drugs, 2004, 2, 14 (综述).

Kamano, Y. et al. JNP, 1995, 58, 1868.

Kanoh, K. et al. J. Antibiot, 2005, 58, 289.

Kao, C. Y. et al. Mar. Drugs, 2011, 9, 1319.

Kasettrathat, C. et al. Phytochemistry, 2008, 69, 2621.

Kashman, Y. et al. Tetrahedron Lett., 1999, 40, 997.

Kato, Y. et al. JACS, 1986, 108, 2780.

Kato, Y. et al. JOC, 1988, 53, 3930.

Kazlauskas, R. et al. Tetrahedron Lett. 1977, 18, 4439.

Khalid, A. E. S. et al. Tetrahedron, 2000, 56, 949.

Kigoshi, H. et al. Tetrahedron Lett. 1990, 31, 4911.

Kigoshi, H. et al. Tetrahedron Lett., 1992, 33, 4195.

Kinnel, R. B. et al. JOC, 1992, 57, 6327.

Kirby, G. W. et al. JCS Perkin I , 1980, 119.

Kobayashi, J. et al. JACS, 1988a, 110, 490.

Kobayashi, J. et al. Tetrahedron Lett., 1988b, 29, 1177.

Kobayashi, J. et al. JNP, 1989, 52, 1036.

Kobayashi, J. et al. JOC, 1991, 56, 5221.

Kobayashi, J. et al. JNP, 1993a, 56, 787.

Kobayashi, J. et al. JNP, 1993b, 56, 976.

Kobayashi, J. et al. CPB,1995, 43, 403.

Kobayashi, J. et al. JNP, 1997, 60, 150.

Kobayashi, J. et al. Org. Lett., 2000, 2, 2805.

Kobayashi, J. et al. JOC, 2002, 67, 6585.

Kobayashi, J. et al. Pure Appl. Chem., 2003, 75, 337.

Kobayashi, J. et al, J. Antibiot., 2008, 61(5), 271 (综述).

Kobayashi, M. et al. CPB, 1990, 38, 2960 + 2967.

Kobayashi, M. et al. CPB, 1993a, 41, 989.

Kobayashi, M. et al. Tetrahedron Lett., 1993b, 34, 2795.

Kobayashi, M. et al. CPB, 1994a, 42, 2196 + 2394.

Kobayashi, M. et al. Tetrahedron Lett., 1994b, 35, 1243.

Kobayashi, M. et al. Tetrahedron Lett., 1994c, 35, 7969.

Kobayashi, M. et al. CPB, 1995, 43, 1598.

Kobayashi, M. et al. CPB, 1996, 44, 1840 + 2142.

Kocienski, P. J. et al. Synlett., 1998, 869 + 1432

Koiso, Y. et al. Chem. Biol. Interact., 1996, 102, 183.

Konishi, M. et al. JNP, 2004, 67, 1309.

Krohn, K. Prog. Chem. Org. Nat. Prod., 2003, 85, 1-49 (综述).

Kubota, T. et al. Org. Lett. 2001, 3, 1363.

Kuramochi, K. et al. Synthesis, 2008, 3810.

Kuroda, I. et al. JNP, 2002, 65, 1505.

Lebar, M. D. et al. NPR, 2007, 24, 774 (综述).

Ledroit, V. et al. Tetrahedron Lett., 2003, 44, 225.

Lee, H. Y. et al. Org. Lett., 2000, 2, 1951.

Lenis, L. A. et al, Tetrahedron, 1998, 54, 5385.

LePage, K. T. et al. Toxicol. Lett. ,2005, 158, 133.

Li, C. et al. BoMCL, 2012, 22, 4368.

Li, D. H. et al. Chem. Biodiversity, 2011, 8, 895.

Li, J. et al. Angew. Chem. Int. Ed., 2001, 40, 4770.

Li, S. et al. Mar. Drugs, 2011, 9, 1428.

Li, X. et al. J. Antibiot., 2006, 59, 248.

Lin, Y. S. et al. Tetrahedron, 2009, 65, 9157.

Lindquist, N. et al. JACS, 1991, 113, 2303.

Litaudon, M. et al. Tetrahedron Lett., 1994, 35, 9435.

Litaudon, M. et al. JOC, 1997, 62, 1868.

Liu, L. L. et al. Mar. Drugs, 2012, 10, 2571.

Liu, R. et al. JNP, 2006, 69, 871.

Liu, Y. et al. Apratoxin a. Mol. Pharmacol., 2009, 76, 91.

Lu, Z. et al. JNP, 2009, 72, 1761.

Luesch, H. et al. JNP, 2001, 64, 907.

Luesch, H. et al. Bioorg. Med. Chem., 2002, 10, 1973.

Lyndon, M. W. et al. JNP, 2000, 63, 707.

Ma, D. et al. Chemistry, 2006, 12, 7615.

Makarieva, T. N. et al. JNP, 2011, 74, 1952.

Marion, F. et al. Org. Lett., 2006, 8, 321.

Marquez, B. L. et al. JNP, 2002, 65, 866.

Matsunaga, S. et al. Tetrahedron Lett., 1985, 26, 855.

Matsunaga, S. et al. JOC, 1989, 54, 1360.

Matsunaga, S. et al. Tetrahedron, 1991, 47, 2999.

Matsunaga, S. et al. Tetrahedron, 1992, 48, 8369.

Matsunaga, S. et al, JOC, 1997a, 62, 2640.

Matsunaga, S. et al, JOC, 1997b, 62, 9388.

Matsunaga, S. et al. Tetrahedron Lett., 1997c, 38, 3763.

Matsunaga, S. et al. JNP, 1998a, 61, 663.

Matsunaga, S. et al. JNP, 1998b, 61, 1164.

Matsuo, Y. et al. J. Antibiot., 2007, 60, 251.

Matthew, S. et al. JNP, 2008, 71, 1113.

McCabe, T. et al. Tetrahedron Lett., 1982, 23, 3307.

McCormick, J. L. et al. JNP, 1996, 59, 1047.

McDonald, L. A. et al. Tetrahedron Lett., 1999, 40, 2489.

Meragelman, K. M. et al. JNP, 2001, 64, 389.

Miller, E. D. et al. JOC, 2007, 72, 323.

Miyaoka, H. et al. Tetrahedron Lett., 1998, 39, 6503.

Mohamed, I. E. et al, Org. Lett., 2009, 11, 5014.

Mohamed, I. E. et al, JNP, 2010, 73, 2053.

Molinski, T. F. et al. JOC, 1989, 54, 4256.

Mooberry, S. L. et al. Int. J. Cancer, 2003, 104, 512.

Mori, K. et al. CPB, 1988, 36, 2840.

Munro, M. H. G. et al. in Scheuer, P. J. eds. Bioorganic Marine Chemistry. New York: Springer-Verlag, 1987: 93-165.

Murphy, B. T. et al. JNP, 2009, 72, 1338.

Namikoshi, M. et al, JNP, 2001, 64, 396.

Nishimura, S. et al. BoMC, 2005, 13, 449 + 455.

Nising, C. F. et al. Angew. Chem. Int. Ed., 2008, 47, 9389.

Norte, M. et al. Tetrahedron Lett., 1996, 37, 2671.

Norte, M. et al. Tetrahedron., 1997, 53, 3173.

Northcote, P. T. et al. Tetrahedron Lett., 1991, 32, 6411.

Ogawa, A. K. et al. JACS, 1998, 120, 12435.

Oguchi, K. et al. JNP, 2007, 70, 1676.

Oh, D. C. et al. Tetrahedron Lett., 2006, 47, 8625.

Ohta, S. et al. Tetrahedron. Lett., 1996, 37,

197

2265.

Ojika, M. et al. Tetrahedron, 2007, 63, 3138.

Ojika, M. et al. Tetrahedron, 2012, 68, 982.

Ovenden, S. P. B. et al. Mar. Drugs, 2011, 9, 2469.

Park, S. K. et al. JNP, 1994, 57, 407.

Paterson, I. et al. Chem. -Asian J., 2008, 3, 367.

Paterson, I. et al. Angew. Chem. Int. Ed., 2011, 50, 3219.

Patterson, G. M. L. et al. J. Phycol., 1991, 27, 530.

Paul, G. K. et al. JNP, 2002, 65, 59.

Peddit, G. R. et al. Heterocycles, 1989, 28, 553.

Perry, N. B. et al. JOC, 1990, 55, 223.

Perry, N. B. et al. Tetrahedron, 1994, 50, 3987.

Petchprayoon, C. et al. Heterocycles, 2006, 69, 447.

Pettit, G. R. et al. JACS, 1982, 104, 905; 6846.

Pettit, G. R. et al. JACS, 1984, 106, 6768.

Pettit, G. R. et al. JACS, 1987a, 109, 6883; 7581.

Pettit, G. R. et al. JOC, 1987b, 52, 2848.

Pettit, G. R. et al. JACS, 1988, 110, 2006.

Pettit, G. R. et al. Can. J. Chem., 1989a, 67, 1509.

Pettit, G. R. et al. JOC, 1989b, 54, 6005

Pettit, G. R. et al. JOC, 1992, 57, 429.

Pettit, G. R. et al. J. Chem. Soc., Chem. Commun., 1993a, 1166.

Pettit, G. R. et al. J. Chem. Soc., Chem. Commun., 1993b, 1805.

Pettit, G. R. et al. JOC, 1993c, 58, 1302.

Pettit, G. R. et al. JOC, 1993d, 58, 2538.

Pettit, G. R. et al. Tetrahedron, 1993e, 49, 9151

Pettit, G. R. et al. Nat. Prod. Lett. 1993f, 3, 239.

Pettit, G. R. et al. Bioorg. Med. Chem. Lett., 1994a, 4, 2677.

Pettit, G. R. et al. Chem. Commun., 1994b, 1111.

Pettit, G. R. et al. JMC, 1994c, 37, 1165.

Pettit, G. R. et al. JNP, 1994d, 57, 52.

Pettit, G. R. et al. Tetrahedron, 1994e, 50, 12097.

Pettit, G. R. et al. J. Chem. Soc., Chem. Commun., 1995, 383.

Pettit, G. R. et al. JNP, 1996, 59, 286.

Pettit, G. R. et al. JNP, 1998, 61, 955.

Pettit, G. R. et al. JMC, 2004, 47, 1149.

Pettit, G. R. et al. JNP, 2008, 71, 438.

Pettit, G. R. et al. JNP, 2009, 72, 366; 372.

Pham, C. D. et al. Org. Lett., 2014, 16, 266.

Phuwapraisirisan, P. et al. Org. Lett., 2005, 7, 2233.

Qian-Cutrone, J. F. et al. JACS, 2002, 124, 14556.

Quiñoà, E. et al. JOC, 1986, 51, 4494.

Radisky, D. C. et al. JACS, 1993, 115,

1632.

Ranieri, R. L. et al. Tetrahedron Lett.1978, 19, 499.

Rao, C. B. et al. JNP, 1988, 51, 954.

Rashid, M. A. et al. Nat. Prod. Lett., 2000, 14, 387.

Rashid, M. A. et al. JNP, 2001a, 64, 1341.

Rashid, M. A. et al. Tetrahedron Lett., 2001b, 42, 1623.

Reddy, A. V. et al. BoMC, 2006, 14, 4452.

Regalado, E. L. et al. JNP, 2010, 73, 1404.

Rho, J. R. et al. JNP, 2000, 63, 254; 1051.

Rinehart, K. L. et al. JOC, 1990, 55, 4512.

Roberts, D. et al. Tetrahedron Lett., 1994, 35, 7857.

Robinson, S. J. et al. JNP, 2007, 70, 1002.

Robinson, S. J. et al. JMC, 2010, 53, 1651.

Rodriguez, A. D. et al. Experientia, 1993a, 49, 179.

Rodriguez, A. D. et al. JNP, 1993b, 56, 1101.

Rodriguez, A. D. et al, JNP, 1997, 60, 207.

Rodriguez, J. et al. Tetrahedron, 1991, 47, 4753.

Rodriguez, J. et al. JNP, 1993, 56, 2034.

Roesener, J. A. et al. JACS, 1986, 108, 846.

Romeril, S. P. et al. Tetrahedron Lett., 2003, 44, 7757.

Romero, F. et al. J. Antibiot., 1997, 50, 734.

Romo, D. et al. JACS, 1998, 120, 12237.

Rudi, A. et al. JNP, 1993, 56, 2178.

Rudi, A. et al. JNP, 1995, 58, 1581.

Rueda, A. et al, JNP, 2001, 64, 401.

Russo, P. et al. Mar. Drugs, 2016, 14, 5 (综述).

Ryu, G. et al. Tetrahedron, 1994a, 50, 13409.

Ryu, G. et al. Tetrahedron Lett., 1994b, 35, 8251.

Ryu, G. et al. JNP, 1996, 59, 512.

Rzasa, R. M. et al. JACS, 1998, 120, 591.

Sakai, R. et al. Chem. Lett., 1986, 1499.

Sakai, R. et al. Proc. Natl. Acad. Sci. U.S.A., 1992, 89, 11456.

Sakai, R. et al. JACS, 1995, 117, 3734 + 8885.

Sakai, R. et al. JACS, 1996, 118, 9017.

Sakemi, S. et al. JACS, 1988, 110, 4851.

Salavador, L. A. et al. JNP, 2010, 73, 1606.

Saleem, M. et al. NPR, 2007, 24, 1142 (综述).

Saleh, M. B. et al. Aust. J. Chem., 2010, 63, 901.

Salma, Y. et al. Biochem. Pharmacol., 2009, 78, 477.

Sandler, J. S. et al. JNP, 2002, 65, 1258.

Sasai, H. et al. Tetrahedron Lett., 1987, 28, 333.

Sasaki, H. et al. Tetrahedron, 2011, 67, 990 (结构修正).

Sata, N. U. et al. JNP, 1999a, 62, 969.

Sata, N. U. et al. JOC, 1999b, 64, 2331.

Sato, S. et al. JOC, 2009, 74, 5502.

Schmitz, F. J. et al. JACS, 1981, 103, 2467.

Schmitz, F. J. et al. JACS, 1984, 106, 7251.

Schneider, K. et al. JNP, 2007, 70, 932.

Searle, P. A. et al. JACS, 1995, 117, 8126.

Searle, P. A. et al. JACS, 1996, 118, 9422.

Senderowicz, A. M. J. et al. J. Natl. Cancer Inst., 1995, 87, 46.

Shaaban, K. A. et al. J. Antibiot., 2008, 61, 736.

Shaala, L. A. et al. Mar. Drugs, 2012, 10, 2492.

Shen, Y. C. et al, J. Chin, Chem. Soc., 1999, 46, 201.

Shen, Y. C. et al. JNP, 2004, 67, 542.

Sheu, J. H. et al, JNP, 2000, 63, 1603.

Shi, Y. P. et al. JNP, 2002, 65, 1232.

Shimura, H. et al. Experientia, 1994, 50, 134.

Shin, J. et al. JNP, 2003, 66, 883.

Shioiri, T. et al. Heterocycles, 1997, 46, 421.

Shirouzu, T. et al. JNP, 2013, 76, 1337.

Sikorska, J. et al. JOC, 2012, 77, 6066.

Simpson, J. S. et al. JNP, 2000, 63, 704.

Sirirak, T. et al. JNP, 2011, 74, 1288.

Skropeta, D. et al. Mar. Drugs, 2011, 9, 2131 (综述).

Smith Ⅲ, A. B. et al. JOC, 1998, 63, 7596.

Smith Ⅲ, A. B. et al. JACS, 1999, 121, 10478.

Smith Ⅲ, A. B. et al. JACS, 2001, 123, 12426.

Smith, J. B. et al. Biochem. Biophys. Res. Commun., 1985, 132, 939.

Sperry, S. et al. JNP, 1998, 61, 241.

Su, J. Y. et al. JNP, 1994, 57, 1450.

Subbaraju, G. V. et al. JNP, 1997, 60, 302.

Suenaga, K. et al. Tetrahedron, 2004, 60, 8509.

Sugiyama, H. et al. Tetrahedron Lett., 2009, 50, 7343.

Sumiya, E. et al. ACS Chem. Biol., 2011, 6, 425.

Sun, Y. et al. JNP, 2011, 75, 111.

Sung, P. J. et al. JNP, 1999, 62, 457.

Suwanborirux, K. et al. JNP, 2002, 65, 935.

Suwanborirux, K. et al. JNP, 2003, 66, 1441.

Suwanborirux, K. et al. JNP, 2004, 67, 1023.

Suzuki, T. et al. Tetrahedron Lett., 1985, 26, 1329.

Suzuki, T. et al. BoMCL, 2011, 21, 4220.

Takada, N. et al. JNP, 2001, 64, 356.

Takagi, R. et al. JCS Perkin Ⅰ, 1998, 925.

Takahashi, Y. et al. J. Antibiot., 2013, 66, 277 (结构修正).

Talpir, P. et al. Tetrahedron Lett., 1994, 35, 4453.

Tanaka, C. et al. Tetrahedron, 2006, 62, 3536.

Tanaka, J. et al. Tetrahedron Lett., 1996, 37, 5535.

Taori, K. et al. JACS, 2008, 130, 1806.

Teruya, T. et al. Org. Lett., 2009, 11, 5062.

Tian, L. et al. Arch. Pharm. Res., 2007, 30, 1051.

Tidgewell, K. et al. Chem. Bio. Chem., 2010, 11, 1458.

Timmers, M. A. et al, Mar. Drugs, 2012, 10, 2089.

Trimurtulu, G. et al. JACS, 1994, 116, 4729.

Tsuchiya, N. et al. JNP, 1998, 61, 468.

Tsuda, M. et al. Mar. Drugs, 2005, 3, 1.

Tsukamoto, S. et al. Tetrahedron, 1999, 55, 13697.

Tursch, B. et al. Bull. Soc. Chim. Belg., 1978, 87, 75.

Uchida, K. et al. Tetrahedron, 1998, 54, 8975.

Uddin, M. J. et al. JNP, 2001, 64, 1169.

Ueoka, R. et al. Tetrahedron, 2009, 65, 5204.

Usui, T. et al. Chem. Biol., 2004, 11, 1269.

Verbitski, S. M. et al. JMC, 2004, 47, 2062.

Vidal, J. P. et al. JOC, 1992, 57, 5857.

Wang, F. et al. Steroids, 2008, 73, 19.

Wang, S. K. et al. JNP, 1992, 55, 1430.

Wang, T. et al. Can. J. Chem., 2001, 79, 1786.

Wang, Y. et al. Yaoxue Xuebao, 2014, 49(1), 68.

Watts, K. R. et al. JNP, 2011, 74, 341.

Wei, H. et al. Tetrahedron, 2004, 60, 6015.

White, J. D. et al. Tetrahedron Lett., 1998, 39, 8779.

White, J. D. et al. JOC, 1999, 64, 6206.

Whitson, E. L. et al. Org. Lett., 2011, 13, 3518.

Williams, D. E. et al. JNP, 1989, 52, 732.

Williams, P. G. et al. JNP, 2003, 66, 1545.

Williams, P. G. et al. JOC, 2005, 70, 6196.

Willwacher, J. et al. Chem. Eur. J., 2015, 21, 10416.

Winder, P. L. et al. Mar. Drugs, 2011, 9, 2644 (综述).

Wipf, P. et al. Curr. Pharm. Des.,2004, 10, 1417.

Woo, C. M. et al. JACS, 2012, 134, 15285.

Wright, A. E. et al. JOC, 1990, 55, 4508.

Wright, A. E. et al. JNP, 2004, 67, 1351.

Wright, A. E. et al. JNP, 2007, 70, 412.

Wright, A. E. Current Opinion in Biotechnology, 2010, 21, 801.

Wu, S. J. et al. J. Antibiot., 2006, 59, 331.

Wyche, T. P. et al. JOC, 2011, 76, 6542.

Xia, X. K. et al. Helv. Chim. Acta, 2007, 90, 1925.

Xin, W. et al. Mar. Drugs, 2012, 10, 2388.

Xu, J. et al. Yakugaku Zasshi, 2006, 126, 234.

Xu, J. Z. et al, J. Antibiot., 2006, 59, 451.

Xu, X. H. et al. Chin. J. Chem. 2003a, 21, 1506.

Xu, X. H. et al. Gaodeng Xuexiao Huaxue Xuebao, 2003b, 24, 1023.

Yamada, K. et al. NPR, 2009, 26, 27 (综述).

Yamada, T. et al. BoMC, 2011, 19, 4106.

Yamaguchi, Y. et al. Chem. Lett., 1992, 1713.

Yosief, T. et al. JNP, 1998, 61, 491.

Youssef, D. T. A. et al. JNP, 2006, 69, 154.

Zabriskie, T. M. et al. JACS, 1986, 108, 3123.

Zabriskie, T. M. et al. JACS, 1988, 110, 7919; 7920.

Zampella, A. et al. JNP, 1999, 62, 332.

Zampella, A. et al. JOC, 2008, 73, 5319.

Zampella, A. et al. Org. Biomol. Chem., 2009, 7, 4037.

Zeng, X. et al. Org. Lett., 2010, 12, 1368.

Zhou, X. et al. JNP, 2012, 75, 2251.

附录　癌细胞代码及缩写词表

3T3-L1　鼠成纤维细胞

3Y1　大鼠成纤维细胞

786-0　人肾癌细胞

A-10　大白鼠主动脉细胞

A2780　人卵巢癌细胞

A2780/DDP　人卵巢癌细胞

A2780/Tax　人卵巢癌细胞

A2780CisR　人卵巢癌细胞

A431　人表皮癌细胞

A498　人肾癌细胞

A549　人非小细胞肺癌细胞

A549/ATCC　人非小细胞肺癌

ACHN　人肾癌细胞

AD　阿尔茨海默病

AGS　胃腺癌细胞

ATP　腺苷三磷酸

B16　小鼠黑色素瘤细胞

Bel7402　人肝癌细胞

BGC823　人胃癌细胞

BSY1　乳腺癌细胞

BXPC3　人胰腺癌细胞

C6　大鼠神经胶质瘤细胞

CA46　人伯基特淋巴瘤细胞

CaCo-2　人上皮结直肠腺癌细胞

CCRF-CEM　人 T 细胞急性淋巴细胞白
　血病细胞

CDK　细胞周期蛋白依赖激酶

CDK-1　细胞周期蛋白依赖激酶 1

CDK-2　细胞周期蛋白依赖激酶 2

CDK-4　细胞周期蛋白依赖激酶 4

CDK-7　细胞周期蛋白依赖激酶 7

CHO-K1　正常中国仓鼠卵巢细胞的亚克隆

CNE　人鼻咽癌细胞

CNS U251　中枢神经系统肿瘤/胶质瘤细胞

Colon205　结直肠癌细胞

CV-1　猴肾成纤维细胞

CXCL12　趋化因子配体

CXCR4　趋化因子受体

DAT　多巴胺转运蛋白

DG-75　人 B 淋巴细胞

DLD-1　人结直肠腺癌细胞

DLDH　人结直肠腺癌细胞

DMS114　人肺癌细胞

DMS273　人小细胞肺癌细胞

DNA　去氧核糖核酸

Doay　人成神经管细胞瘤细胞

DU145　前列腺癌细胞

EAC　小鼠埃里希腹水癌细胞

EC_{50}　半数有效浓度

ED_{50}　半数有效剂量

ED_{50}　半数有效浓度

EPC　鲤鱼上皮组织细胞

ERK1　胞外信号控制蛋白激酶 1

ERK2　胞外信号控制蛋白激酶 2

GI$_{50}$　半数抑制生长浓度

GRP78　分子伴侣

GSK-3β　糖原合成激酶-3β

H125　人结直肠癌细胞

H441　人肺腺癌细胞

H460　人肺癌细胞

H9c2　大鼠心肌成纤维细胞

HCC2998　人结直肠癌细胞

HCC S102　肝细胞癌细胞

HCT116　人结直肠癌细胞

HCT116/mdr+　超表达 mdr+人结直肠癌细胞

HCT116/topo　耐依托泊苷结直肠癌细胞

HCT116/VM46　多重耐药结直肠癌

HCT15　人结直肠癌细胞

HCT8　人结直肠癌细胞

HeLa　人子宫颈恶性上皮肿瘤细胞

HeLa S3　人子宫颈上皮癌细胞

Hep2　人肝癌细胞

Hep3B　人肝癌细胞

HepG2　人肝癌细胞

HEY　人卵巢肿瘤细胞

HF　人成纤维细胞

HIV　人免疫缺损病毒 (艾滋病毒)

HIV-1　人免疫缺损病毒 1

HIV-1 IIIB　人免疫缺损病毒 1 IIIB

HL60　人早幼粒细胞白血病细胞

HOP-18　人非小细胞肺癌细胞

HOP-62　人非小细胞肺癌细胞

HOP-92　人非小细胞肺癌细胞

HT29　人结直肠癌细胞

HTCLs　人肿瘤细胞

HuCCA-1　人胆管癌细胞；人胆管细胞型肝癌细胞

HUVEC　人脐静脉内皮细胞

IC$_{50}$　半数抑制浓度

IGROV1　人卵巢癌细胞

JNK　c-Jun-氨基末端激酶

JurKat　人白血病细胞

K562　人慢性骨髓性白血病细胞

KB　人鼻咽癌细胞

KB16　人鼻咽癌细胞

KB-3-1　人表皮样癌细胞

KM20L2　人结直肠癌细胞

L$_{1210}$　小鼠淋巴细胞白血病细胞

L5178Y　小鼠淋巴肉瘤细胞

L-6　大鼠骨骼肌成肌细胞

LC$_{50}$　细胞生存 50%时的浓度

Lewis　肺癌细胞

LLC-PK1　猪肾细胞

LNCaP　人前列腺癌细胞

LoVo　人结直肠癌细胞

LOX　人黑色素瘤细胞

LOX-IMVI　人黑色素瘤细胞

LX-1　人肺癌细胞

M14　黑色素瘤细胞

M17　耐阿霉素乳腺癌细胞

M5076　卵巢肉瘤细胞

MALME-3M　黑色素瘤细胞

MCF7　人乳腺癌细胞

MDA231　人乳腺癌细胞

MDA435　人乳腺癌细胞

MDA-MB-231　人乳腺癌细胞

MDA-MB-435　人乳腺癌细胞

MEL28 人黑色素瘤细胞

MES SA/DX5 人子宫细胞

MG63 人骨肉瘤细胞

MiaPaCa 人胰腺癌细胞

MKN1 人胃癌细胞

MKN7 人胃癌细胞

MKN74 人胃癌细胞

Molt4 人 T 淋巴细胞白血病细胞

MRC-5 正常人双倍体胚胎细胞

MTT 黄色噻唑兰 (3-(4,5)-dimethylthiahiazo (-zy1)-3,5-diphenyletrazoliumromide), 一种黄色染料

MTT 实验 黄色噻唑兰法，一种检测细胞增殖的方法

MX-1 人乳腺癌异种移植物

NBT-T2 (BRC-1370) 大鼠膀胱上皮细胞

NCI 美国国家癌症研究所

NCI-ADR-Res 人卵巢肉瘤细胞

NCI-H226 人非小细胞肺癌细胞

NCI-H322M 人非小细胞肺癌细胞

NCI-H460 人非小细胞肺癌细胞

NCI-H522 人非小细胞肺癌细胞

neuro-2a 成神经细胞瘤细胞

NHDF 正常人真皮成纤维细胞

NIH3T3 正常成纤维细胞

NMuMG 非转化上皮细胞

NSCLC-N6 人支气管和肺非小细胞肺癌细胞

NSCLC-N6-L16 人支气管和肺非小细胞肺癌

OVCAR-3 卵巢腺癌细胞

OVCAR-8 卵巢腺癌细胞

p38 激酶

P_{388} 小鼠淋巴细胞白血病细胞

P_{388}/ADR 耐阿霉素小鼠淋巴细胞白血病

P_{388}/Dox 耐阿霉素小鼠淋巴白血病

PAF 血小板聚合因子

PANC1 人胰腺癌细胞

PBMC 正常人周围血单核细胞

PC3 人前列腺癌细胞

PI3K 磷脂酰肌醇-3 激酶

PKC 蛋白激酶 C

PKC-α 蛋白激酶 C-α

PP 蛋白磷酸酶

PP2A 蛋白磷酸酶 PP2A

PS (=P_{388}) 小鼠淋巴白血病细胞

QG56 人肺癌细胞

QVD-OPh 半胱氨酸天冬氨酸蛋白酶抑制剂

RB 人前列腺癌细胞

RKO 人结肠癌细胞

RKO-E6 人结肠癌细胞

RNA 核糖核酸

RPMI8226 人骨髓瘤细胞

RXF-393 肾癌细胞

SF268 人脑癌细胞

SF295 人脑癌细胞

SF539 人脑癌细胞

SH SY5Y 人成神经细胞瘤细胞

SK5-MEL 人黑色素瘤细胞

SKBR3 人乳腺癌细胞

SK-MEL-5 人黑色素瘤细胞

SK-MEL-28 人黑色素瘤细胞

SK-OV-3 卵巢腺癌细胞

SNB75　人中枢神经系统癌细胞

SN12kl　人肾癌细胞

SR　白血病细胞

SRB　磺酰罗丹明 B (Sulforhodamine B)

SRB 实验　磺酰罗丹明 B 比色法，一种检测细胞增殖的方法

Sup-T1　T 细胞淋巴癌细胞

SW620　人结直肠癌细胞

T-24　人膀胱移行细胞癌细胞

T47D　人乳腺癌细胞

TK10　人肾癌细胞

U251　中枢神经系统/胶质瘤细胞

U2OS　人骨肉瘤细胞

U373　成胶质细胞瘤/星型细胞瘤

UACC-257　黑色素瘤细胞

Vero　绿猴肾肿瘤细胞

VP-16　细胞毒实验阳性对照物依托泊苷 (Sigma 产品)

WMF　人前列腺癌细胞

XRS-6　拓扑异构酶 II 敏感的中国仓鼠卵巢细胞

索引

索引Ⅰ 化合物中文名称索引

(本书中由编者命名的 374 种化合物中文名称均标有星号*)

菲律宾海鞘酰胺 A* = **101**

蜂海绵林* = **136**

弗氏链霉菌咔唑 C* = **90**

弗氏链霉菌内酯* = **247**

弗氏青兰霉素 A = **245**

弗氏青兰霉素 B = **246**

冈田软海绵素 B = **270**

高冈田软海绵素 B = **273**

宫部炔醇 A* = **186**

宫部炔醇 B* = **187**

宫部炔醇 C* = **188**

宫部炔醇 D* = **189**

谷粒海绵内酯 I* = **338**

过氧丰肉海绵酸 A* = **196**

过氧丰肉海绵酸 B* = **197**

7-过氧羟基朵蕾-4(16),8(17),11(12)-三烯-3,13-二酮* = **35**

哈里他汀 1* = **271**

哈里他汀 3* = **272**

海笔素 A* = **276**

海笔素 B* = **277**

海笔素 C* = **278**

海参糖苷 C* = **54**

海湖放线菌他汀 A* = **128**

海绵酰胺 A* = **399**

海绵酰胺 B* = **400**

海鞘得明* = **133**

海鞘过氧化物 A* = **206**

海鞘过氧化物 B* = **207**

海鞘过氧化物 C* = **208**

海鞘过氧化物 D* = **209**

海鞘素 583 = **152**

海鞘素 594 = **153**

海鞘素 729 = **154**

海鞘素 736 = **155**

海鞘素 743 = **156**

海鞘素 770 = **157**

海鞘酸 A* = **204**

海鞘酸 B* = **205**

海头红烯酮* = **1**

海兔罗灵碱 A* = **299**

海兔罗灵碱 B* = **300**

海兔罗灵碱 D* = **301**

海兔罗灵碱 E* = **302**

海兔罗灵碱 F* = **303**

海兔罗灵碱 G* = **304**

海洋真菌呋喃酮* = **234**

亥布里吡喃酮* = **242**

含硫山海绵内酯 A* = **117**

含硫山海绵内酯 B* = **118**

合米特林* = **383**

合米特林 A* = **384**

合米特林 B* = **385**

红海海绵素 A* = **121**

红色糖苷 A* = **85**

红色糖苷 B* = **86**

红色糖苷 C* = **87**

红色糖苷 D* = **88**

花萼圆皮海绵诱癌素 A = **222**

花萼圆皮海绵诱癌素 B = **225**

花萼圆皮海绵诱癌素酰胺 A = **223**

花萼圆皮海绵诱癌素酰胺 B = **224**

滑皮海绵内酯* = **283**

环庚内酰胺 A* = **70**

雷海鞘嗪 K* = 148

雷海鞘嗪 L* = 149

雷海鞘嗪 M* = 150

雷海鞘嗪 Y* = 151

蕾灯芯柳珊瑚内酯 V* = 32

蕾灯芯柳珊瑚内酯 Y* = 33

利索克林海鞘二酰亚胺 F* = 43

亮红海绵林 B* = 181

磷酸花萼圆皮海绵诱癌素 C* = 228

灵活短指软珊瑚内酯* = 29

萎斑三烯* = 42

鹿仔海绵酮 B* = 137

螺缩酮新 A* = 360

裸鳃啶 A* = 64

裸鳃啶 B* = 65

绿色羽珊瑚烯酮 F* = 216

绿色羽珊瑚烯酮 G* = 217

氯乌隆 II* = 215

马达加斯加内酯 A* = 314

马达加斯加内酯 B* = 315

马卡鲁胺 F* = 138

马西亚肽 A* = 404

曼扎名胺 A* = 94

11-*epi*-毛壳鲻鱼林 I* = 237

毛壳鲻鱼林 P* = 238

毛壳鲻鱼林 Q* = 239

毛壳鲻鱼林 R* = 240

美国假翼龙柳珊瑚内酯 D* = 18

美丽海绵内酯* = 195

南非软珊瑚亭* = 38

念珠藻环肽 1 = 405

念珠藻环肽 16 = 408

念珠藻环肽 176 = 419

念珠藻环肽 2 = 406

念珠藻环肽 21 = 409

念珠藻环肽 23 = 410

念珠藻环肽 24 = 411

念珠藻环肽 3 = 407

念珠藻环肽 31 = 412

念珠藻环肽 40 = 413

念珠藻环肽 43 = 414

念珠藻环肽 45 = 415

念珠藻环肽 49 = 416

念珠藻环肽 50 = 417

念珠藻环肽 54 = 418

柠檬霉素 θB* = 251

奴卡放线菌素 B* = 100

欧兰特糖苷 F* = 84

帕劳酰胺* = 401

(−)-帕特胺 A* = 124

哌嗪霉素 A* = 450

皮条海绵炔醇 C* = 192

皮条海绵炔醇 D* = 193

皮条海绵炔醇 F* = 194

匍匐珊瑚酮 E* = 374

普那格兰丁 2* = 218

(*E*)-普那格兰丁 3* = 219

(*E*)-普那格兰丁 4* = 220

(*Z*)-普那格兰丁 4* = 221

前沟藻内酯 B_4 = 288

前沟藻内酯 B_5 = 289

前沟藻内酯 B_6 = 290

前沟藻内酯 C = 291

前沟藻内酯 D = 292

索引Ⅱ   化合物英文名称索引

索引Ⅲ　海洋生物源拉丁学名索引

海洋生物源拉丁学名	海洋生物中文（产地）	天然产物代码序列
Acalycigorgia inermis	朝鲜半岛全裸柳珊瑚	**40**
Acanthostrongylophora aff. Ingens	巨大巴厘海绵*	**94**
Acanthostrongylophora ingens	巨大巴厘海绵*	**94**
Acanthus ebracteatus	红树老鼠簕属（中国南海）	**373**
Acarnus cf. *bergquistae*	丰肉海绵属海绵（厄立特里亚）	**196, 197**
Acarnus sp.	丰肉海绵属海绵	**305**
Acremonium sp.	海洋导出的枝顶孢属真菌	**392, 393**
Aka coralliphaga	蓟海绵属海绵（多米尼加）	**63**
Amathia convoluta	苔藓动物旋花愚苔虫	**284**
Amphidinium sp.	甲藻前沟藻属	**288~298**
Amphidinium sp. S1-36-5	甲藻前沟藻属（圣托马斯，美属维尔京群岛）	**338**
Amphidinium spp. Y-25	甲藻前沟藻属（多种）	**288**
Amphimedon sp.	双御海绵属	**94, 130~132**
Amphiscolops sp.	无腔动物亚门无肠目两桩涡虫属	**292~294**
Anthelia glauca	南非软珊瑚*	**38**
Apiospora montagnei	海洋梨孢假壳属真菌	**250**
Aplidium haouarianum.	褶胃海鞘属海鞘	**180**
Aplysia juliana	海兔属海兔	**361**
Aplysia juliana	海兔属海兔（蛋丝带）	**362**
Aplysia kurodai	黑斑海兔	**78, 300**
Aplysia kurodai	黑斑海兔（三重县，日本）	**299, 301~304**
Aplysia pulmonica	网纹海兔	**403**
Arahigginsia sp.	似希金海绵属海绵（中国台湾）	**17**
Arthrinium sp.	海洋 Apiosporaceae 科节菱孢属真菌	**250**

续表

海洋生物源拉丁学名	海洋生物中文（产地）	天然产物代码序列
Aspergillus aculeatus HTTM-Z07002	海洋导出的曲霉菌属真菌	**373**
Aspergillus clavatus	陆地曲霉属*真菌	**92**
Aspergillus fumigatus	海洋导出的烟曲霉菌真菌	**382**
Aspergillus glaucus HB1-119	海洋灰绿曲霉真菌* (中国红树根沉积物)	**248, 249**
Aspergillus ochraceus WC76466	海洋赭曲霉真菌（印度水域）	**96**
Aspergillus sydowi YH11-2	深海萨氏曲霉真菌（关岛）	**236**
Aspergillus terreus	海洋土色曲霉真菌*	**3**
Aspergillus ustus 094102	红树导出的焦曲霉真菌*	**235**
Aspergillus varians	海洋曲霉属真菌	**210**
Auletta cf. *constricta*	笛海绵属海绵	**420**
Auletta sp. 02137	笛海绵属海绵	**420, 421, 423**
Axinella carteri	卡特里小轴海绵*	**271, 273**
Axinella sp.	小轴海绵属海绵（摩罗群岛和帕劳产）	**395, 396**
Axinella spp.	小轴海绵属海绵（多种）	**270**
Bacillus silvestris	海洋导出的细菌林芽孢杆菌*	**441, 442**
Bacillus sp.	海洋细菌芽孢杆菌属	**241**
Bathymodiolus thermophilus	Mytilidae 科贻贝	**229, 230**
Briareum excavatum	凹入环西柏柳珊瑚* (台湾垦丁县)	**31**
Bruguiera gymnorrhiza	红树木榄	**235**
Bugula neritina	苔藓动物多室草苔虫	**284~287**
Bugula sp.	苔藓动物多室草苔虫属（中国水域）	**371, 372**
Cacospongia mycofijiensis	汤加硬丝海绵* (汤加埃瓦岛)	**342**
Cacospongia scalaris	阶梯硬丝海绵	**49**
Callyspongia sp.	美丽海绵属（印度尼西亚安汶岛）	**195**
Callyspongia sp.	美丽海绵属海绵（冲绳西表岛）	**184, 185**
Candidaspongia sp.	清亮海绵属（巴布亚新几内亚）	**336**
Carijoa sp	匍匐珊瑚目珊瑚（印度-太平洋）	**219**
Cephalodiscus gilchristi	半索动物吉氏头盘虫（南非温和的岸外印度洋）	**169~178**

海洋生物源拉丁学名	海洋生物中文 (产地)	天然产物代码序列
Cespitularia hypotentaculata	伞软珊瑚科 Xeniidae 软珊瑚 (中国台湾)	**36, 37**
Chaetomium globosum	海洋毛壳属真菌	**237~240**
Chondrilla caribensis f. *caribensis*	岩屑海绵谷粒海绵属海绵 (佛罗里达礁, 美国)	**444**
Chondropsis sp.	Chondropsidae 科海绵 (澳大利亚巴斯海峡沿岸)	**323**
Cinachyra sp.	拟茄海绵属海绵* (日本水域)	**333**
Clavularia inflata	匍匐珊瑚目 (根枝珊瑚目) 珊瑚 (中国台湾)	**35**
Clavularia sp.	匍匐珊瑚目羽珊瑚属 (日本冲绳)	**34**
Clavularia violacea	匍匐珊瑚目羽珊瑚属	**216**
Clavularia viridis	匍匐珊瑚目绿色羽珊瑚	**216, 217, 374**
Clavularia viridis	匍匐珊瑚目绿色羽珊瑚 (日本冲绳).	**375**
Clavularia viridis	匍匐珊瑚目绿色羽珊瑚 (中国台湾)	**214, 215**
Clonostachys sp. ESNA-A009	海洋黏帚霉属真菌	**443**
Colletotrichum gloeosporioides	陆地真菌	**382**
Corticium simplex	多板海绵科海绵	**164~168**
Cylindrospermum musicola	蓝细菌念珠藻科筒孢藻属	**326, 327**
Cymbastela sp.	小轴海绵科海绵	**420, 431~436**
Cymbastela sp.	小轴海绵科海绵 (巴布亚新几内亚)	**384, 385, 388**
Cystodytes dellechiajei	Polycitoridae 科海鞘 (塞舌尔)	**133**
Damiria sp.	鹿仔海绵属海绵	**137**
Dendrilla cactos	拟刺枝骨海绵	**76**
Diacarnus cf. *spinopoculum*	Podospongiidae 科海绵 (所罗门群岛和巴布亚新几内亚)	**45, 46**
Diacarnus erythraenus	Podospongiidae 科海绵 (红海)	**45**
Diazona chinensis	Diazonidae 科海鞘 (菲律宾)	**101**
Dichotella gemmace	灯芯柳珊瑚 (广西北部湾)	**32, 33**
Didemnum rubeum	星骨海鞘属海鞘 (塞舌尔)	**133**

续表

海洋生物源拉丁学名	海洋生物中文（产地）	天然产物代码序列
Didemnum sp.	星骨海鞘属海鞘（日本冲绳）	133
Discodermia calyx	岩屑海绵花萼圆皮海绵*	222, 223, 225, 228
Discodermia dissoluta	岩屑海绵圆皮海绵属海绵（加勒比海）	348~350
Discodermia kiiensis	岩屑海绵圆皮海绵属海绵	398
Discodermia sp.	岩屑海绵圆皮海绵属海绵（加勒比海）	348~350
Discodermia sp.	岩屑海绵圆皮海绵属海绵（四个样本，洪都拉斯北海岸岸外，121~125m 水深，使用 Johnson Sea-Link 潜水器）	268, 269
Dolabella auricularia	耳形尾海兔	403, 426, 429
Dolabella auricularia	耳形尾海兔（日本水域）	430
Dolabella auricularia	耳形尾海兔（印度洋）	389, 429
Dysidea arenaria	多沙掘海绵*	411
Ecteinascidia thurstoni	Perophoridae 科海鞘	157
Ecteinascidia turbinata	Perophoridae 科海鞘	152~157
Ectyoplasia fero	Raspailiinae 亚科海绵（加勒比海多米尼加）	13, 14
Emericella variecolor GF10	海洋杂色裸壳孢真菌	47
Enteromorpha intestinalis	绿藻肠浒苔	210
Eudistoma glaucus	苍白双盘海鞘*（日本冲绳 Ie 岛）	93
Eudistoma sp.	双盘海鞘（密克罗尼西亚联邦波纳佩岛）	91
Eudistoma sp.	双盘海鞘属海鞘（塞舌尔）	133
Eunicea pinta	环节动物矶沙蚕科	24, 30, 41
Family Neopeltidae rock debris sponge	Neopeltidae 科岩屑海绵（牙买加北部海岸外，使用 Johnson Sea-Link 潜水器，采样深度 442m）	339
Family Neopeltidae rock debris sponges	Neopeltidae 科两种岩屑海绵（牙买加西北海岸外）	99
Fasciospongia rimosa	多裂缝束海绵（冲绳残波岬）	342
Forcepia sp.	钳海绵属海绵	306, 307
Forecpia sp.	钳海绵属海绵（加勒比海）	305
Geitlerinema sp.	蓝细菌盖丝藻属（诺西，米特叟-安卡拉哈岛，马达加斯加）	314, 315

海洋生物源拉丁学名	海洋生物中文（产地）	天然产物代码序列
Geodia cydonium	温桲钵海绵*	250
Geodia japonica	钵海绵（日本）	59
Geodia sp	钵海绵属海绵（鲁斯特湾，特立尼达和多巴哥，西印度群岛）	431, 432
Gliocladium deliquescens	陆地真菌	382
Guignardia sp. 4382	红树导出的球座菌属真菌	351
Gymnascella dankaliensis	海洋导出的小裸囊菌属真菌	356~358
Halichondria japonica	日本软海绵	356~358
Halichondria okadai	冈田软海绵*	270, 273
Halichondria sp.	软海绵属海绵（日本冲绳）	102
Haliclona sp.	蜂海绵属海绵（日本冲绳）	94
Haliclona tulearensis	蜂海绵属海绵（南非）	136
Hemiasterella minor	Hemiasterellidae 科海绵	383
Hemiasterella minor	Hemiasterellidae 科海绵	420
Hemitedania sp.	Tedaniidae 科海绵	305
Heteronema erecta	直立异线海绵*	49
Hexabranchus sp.	软体动物裸鳃目海牛亚目六鳃属海牛	109~112, 119, 120
Higher plants	高等植物	20
Hippospongia sp.	马海绵属海绵（台东台湾，中国）	48, 49
Holothuria forskolii.	海参属海参	54
Homophymia sp.	岩屑海绵 Neopeltidae 科同形虫属海绵（新喀里多尼亚东岸外浅水域）	446, 447
Hyattella intestinalis	无皮格形海绵	49
Hyattella sp.	格形海绵属海绵	340
Hyrtios altum	冲绳海绵（日本冲绳）	330~332, 337
Hyrtios erecta	南海海绵*	38, 49, 50
Ianthella basta	小紫海绵属海绵	72, 73, 75
Ianthella basta	小紫海绵属海绵（印度尼西亚苏拉威西）	74
Ianthella cf. *reticulata*	小紫海绵属海绵（巴布亚新几内亚米尔恩湾）	75
Ianthella quadrangulata	小紫海绵属海绵	72, 73, 77

续表

海洋生物源拉丁学名	海洋生物中文 (产地)	天然产物代码序列
Iotrochota sp.	绣球海绵属海绵* (南海)	231
Ircinia cf. *ramosa*	树枝羊海绵*	243, 244
Ircinia ramosa	树枝羊海绵* (澳大利亚)	324
Ircinia sp.	羊海绵属海绵 (菲律宾)	322
Ircinia sp.	羊海绵属海绵 (日本冲绳)	94
Isis hippuris	粗枝竹节柳珊瑚	5~9, 19, 363, 364, 366~368
Isis hippuris	粗枝竹节柳珊瑚 (印度尼西亚)	365, 369, 370
Japsis cf. *coriacea*	革质碧玉海绵* (斐济)	71
Japsis sp.	碧玉海绵属海绵 (日本)	58
Jaspis carteri	卡特里碧玉海绵*	70
Jaspis cf. *coriacea*	革质碧玉海绵* (巴布亚新几内亚)	98
Jaspis cf. *coriacea*	革质碧玉海绵* (斐济)	70
Jaspis johnstoni	碧玉海绵属海绵	420
Jaspis sp.	碧玉海绵属海绵	232, 233
Jaspis sp.	碧玉海绵属海绵 (澳大利亚)	70, 71
Jaspis sp.	碧玉海绵属海绵 (日本冲绳)	106~108
Jaspis sp.	碧玉海绵属海绵 (古达, 马来西亚)	420
Jaspis sp.	碧玉海绵属海绵 (马来西亚东海岸)	420
Jaspis sp.	碧玉海绵属海绵 (孟加锡, 印度尼西亚)	420
Jaspis splendens	光亮碧玉海绵*	420, 422, 423, 425
Jaspis splendens	光亮碧玉海绵* (斐济)	386
Jaspis splendens	光亮碧玉海绵* (瓦努阿图)	421, 424
Kandelia candel	红树秋茄树 (南海)	351
Kirkpatrickia variolosa	亮红海绵	181
Lamellomorpha strongylata	Vulcanellidae 科海绵 (新西兰)	222~225
Laurencia obtusa	红藻钝形凹顶藻*	53
Laurencia viridis	红藻绿色凹顶藻* (西班牙加那利群岛)	52
Laurencia viridis sp. nov	红藻新绿色凹顶藻* (西班加那利群岛马卡罗尼西亚)	51

续表

海洋生物源拉丁学名	海洋生物中文（产地）	天然产物代码序列
Mechercharimyces asporophorigenens YM11-542	海洋导出的放线菌无胞海湖放线菌	**129**
Micromonospora sp. L-13-ACM2-092	海洋细菌小单孢菌属	**444**
Monanchora pulchra	单锚海绵属海绵（俄罗斯南鄂霍次克海冷水域）	**66~69**
Mugil cephalus	鲻鱼	**237~240**
Mycale adhaerens	黏附山海绵*	**242, 335**
Mycale izuensis	伊豆山海绵*	**79~83**
Mycale magellanica	山海绵属海绵（日本冲绳）	**103~105, 117, 118**
Mycale sp.	山海绵属海绵	**211, 213, 336**
Mycale sp.	山海绵属海绵（新西兰）	**124, 212**
Myriastra clavosa	小棒万星海绵（密克罗尼西亚联邦楚克州）	**226, 227**
Myrothecium roridum	海洋露湿漆斑菌真菌*	**12**
Myrothecium roridum TUF 98F42	海洋露湿漆斑菌真菌*	**10, 11**
Neosiphonia superstes	Phymatellidae 科海绵（法属新喀里多尼亚岸外深水域）	**341**
Neosiphonia superstes	岩屑海绵 Rhodomelaceae 科海绵	**310~313**
Nocardia sp. Acta 3026	红树导出的放线菌奴卡氏放线菌属	**100**
Nocardiopsis sp.	海洋放线菌拟诺卡氏放线菌属（太平洋冷水域沉积物）	**397**
Nodulisporium sp. CRIF 1	海洋导出的多节孢属真菌	**346, 347**
Nostoc sp. ATCC 53789	念珠藻属蓝细菌	**411, 419**
Nostoc sp. GSV 224	念珠藻属蓝细菌	**405,**
Nostoc sp. GSV 224	念珠藻属蓝细菌 GSV 224	**406~410, 412~418**
Nostoc spp.	念珠藻属蓝细菌（多种）	**405**
Other sponges	其他海绵	**282**
Pachastrissa nux	厚芒海绵属海绵（泰国苏拉特萨尼省春蓬岛）	**110, 112~114**

续表

海洋生物源拉丁学名	海洋生物中文（产地）	天然产物代码序列
Pachastrissa sp.	厚芒海绵属海绵	70, 233
Pachastrissa sp.	厚芒海绵属海绵（澳大利亚）	71
Pandaros acanthifolium	Microcionidae 科加勒比海绵	282
Pandaros acanthifolium	Microcionidae 科加勒比海绵（加勒比海法属马提尼克岛）	376
Paraconiothyrium cf. *sporulosum*	海洋真菌	13, 14
Patinopecten yessoensis	双壳纲扇贝科虾夷盘扇贝	361
Pellina sp.	皮条海绵属	94
Pellina sp.	皮条海绵属（南非）	192~194
Pellina triangulata	三角皮条海绵*（密克罗尼西亚联邦楚克环礁）	192, 193
Penicillium griseofulvum	海洋黄灰青霉真菌	95
Penicillium sp. JMF034	深海青霉属真菌	381, 382
Penicillium sp. OUPS-79	海洋青霉属真菌	210
Petrosia sp.	石海绵属海绵	186~189
Petrosia sp.	石海绵属海绵（韩国八条岛）	190, 191
Petrosia sp.	石海绵属海绵（印度尼西亚）	94
Peudoplexaura spp.	丛柳珊瑚科 Plexauridae 柳珊瑚（多种）	21
Phakellia carteri	卡特里扁海绵*（科摩罗群岛）	270, 271, 273
Phakellia costata	中脉扁海绵*	402
Phakellia sp.	扁海绵属海绵	272
Phialocephala sp.	海洋真菌（东太平洋）	234
Phialocephala sp.	深海真菌	62
Phidiana militaris	软体动物裸鳃目灰翼科（海南岛）	64, 65
Phoma sp.	海洋茎点霉属真菌	13, 14
Phorbas sp.	雏海绵属海绵（西澳大利亚海岸线）	115, 116
Phormidium spp.	席藻属蓝细菌（多种）	391
Plakortis aff. *simplex*	不分支扁板海绵*（南非）	198, 201
Plakortis lita	扁板海绵属海绵（日本冲绳）	199, 200
Plakortis nigra	黑扁板海绵*（大洋洲帕劳）	202, 203
Plexaurella grisea	丛柳珊瑚科 Plexauridae 柳珊瑚（加勒比海）	15

续表

海洋生物源拉丁学名	海洋生物中文（产地）	天然产物代码序列
Plocamium angustum	海头红属红藻	1, 2
Polysyncraton echinatum	星骨海鞘科海鞘（澳大利亚昆士兰法夸森礁）	133
Prianos sp.	锯齿海绵属海绵	45
Protoceratium reticulatum	甲藻网状原角藻*	281
Psammaplysilla purea	纯洁沙肉海绵*（日本冲绳）	97
Psammaplysilla purpurea	紫色沙肉海绵	72, 74
Psammocinia aff. *bulbosa*	Irciniidae 科海绵	243
Pseudallescheria sp. MFB165	海洋导出的假霉样真菌属真菌	382
Pseudaxinyssa sp.	假海绵科海绵	433~436
Pseudonocardia sp. SCSIO 01299	海洋导出的细菌假诺卡氏菌属	179, 182, 183
Pseudoplexaura porosa	丛柳珊瑚科 Plexauridae 柳珊瑚	21, 23
Pseudoplexaura porosa	丛柳珊瑚科 Plexauridae 柳珊瑚（加勒比海）	27
Pseudopterogorgia americana	柳珊瑚科柳珊瑚*（波多黎哥）	18
Reidispongia coerulea	岩屑海绵 Phymatellidae 科海绵（新喀里多尼亚岸外, 法属新喀里多尼亚）	308, 309, 313
Rhabdastrella globostellat	Ancorinidae 科球杆星芒海绵*	59
Rhabdastrella globostellata	Ancorinidae 科球杆星芒海绵*（海南岛）	60, 61
Rhizopus sp.	海洋导出的根霉属真菌	371, 372
Rhopaloeides sp.	Spongiidae 科海绵（日本）	44
Ritterella rete.	雷海鞘属海鞘	16
Ritterella tokioka [Syn. *Ritterella pedunculata*]	柄雷海鞘	139~151
Rosellinia necatrix	陆地真菌	92
Salinispora pacifica	海洋放线菌太平洋盐水孢菌	252~254
Salinispora tropica CNB-392.	海洋导出的放线菌	345

海洋生物源拉丁学名	海洋生物中文 (产地)	天然产物代码序列
Sarcophyton crassocaule	肉芝软珊瑚属*	**24**
Schizothrix calcicola	钙生裂须藻*蓝细菌	**428, 429**
Scytonema burmanicum	伪枝藻属蓝细菌	**326**
Scytonema mirabile	奇异伪枝藻蓝细菌	**326**
Scytonema musicola	伪枝藻属蓝细菌	**326**
Scytonema ocellatum	眼点伪枝藻蓝细菌	**326**
Scytonema pseudohofmanni	伪枝藻属蓝细菌	**327**
Scytonema spp.	伪枝藻属蓝细菌 (多种)	**325**
Sigmosceptrella laevis	Podospongiidae 科海绵	**45, 46**
Siliquariaspongia japonica	岩屑海绵蒂壳海绵 Theonellidae 科	**85~88**
Siliquariaspongia japonica	岩屑海绵蒂壳海绵 Theonellidae 科 (日本水域)	**84**
Sinularia flexibilis	灵活短指软珊瑚* (中国台湾)	**25, 28, 29**
Sinularia flexibilis and other corals	灵活短指软珊瑚*和其他珊瑚	**20**
Smenospongia sp.	胄甲海绵亚科 Thorectinae 海绵	**22**
Spicaria elegans	海洋曲丽穗霉真菌	**92**
Spirastrella spinispirulifera	璇星海绵属海绵 (非洲南部海岸)	**333, 334**
Sponge of order Haplosclerida	Haplosclerida 骨海绵目石海绵科海绵	**94**
Spongia idia	角骨海绵属海绵	**49**
Spongia sp.	角骨海绵属海绵 (马尔代夫)	**330~332, 339**
Stelletta globostellata	Ancorinidae 科球星芒海绵* (马来西亚)	**59**
Stelletta globostellata	*Ancorinidae 科球星芒海绵* (日本)	**55~57**
Stelletta sp.	星芒海绵属海绵	**60**
Stelletta sp.	星芒海绵属海绵 (澳大利亚波拿巴群岛杰米森礁)	**70, 98**
Stelletta sp.	星芒海绵属海绵 (索马里)	**59**
Stelletta splendens	星芒海绵属海绵 (斐济)	**70**
Stelletta tenuis	星芒海绵属海绵 (中国)	**59**

海洋生物源拉丁学名	海洋生物中文（产地）	天然产物代码序列
Theonella sp.	岩屑海绵蒂壳海绵属海绵（日本水域）	262~265
Theonella swinhoei	岩屑海绵斯氏蒂壳海绵*	258
Theonella swinhoei	岩屑海绵斯氏蒂壳海绵*（赫尔哈达，红海海岸，埃及）	317, 321
Theonella swinhoei	岩屑海绵斯氏蒂壳海绵*（红海）	318~320
Thermoactinomyces sp. YM3-251	海洋导出的放线菌高温放线菌属	128
Tolypocladium sp. AMB18	海洋导出的弯颈霉属真菌	394
Trididemnum cyclops	膜海鞘属海鞘	352, 354
Trididemnum cyclops	膜海鞘属海鞘（马达斯加）	359
Unidentified cyanobacterium	未鉴定的蓝细菌	389
Unidentified cyanobacterium	未鉴定的蓝细菌（毛伊岛外海，夏威夷，美国）	445
Unidentified marine fungus LL-37H248	未鉴定的海洋真菌	360
Unidentified marine mollusk nudibranch	未鉴定的海洋软体动物裸鳃	310
Unidentified pacific crab	未鉴定的太平洋蟹（克永港，奇洛埃岛，智利）	441, 442
Unidentified soft coral	未鉴定的软珊瑚	360
Unidentified sponge	未鉴定的海绵（日本水域）	443
Verrucosispora sp.	海洋疣孢菌属细菌	444
Wardomyces anomalus	海洋畸形沃德霉真菌	250
Wood sample	木头样本	10~12
Xenia blumi	异花软珊瑚*（中国台湾）	39
Xestospongia sp.	锉海绵属海绵	94
Xestospongia sp.	锉海绵属海绵（日本冲绳）	377~380
Xestospongia sp.	锉海绵属海绵（泰国）	158~163
Zygosporium masonii	海洋接柄孢属真菌	445
Zyzzya fuliginosa	波纳佩海绵（斐济）	137, 138

索引Ⅳ　海洋生物中文名称(产地)索引

海洋生物中文 (产地)	海洋生物拉丁学名	天然产物代码序列
凹入环西柏柳珊瑚* (中国台湾垦丁县)	*Briareum excavatum*	**31**
半索动物吉氏头盘虫 (南非温和的岸外印度洋)	*Cephalodiscus gilchristi*	**169~178**
碧玉海绵属海绵	*Jaspis johnstoni*	**420**
碧玉海绵属海绵	*Jaspis* sp.	**232, 233**
碧玉海绵属海绵 (澳大利亚)	*Jaspis* sp.	**70, 71**
碧玉海绵属海绵 (日本冲绳)	*Jaspis* sp.	**106~108**
碧玉海绵属海绵 (古达，马来西亚)	*Jaspis* sp.	**420**
碧玉海绵属海绵 (马来西亚东海岸)	*Jaspis* sp.	**420**
碧玉海绵属海绵 (孟加锡，印度尼西亚)	*Jaspis* sp.	**420**
碧玉海绵属海绵 (日本)	*Japsis* sp.	**58**
扁板海绵属海绵 (日本冲绳)	*Plakortis lita*	**199, 200**
扁海绵属海绵	*Phakellia* sp.	**272**
扁矛海绵属海绵	*Lissodendoryx* sp.	**270, 305**
扁矛海绵属海绵 (凯库拉海岸外，南岛，新西兰，深度 100m)	*Lissodendoryx* sp.	**270, 272~275, 279, 280**
簇骨海鞘属海鞘*	*Lissoclinum vareau.*	**134, 135**
簇骨海鞘属海鞘* (奥歌亚湾，南非东南海岸)	*Lissoclinum* sp.	**328, 329**
簇骨海鞘属海鞘* (日本冲绳)	*Lissoclinum* sp.	**43**
柄雷海鞘	*Ritterella tokioka* [Syn. *Ritterella pedunculata*]	**139~151**
波纳佩海绵 (斐济)	*Zyzzya fuliginosa*	**137, 138**
钵海绵 (日本)	*Geodia japonica*	**59**
钵海绵属海绵 (鲁斯特湾，特立尼达和多巴哥，西印度群岛)	*Geodia* sp	**431, 432**

续表

海洋生物中文（产地）	海洋生物拉丁学名	天然产物代码序列
不分支扁板海绵*（南非）	*Plakortis* aff. *simplex*	**198, 201**
苍白双盘海鞘*（日本冲绳 Ie 岛）	*Eudistoma glaucus*	**93**
侧扁软柳珊瑚（角珊瑚）*	*Subergorgia suberosa.*	**4**
朝鲜半岛全裸柳珊瑚	*Acalycigorgia inermis*	**40**
冲绳海绵（日本冲绳）	*Hyrtios altum*	**330~332, 337**
雏海绵属海绵（西澳大利亚海岸线）	*Phorbas* sp.	**115, 116**
纯洁沙肉海绵*（日本冲绳）	*Psammaplysilla purea*	**97**
丛柳珊瑚科 Plexauridae 柳珊瑚	*Pseudoplexaura porosa*	**21, 23**
丛柳珊瑚科 Plexauridae 柳珊瑚（多种）	*Peudoplexaura* spp.	**21**
丛柳珊瑚科 Plexauridae 柳珊瑚（加勒比海）	*Plexaurella grisea*	**15**
丛柳珊瑚科 Plexauridae 柳珊瑚（加勒比海）	*Pseudoplexaura porosa*	**27**
粗厚豆荚软珊瑚*（中国台湾）	*Lobophytum crassum*	**26, 27**
粗厚豆荚软珊瑚*（印尼）	*Lobophytum crassum*	**22**
粗枝竹节柳珊瑚	*Isis hippuris*	**5~9, 19, 363, 364, 366~368**
粗枝竹节柳珊瑚（印度尼西亚）	*Isis hippuris*	**365, 369, 370**
锉海绵属海绵	*Xestospongi*a sp.	**94**
锉海绵属海绵（日本冲绳）	*Xestospongia* sp.	**377~380**
锉海绵属海绵（泰国）	*Xestospongia* sp.	**158~163**
单锚海绵属海绵（俄罗斯南鄂霍次克海冷水域）	*Monanchora pulchra*	**66~69**
灯芯柳珊瑚（广西北部湾）	*Dichotella gemmace*	**32, 33**
笛海绵属海绵	*Auletta* cf. *constricta*	**420**
笛海绵属海绵	*Auletta* sp. 02137	**420, 421, 423**
碟状簇骨海鞘*	*Lissoclinum patella*	**125~127**
豆荚软珊瑚属珊瑚	*Lobophytum* sp.	**42**
多板海绵科海绵	*Corticium simplex*	**164~168**
多裂缝束海绵（冲绳残波岬）	*Fasciospongia rimosa*	**342**
多沙掘海绵*	*Dysidea arenaria*	**411**

海洋生物中文 (产地)	海洋生物拉丁学名	天然产物代码序列
耳形尾海兔	*Dolabella auricularia*	**403, 426, 429**
耳形尾海兔 (日本水域)	*Dolabella auricularia*	**430**
耳形尾海兔 (印度洋)	*Dolabella auricularia*	**389, 429**
二条纹髌骨海鞘*	*Lissoclinum bistratum*	**352, 355**
二条纹髌骨海鞘* (南太平洋斐济和法属新喀里多尼亚)	*Lissoclinum bistratum*	**353, 354**
丰肉海绵属海绵	*Acarnus* sp.	**305**
丰肉海绵属海绵 (厄立特里亚)	*Acarnus* cf. *bergquistae*	**196, 197**
蜂海绵属海绵 (南非)	*Haliclona tulearensis*	**136**
蜂海绵属海绵 (日本冲绳)	*Haliclona* sp.	**94**
弗氏链霉菌* (未指明来源)	*Streptomyces fradiae* PTZ00025	**245~247**
弗氏链霉菌* (中国山东胶州湾沉积物)	*Streptomyces fradiae* 007M135	**90**
钙生裂须藻*蓝细菌	*Schizothrix calcicola*	**428, 429**
冈田软海绵*	*Halichondria okadai*	**270, 273**
高等植物	Higher plants	**20**
革质碧玉海绵* (巴布亚新几内亚)	*Jaspis* cf. *coriacea*	**98**
革质碧玉海绵* (斐济)	*Japsis* cf. *coriacea*	**71**
革质碧玉海绵* (斐济)	*Jaspis* cf. *coriacea*	**70**
格海绵属海绵	*Thalysias abietina* [Syn. *Clathria abietina*]	**399, 400**
格形海绵属海绵	*Hyattella* sp.	**340**
光亮碧玉海绵*	*Jaspis splendens*	**420, 422, 423, 425**
光亮碧玉海绵* (斐济)	*Jaspis splendens*	**386**
光亮碧玉海绵* (瓦努阿图)	*Jaspis splendens*	**421, 424**
海参属海参	*Holothuria forskolii.*	**54**
海绵 (澳大利亚巴斯海峡沿岸)	Chondropsidae 科 *Chondropsis* sp.	**323**
海绵 (法属新喀里多尼亚岸外深水域)	Phymatellidae 科 *Neosiphonia superstes*	**341**

续表

海洋生物中文（产地）	海洋生物拉丁学名	天然产物代码序列
海绵（红海）Podospongiidae 科	*Diacarnus erythraenus*	**45**
海绵（加勒比海多米尼加）Raspailiinae 亚科	*Ectyoplasia fero*	**13, 14**
海绵（日本）Spongiidae 科	*Rhopaloeides* sp.	**44**
海绵（所罗门群岛和巴布亚新几内亚）Podospongiidae 科	*Diacarnus* cf. *spinopoculum*	**45, 46**
海绵 Aplysinellidae 科	*Suberea mollis*	**121**
海绵 Haplosclerida 骨海绵目石海绵科	Sponge of order Haplosclerida	**94**
海绵 Hemiasterellidae 科	*Hemiasterella minor*	**383**
海绵 Hemiasterellidae 科	*Hemiasterella minor*	**420**
海绵 Irciniidae 科	*Psammocinia* aff. *bulbosa*	**243**
海绵 Podospongiidae 科	*Sigmosceptrella laevis*	**45, 46**
海绵 Spongiidae 科	*Leiosella idia*	**49**
海绵 Tedaniidae 科	*Hemitedania* sp.	**305**
海绵 Vulcanellidae 科（新西兰）	*Lamellomorpha strongylata*	**222~225**
海鞘（菲律宾）Diazonidae 科	*Diazona chinensis*	**101**
海鞘（塞舌尔）Polycitoridae 科	*Cystodytes dellechiajei*	**133**
海鞘 Perophoridae 科	*Ecteinascidia thurstoni*	**157**
海鞘 Perophoridae 科	*Ecteinascidia turbinata*	**152~157**
海鞘科海鞘	*Stolonica* sp.	**204, 205**
海鞘科海鞘（西班牙加的斯塔里法岛）	*Stolonica socialis*	**206~209**
海头红属红藻	*Plocamium angustum*	**1, 2**
海兔属海兔	*Aplysia juliana*	**361**
海兔属海兔（蛋丝带）	*Aplysia juliana*	**362**
海洋 Apiosporaceae 科节菱孢属真菌	*Arthrinium* sp.	**250**
海洋导出的多节孢属真菌	*Nodulisporium* sp. CRIF 1	**346, 347**
海洋导出的放线菌	*Salinispora tropica*	**345**

CNB-392

238

续表

海洋生物中文（产地）	海洋生物拉丁学名	天然产物代码序列
海洋导出的放线菌高温放线菌属	*Thermoactinomyces* sp. YM3-251	**128**
海洋导出的放线菌无胞海湖放线菌	*Mechercharimyces asporophorigenens* YM11-542	**129**
海洋导出的根霉属真菌	*Rhizopus* sp.	**371, 372**
海洋导出的假霉样真菌属真菌	*Pseudallescheria* sp. MFB165	**382**
海洋导出的链霉菌属	*Streptomyces* sp. Act8015	**450**
海洋导出的链霉菌属	*Streptomyces* sp. CNQ-593	**450**
海洋导出的链霉菌属	*Streptomyces* sp. QD518	**89**
海洋导出的链霉菌属（日本高知港沉积物）	*Streptomyces* sp.	**343**
海洋导出的链霉菌属（日本高知港沉积物）	*Streptomyces* sp. NPS-643	**344**
海洋导出的曲霉菌属真菌	*Aspergillus aculeatus* HTTM-Z07002	**373**
海洋导出的弯颈霉属真菌	*Tolypocladium* sp. AMB18	**394**
海洋导出的细菌假诺卡氏菌属	*Pseudonocardia* sp. SCSIO 01299	**179, 182, 183**
海洋导出的细菌林芽孢杆菌*	*Bacillus silvestris*	**441, 442**
海洋导出的细菌耐高温海放射孢菌*	*Marinactinospora thermotolerans* SCSIO 00652	**404**
海洋导出的小裸囊菌属真菌	*Gymnascella dankaliensis*	**356~358**
海洋导出的烟曲霉菌真菌	*Aspergillus fumigatus*	**382**
海洋导出的枝顶孢属真菌	*Acremonium* sp.	**392, 393**
海洋放线菌拟诺卡氏放线菌属（太平洋冷水域沉积物）	*Nocardiopsis* sp.	**397**
海洋放线菌太平洋盐水孢菌	*Salinispora pacifica*	**252~254**
海洋黄灰青霉真菌	*Penicillium griseofulvum*	**95**

海洋生物中文（产地）	海洋生物拉丁学名	天然产物代码序列
海洋灰绿曲霉真菌*（中国红树根沉积物）	*Aspergillus glaucus* HB1-119	**248, 249**
海洋畸形沃德霉真菌	*Wardomyces anomalus*	**250**
海洋接柄孢属真菌	*Zygosporium masonii*	**445**
海洋茎点霉属真菌	*Phoma* sp.	**13, 14**
海洋梨孢假壳属真菌	*Apiospora montagnei*	**250**
海洋链霉菌属（沙特阿拉伯）	*Streptomyces caelestis*	**251**
海洋露湿漆斑菌真菌*	*Myrothecium roridum*	**12**
海洋露湿漆斑菌真菌*	*Myrothecium roridum* TUF 98F42	**10, 11**
海洋毛壳属真菌	*Chaetomium globosum*	**237~240**
海洋青霉属真菌	*Penicillium* sp. OUPS-79	**210**
海洋曲丽穗霉真菌	*Spicaria elegans*	**92**
海洋曲霉属真菌	*Aspergillus varians*	**210**
海洋土色曲霉真菌*	*Aspergillus terreus*	**3**
海洋细菌小单孢菌属	*Micromonospora* sp. L-13-ACM2-092	**444**
海洋细菌芽孢杆菌属	*Bacillus* sp.	**241**
海洋疣孢菌属细菌	*Verrucosispora* sp.	**444**
海洋杂色裸壳孢真菌	*Emericella variecolor* GF10	**47**
海洋粘帚霉属真菌	*Clonostachys* sp. ESNA-A009	**443**
海洋赭曲霉真菌（印度水域）	*Aspergillus ochraceus* WC76466	**96**
海洋真菌	*Paraconiothyrium* cf. *sporulosum*	**13, 14**
海洋真菌（东太平洋）	*Phialocephala* sp.	**234**
黑斑海兔	*Aplysia kurodai*	**78, 300**
黑斑海兔（三重县，日本）	*Aplysia kurodai*	**299, 301~304**
黑扁板海绵*（大洋洲帕劳）	*Plakortis nigra*	**202, 203**
红树导出的放线菌奴卡氏放线菌属	*Nocardia* sp. Acta 3026	**100**

续表

海洋生物中文 (产地)	海洋生物拉丁学名	天然产物代码序列
红树导出的焦曲霉真菌*	*Aspergillus ustus* 094102	**235**
红树导出的球座菌属真菌	*Guignardia* sp. 4382	**351**
红树老鼠簕属 (中国南海)	*Acanthus ebracteatus*	**373**
红树木榄	*Bruguiera gymnorrhiza*	**235**
红树秋茄树 (中国南海)	*Kandelia candel*	**351**
红藻钝形凹顶藻*	*Laurencia obtusa*	**53**
红藻绿色凹顶藻* (西班牙加那利群岛)	*Laurencia viridis*	**52**
红藻新绿色凹顶藻* (西班加那利群岛马卡罗尼西亚)	*Laurencia viridis* sp. nov	**51**
厚芒海绵属海绵	*Pachastrissa* sp.	**70, 233**
厚芒海绵属海绵 (澳大利亚)	*Pachastrissa* sp.	**71**
厚芒海绵属海绵 (泰国苏拉特萨尼省春蓬岛)	*Pachastrissa nux*	**110, 112~114**
环节动物矶沙蚕科	*Eunicea pinta*	**24, 30, 41**
蓟海绵属海绵 (多米尼加)	*Aka coralliphaga*	**63**
加勒比海绵 (加勒比海法属马提尼克岛) Microcionidae 科	*Pandaros acanthifolium*	**376**
加勒比海绵 Microcionidae 科	*Pandaros acanthifolium*	**282**
甲藻前沟藻属	*Amphidinium* sp.	**288~298**
甲藻前沟藻属 (多种)	*Amphidinium* spp. Y-25	**288**
甲藻前沟藻属 (圣托马斯, 美属维尔京群岛)	*Amphidinium* sp. S1-36-5	338
甲藻网状原角藻*	*Protoceratium reticulatum*	**281**
假海绵科海绵	*Pseudaxinyssa* sp.	**433~436**
角骨海绵属海绵	*Spongia idia*	**49**
角骨海绵属海绵 (马尔代夫)	*Spongia* sp.	**330~332, 339**
阶梯硬丝海绵	*Cacospongia scalaris*	**49**
居苔海绵	*Tedania ignis*	**336**
巨大巴厘海绵*	*Acanthostrongylopho-ra* aff. *Ingens*	**94**

海洋生物中文 (产地)	海洋生物拉丁学名	天然产物代码序列
巨大巴厘海绵*	*Acanthostrongylophora ingens*	94
锯齿海绵属海绵	*Prianos* sp.	45
卡特里碧玉海绵*	*Jaspis carteri*	70
卡特里扁海绵* (科摩罗群岛)	*Phakellia carteri*	270, 271, 273
卡特里小轴海绵*	*Axinella carteri*	271, 273
蓝细菌 Leptolyngbyoideae 亚科	*Leptolyngbya* sp.	429
蓝细菌盖丝藻属 (诺西, 米特叟-安卡拉哈岛, 马达加斯加)	*Geitlerinema* sp.	314, 315
蓝细菌念珠藻科简孢藻属	*Cylindrospermum musicola*	326, 327
雷海鞘属海鞘	*Ritterella rete.*	16
两种岩屑海绵 (牙买加西北海岸外) Neopeltidae 科	Family Neopeltidae rock debris sponges	99
亮红海绵	*Kirkpatrickia variolosa*	181
灵活短指软珊瑚* (中国台湾)	*Sinularia flexibilis*	25, 28, 29
灵活短指软珊瑚*和其他珊瑚	*Sinularia flexibilis* and other corals	20
柳珊瑚科柳珊瑚* (波多黎哥)	*Pseudopterogorgia americana*	18
陆地曲霉属*真菌	*Aspergillus clavatus*	92
陆地真菌	*Colletotrichum gloeosporioides*	382
陆地真菌	*Gliocladium deliquescens*	382
陆地真菌	*Rosellinia necatrix*	92
鹿仔海绵属海绵	*Damiria* sp.	137
绿藻肠浒苔	*Enteromorpha intestinalis*	210
马海绵属海绵 (中国台湾台东)	*Hippospongia* sp.	48, 49
美丽海绵属 (印度尼西亚安汶岛)	*Callyspongia* sp.	195
美丽海绵属海绵 (冲绳西表岛)	*Callyspongia* sp.	184, 185
米迦勒豆荚软珊瑚* (中国台湾)	*Lobophytum michaelae*	22
膜海鞘属海鞘	*Trididemnum cyclops*	352, 354

续表

海洋生物中文 (产地)	海洋生物拉丁学名	天然产物代码序列
膜海鞘属海鞘 (马达加斯加)	*Trididemnum cyclops*	359
木头样本	Wood sample	10~12
南非软珊瑚*	*Anthelia glauca*	38
南海海绵*	*Hyrtios erecta*	38, 49, 50
拟刺枝骨海绵	*Dendrilla cactos*	76
拟茄海绵属海绵* (日本水域)	*Cinachyra* sp.	333
念珠藻属蓝细菌	*Nostoc* sp. ATCC 53789	411, 419
念珠藻属蓝细菌	*Nostoc* sp. GSV 224	405,
念珠藻属蓝细菌 (多种)	*Nostoc* spp.	405
念珠藻属蓝细菌 GSV 224	*Nostoc* sp. GSV 224	406~410, 412~418
皮条海绵属	*Pellina* sp.	94
皮条海绵属 (南非)	*Pellina* sp.	192~194
匍匐珊瑚目 (根枝珊瑚目) 珊瑚 (中国台湾)	*Clavularia inflata*	35
匍匐珊瑚目绿色羽珊瑚	*Clavularia viridis*	216, 217, 374
匍匐珊瑚目绿色羽珊瑚 (日本冲绳).	*Clavularia viridis*	375
匍匐珊瑚目绿色羽珊瑚 (中国台湾)	*Clavularia viridis*	214, 215
匍匐珊瑚目珊瑚 (印度-太平洋)	*Carijoa* sp	219
匍匐珊瑚目羽珊瑚属	*Clavularia violacea*	216
匍匐珊瑚目羽珊瑚属 (日本冲绳)	*Clavularia* sp.	34
其他海绵	Other sponges	282
奇异伪枝藻蓝细菌	*Scytonema mirabile*	326
钳海绵属海绵	*Forcepia* sp.	306, 307
钳海绵属海绵 (加勒比海)	*Forecpia* sp.	305
鞘丝藻属蓝细菌	*Lyngbya* sp.	387, 390, 401
清亮海绵属 (巴布亚新几内亚)	*Candidaspongia* sp.	336
球杆星芒海绵* (海南岛) Ancorinidae 科	*Rhabdastrella globostellata*	60, 61
球杆星芒海绵*Ancorinidae 科	*Rhabdastrella globostellat*	59

243

海洋生物中文（产地）	海洋生物拉丁学名	天然产物代码序列
球星芒海绵*（马来西亚）Ancorinidae 科	*Stelletta globostellata*	**59**
球星芒海绵*（日本）*Ancorinidae* 科	*Stelletta globostellata*	**55~57**
日本皮海绵*（冲绳濑良垣岛）	*Suberites japonicas*	**437~440**
日本软海绵	*Halichondria japonica*	**356~358**
肉芝软珊瑚属*	*Sarcophyton crassocaule*	**24**
软海绵属海绵（日本冲绳）	*Halichondria* sp.	**102**
软体动物裸鳃目海牛亚目六鳃属海牛	*Hexabranchus* sp.	**109~112, 119, 120**
软体动物裸鳃目灰翼科（海南岛）	*Phidiana militaris*	**64, 65**
三角皮条海绵*（密克罗尼西亚联邦楚克环礁）	*Pellina triangulata*	**192, 193**
伞软珊瑚科 Xeniidae 软珊瑚（中国台湾）	*Cespitularia hypotentaculata*	**36, 37**
山海绵属海绵	*Mycale* sp.	**211, 213, 336**
山海绵属海绵（日本冲绳）	*Mycale magellanica*	**103~105, 117, 118**
山海绵属海绵（新西兰）	*Mycale* sp.	**124, 212**
珊瑚纲八放珊瑚亚纲海鳃目新喀里多尼亚海笔*（法属新喀里多尼亚）	*Lituaria australasiae*	**276~278**
珊瑚纲八放珊瑚亚纲匍匐珊瑚目长轴珊瑚（夏威夷）	*Telesto riisei*	**218~220, 221**
稍大鞘丝藻蓝细菌	*Lyngbya majuscula*	**123, 403, 428, 429**
稍大鞘丝藻蓝细菌（巴布亚新几内亚）	*Lyngbya majuscula*	**427**
稍大鞘丝藻蓝细菌（关岛，美国）	*Lyngbya majuscula*	**448**
稍大鞘丝藻蓝细菌（加勒比海库拉索岛）	*Lyngbya majuscula*	**122**
深海青霉属真菌	*Penicillium* sp. JMF034	**381, 382**
深海萨氏曲霉真菌（关岛，美国）	*Aspergillus sydowi* YH11-2	**236**
深海真菌	*Phialocephala* sp.	**62**
石海绵属海绵	*Petrosia* sp.	**186~189**
石海绵属海绵（韩国八条岛）	*Petrosia* sp.	**190, 191**
石海绵属海绵（印度尼西亚）	*Petrosia* sp.	**94**
似希金海绵属海绵（中国台湾）	*Arahigginsia* sp.	**17**

续表

海洋生物中文（产地）	海洋生物拉丁学名	天然产物代码序列
疏指豆荚软珊瑚*（冲绳竹富岛）	*Lobophytum pauciflorum*	**41, 42**
束藻属蓝细菌（斐济）	*Symploca* cf. sp.	**318**
束藻属蓝细菌（佛罗里达，美国）	*Symploca* sp.	**449**
树枝羊海绵*	*Ircinia* cf. *ramosa*	**243, 244**
树枝羊海绵*（澳大利亚）	*Ircinia ramosa*	**324**
双壳纲扇贝科虾夷盘扇贝	*Patinopecten yessoensis*	**361**
双盘海鞘（密克罗尼西亚联邦波纳佩岛）	*Eudistoma* sp.	**91**
双盘海鞘属海鞘（塞舌尔）	*Eudistoma* sp.	**133**
双御海绵属	*Amphimedon* sp.	**94, 130~132**
苔海绵属海绵	*Tedania* sp.	**305**
苔藓动物多室草苔虫	*Bugula neritina*	**284~287**
苔藓动物多室草苔虫属（中国水域）	*Bugula* sp.	**371, 372**
苔藓动物旋花愚苔虫	*Amathia convoluta*	**284**
汤加硬丝海绵*(汤加埃瓦岛)	*Cacospongia mycofijiensis*	**342**
网纹海兔	*Aplysia pulmonica*	**403**
伪枝藻属蓝细菌	*Scytonema burmanicum*	**326**
伪枝藻属蓝细菌	*Scytonema musicola*	**326**
伪枝藻属蓝细菌	*Scytonema pseudohofmanni*	**327**
伪枝藻属蓝细菌（多种）	*Scytonema* spp.	**325**
未鉴定的海绵（日本水域）	Unidentified sponge	**443**
未鉴定的海洋软体动物裸鳃	Unidentified marine mollusk nudibranch	**310**
未鉴定的海洋真菌	Unidentified marine fungus LL-37H248	**360**
未鉴定的蓝细菌	Unidentified cyanobacterium	**389**
未鉴定的蓝细菌（毛伊岛外海，夏威夷，美国）	Unidentified cyanobacterium	**445**
未鉴定的软珊瑚	Unidentified soft coral	**360**
未鉴定的太平洋蟹（克永港，奇洛埃岛，智利）	Unidentified pacific crab	**441, 442**

续表

海洋生物中文（产地）	海洋生物拉丁学名	天然产物代码序列
温柠钵海绵*	*Geodia cydonium*	250
无皮格形海绵	*Hyattella intestinalis*	49
无腔动物亚门无肠目两桩涡虫属	*Amphiscolops* sp.	292~294
席藻属蓝细菌（多种）	*Phormidium* spp.	391
藓状束藻蓝细菌	*Symploca hydnoides*	391
小棒万星海绵（密克罗尼西亚联邦楚克州）	*Myriastra clavosa*	226, 227
小轴海绵科海绵	*Cymbastela* sp.	420, 431~436
小轴海绵科海绵（巴布亚新几内亚）	*Cymbastela* sp.	384, 385, 388
小轴海绵属海绵（多种）	*Axinella* spp.	270
小轴海绵属海绵（摩罗群岛和帕劳产）	*Axinella* sp.	395, 396
小紫海绵属海绵	*Ianthella basta*	72, 73, 75
小紫海绵属海绵	*Ianthella quadrangulata*	72, 73, 77
小紫海绵属海绵（巴布亚新几内亚米尔恩湾）	*Ianthella* cf. *reticulata*	75
小紫海绵属海绵（印度尼西亚苏拉威西）	*Ianthella basta*	74
星骨海鞘科海鞘（澳大利亚昆士兰法夸森礁）	*Polysyncraton echinatum*	133
星骨海鞘属海鞘（日本冲绳）	*Didemnum* sp.	133
星骨海鞘属海鞘（塞舌尔）	*Didemnum rubeum*	133
星芒海绵属海绵	*Stelletta* sp.	60
星芒海绵属海绵（澳大利亚波拿巴群岛杰米森礁）	*Stelletta* sp.	70, 98
星芒海绵属海绵（斐济）	*Stelletta splendens*	70
星芒海绵属海绵（索马里）	*Stelletta* sp.	59
星芒海绵属海绵（中国）	*Stelletta tenuis*	59
绣球海绵属海绵*（南海）	*Iotrochota* sp.	231
璇星海绵属海绵（非洲南部海岸）	*Spirastrella spinispirulifera*	333, 334
岩屑海绵（牙买加北部海岸外，使用 Johnson Sea-Link 潜水器，采样深度 442 米）Neopeltidae 科	Family Neopeltidae rock debris sponge	339

续表

海洋生物中文 (产地)	海洋生物拉丁学名	天然产物代码序列
岩屑海绵 Neopeltidae 科同形虫属海绵 (新喀里多尼亚东岸外浅水域)	*Homophymia* sp.	**446, 447**
岩屑海绵 Phymatellidae 科海绵 (新喀里多尼亚岸外, 法属新喀里多尼亚)	*Reidispongia coerulea*	**308, 309, 313**
岩屑海绵 Rhodomelaceae 科海绵	*Neosiphonia superstes*	**310~313**
岩屑海绵蒂壳海绵 Theonellidae 科	*Siliquariaspongia japonica*	**85~88**
岩屑海绵蒂壳海绵 Theonellidae 科 (日本水域)	*Siliquariaspongia japonica*	**84**
岩屑海绵蒂壳海绵属海绵	*Theonella* sp.	**255, 261, 316, 319, 320**
岩屑海绵蒂壳海绵属海绵 (密克罗尼西亚联邦楚克环礁)	*Theonella* sp.	**194**
岩屑海绵蒂壳海绵属海绵 (庆连间群岛外海, 冲绳, 日本)	*Theonella* sp.	**255~263, 265~267**
岩屑海绵蒂壳海绵属海绵 (日本水域)	*Theonella* sp.	**262~265**
岩屑海绵谷粒海绵属海绵 (佛罗里达礁, 美国)	*Chondrilla caribensis* f. *caribensis*	**444**
岩屑海绵花萼圆皮海绵*	*Discodermia calyx*	**222, 223, 225, 228**
岩屑海绵滑皮海绵属海绵 (迈阿密平台, 佛罗里达海峡, 美国, 使用 Johnson Sea-Link 潜水器, 采样深度 401m)	*Leiodermatium* sp.	**283**
岩屑海绵斯氏蒂壳海绵*	*Theonella swinhoei*	**258**
岩屑海绵斯氏蒂壳海绵* (赫尔哈达, 红海海岸, 埃及)	*Theonella swinhoei*	**317, 321**
岩屑海绵斯氏蒂壳海绵* (红海)	*Theonella swinhoei*	**318~320**
岩屑海绵圆皮海绵属海绵	*Discodermia kiiensis*	**398**
岩屑海绵圆皮海绵属海绵 (加勒比海)	*Discodermia dissoluta*	**348~350**
岩屑海绵圆皮海绵属海绵 (加勒比海)	*Discodermia* sp.	**348~350**
岩屑海绵圆皮海绵属海绵 (4 个样本, 洪都拉斯北海岸岸外, 121~125m 水深, 使用 Johnson Sea-Link 潜水器)	*Discodermia* sp.	**268, 269**
眼点伪枝藻蓝细菌	*Scytonema ocellatum*	**326**

续表

海洋生物中文（产地）	海洋生物拉丁学名	天然产物代码序列
羊海绵属海绵（菲律宾）	*Ircinia* sp.	322
羊海绵属海绵（日本冲绳）	*Ircinia* sp.	94
伊豆山海绵*	*Mycale izuensis*	79~83
贻贝 Mytilidae 科	*Bathymodiolus thermophilus*	229, 230
异花软珊瑚*（中国台湾）	*Xenia blumi*	39
黏附山海绵*	*Mycale adhaerens*	242, 335
褶胃海鞘属海鞘	*Aplidium haouarianum.*	180
直立异线海绵*	*Heteronema erecta*	49
中脉扁海绵*	*Phakellia costata*	402
胄甲海绵亚科 Thorectinae 海绵	*Smenospongia* sp.	22
柱海绵属海绵	*Stylinos* sp.	211, 213
鲻鱼	*Mugil cephalus*	237~240
紫色沙肉海绵	*Psammaplysilla purpurea*	72, 74

索引 V　药理活性索引

药理活性　　**化合物代码序列**

ATP 酶活化剂　**291**

CDK 抑制剂（选择性抑制 CDK-1 和 CDK-2 超过抑制 CDK-4 和 CDK-7）　**181**

DNA 合成抑制剂　**154, 156**

DNA 聚合酶抑制剂　**154, 156**

DNA 嵌入剂和劈裂剂　**133**

F-肌动蛋白长丝稳定剂（Prodan-肌动蛋白试验，抑制 F-肌动蛋白解聚）　**437**

HIV-1 逆转录酶抑制剂　**444**

HIV-1 整合酶抑制剂　**403**

PKC-α 抑制剂　**90**

PKC 抑制剂（细胞黏附抑制剂）　**91, 305**